# LandLust

# NATUR APOTHEKE

Naturrezepte für Gesundheit und Wohlbefinden
Frühling und Sommer

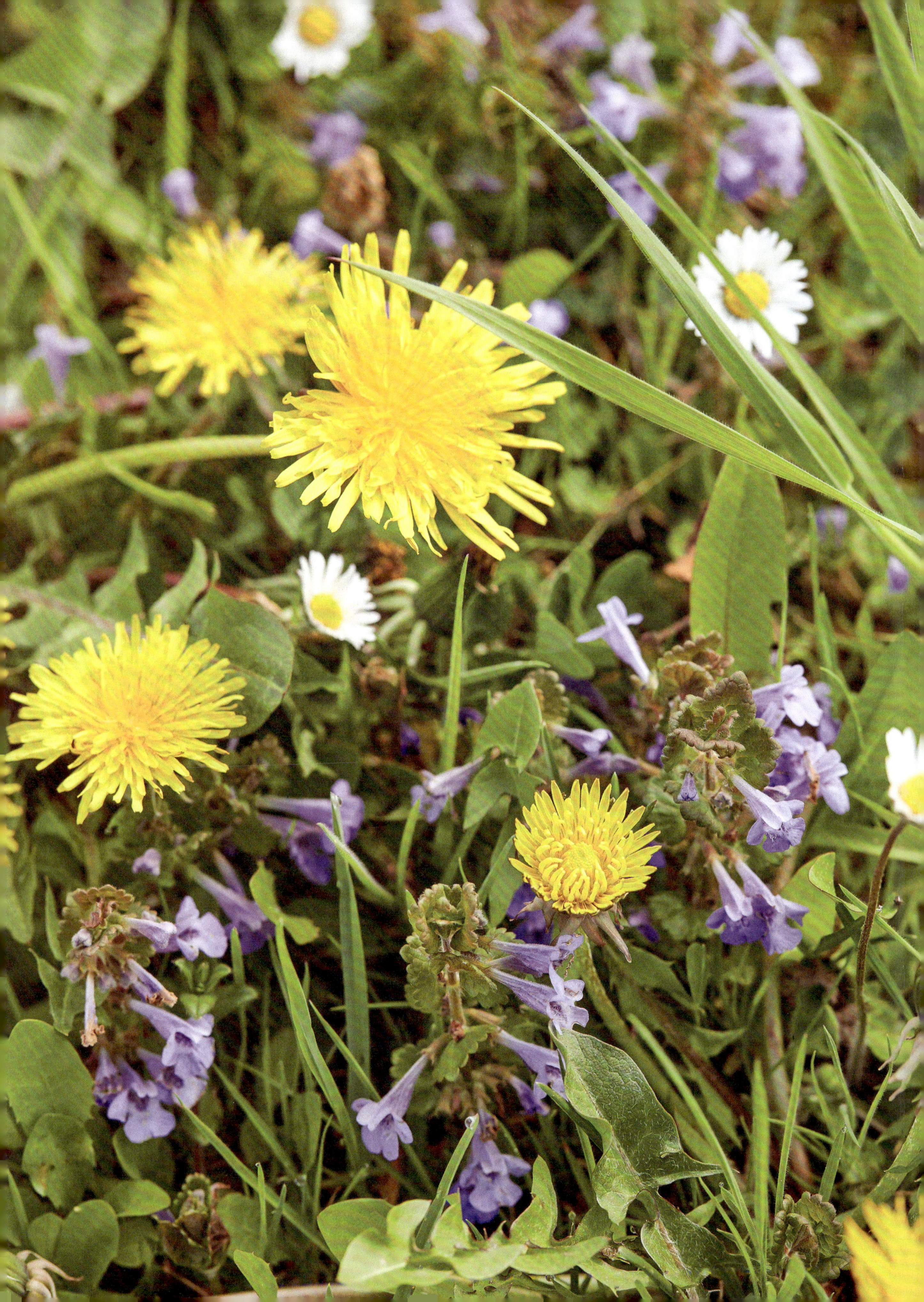

# VORWORT

Gänseblümchen, Kamille, Johanniskraut oder Lavendel – in der warmen Jahreszeit schenkt uns die Natur eine Vielzahl von Heilpflanzen. In diesem zweiten Band haben wir eine Auswahl der Landlust-Reihe „Rezept aus der Natur" für den Frühling und Sommer zusammengestellt. Die Sammlung umfasst Porträts und Bestimmungshilfen sowie Rezepte für die Hausapotheke. Die Pflanzen werden zum Teil bereits seit Jahrhunderten heilkundlich genutzt. Sie kommen bei uns in der Natur oder im Garten häufig vor.

**VON FRÜHJAHR BIS HOCHSOMMER**

Im Frühjahr sprießen die ersten Wildkräuter wie Bärlauch, Brennnessel oder Löwenzahn. Als Frischsaft oder Smoothie schenken sie nach dem Winter neue Energie. Von Bäumen pflücken wir Blätter und Blüten für heilsame Tees und Tinkturen. Beim Sommerspaziergang können wir Schafgarbe oder Kamille vom Wegesrand mit nach Hause nehmen. Petersilie, Thymian und Salbei sind als heilsame Küchenkräuter im Garten oder auf dem Balkon stets zur Hand.

Der Ratgeber erklärt die wichtigsten Anwendungsgebiete und liefert bewährte Rezepte zum Selbermachen. So finden Sie hier viele nützliche Tipps zur Herstellung der Heilmittel – wohltuende Tees und Tinkturen bei Alltagsbeschwerden, pflegende Öle und Salben fürs Wohlbefinden.

Wir wünschen Ihnen viel Freude mit diesem Buch.

Ihre Landlust-Redaktion

Titelfoto: Heinz Duttmann, Foto diese Seite: Roland Krieg

# INHALT

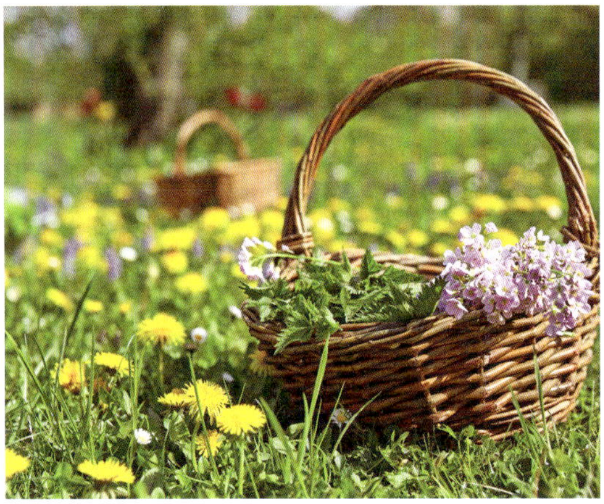

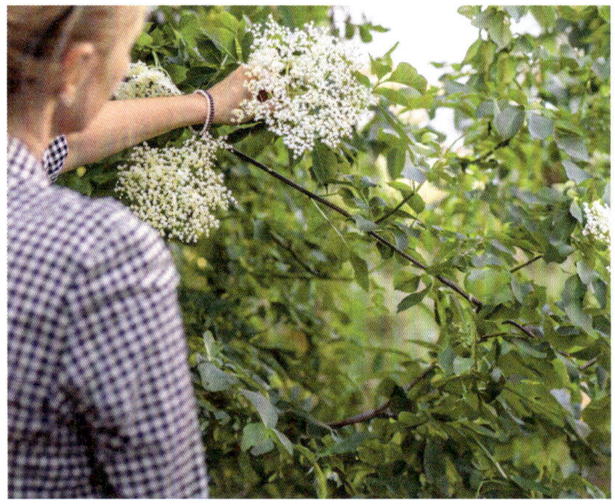

## Im Frühling
## WILDKRÄUTER


**Grüne Frühjahrskur**
Den Körper in Schwung bringen 10

**Knoblauchsrauke**
Würziger Vitaminschub 16
Rezepte 17

**Bärlauch**
Für den Stoffwechsel 18
Rezepte 20

**Gänseblümchen**
Für die Haut und gegen Husten 22
Rezepte 25

**Brennnessel**
Blutreinigend und entwässernd 28
Rezepte 30

**Taubnessel**
Vielseitiges Wildgemüse 34
Rezepte 36

**Giersch**
Bei Rheuma und Gicht 38
Rezepte 42

**Löwenzahn**
Aktiviert Stoffwechsel und Verdauung 44
Rezepte 48

**Vogelmiere**
Zartes Kraftpaket 50
Rezepte 54


## Blüten, Blätter & Sprossen
## BAUMHEILKUNDE


**Heilen mit Baumblüten**
Schlehe, Rosskastanie, Holunder 58

**Birkenblätter**
Frühjahrskur und Haarpflege 64
Rezepte 68

**Fichtensprossen**
Hausmittel Franzbranntwein 70
Rezepte 74

**Lindenblüten**
Der Klassiker bei Erkältung 76
Rezepte 80

**Weißdorn**
Die Heilpflanze fürs Herz 82
Rezepte 86

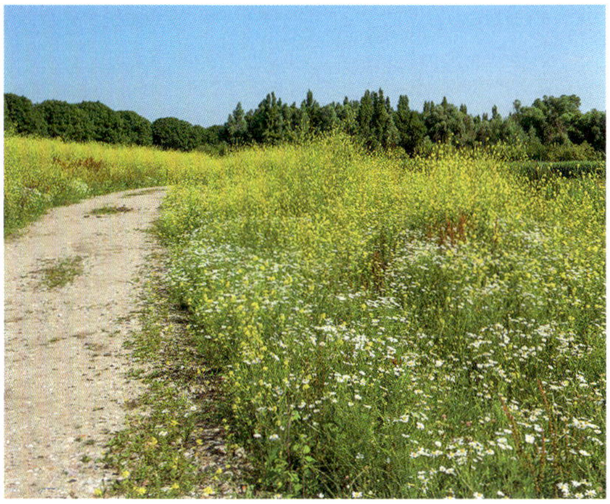

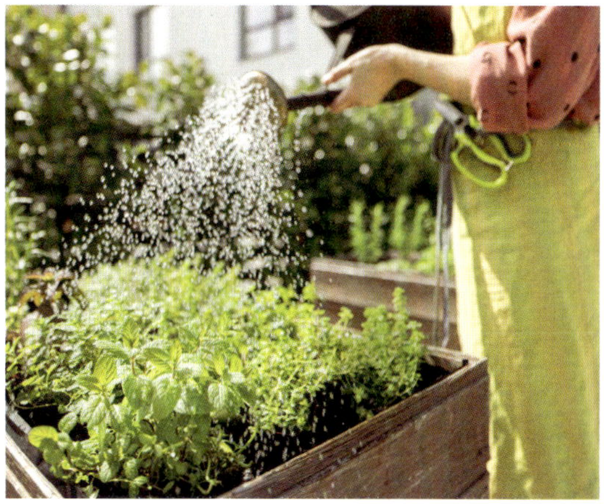

## Im Sommer
## VOM WEGESRAND


**Johanniskraut**
Entspannung für Körper und Seele 90
Rezepte 96

**Kamille**
Bei Erkältung, für Magen & Darm 98
Rezepte 102

**Mädesüß**
Fiebersenkend und schmerzstillend 104
Rezepte 108

**Rot-Klee**
Frauenkraut, Hustenmittel & Hautpflege 110
Rezepte 114

**Schafgarbe**
Vielseitig anwendbar 116
Rezepte 121

**Spitzwegerich**
Bewährtes Hustenmittel 124
Rezepte 128

**Vom Blatt zum Tee**
Genusstees aus Beerenblättern 132
Rezepte 136


## Küchenapotheke
## GARTENKRÄUTER


**Lavendel**
Wohlfühlen und entspannen 140
Rezepte 144

**Petersilie**
Vitalisierend und entwässernd 148
Rezepte 152

**Pfefferminze**
Helfer für Magen und Darm 156
Rezepte 161

**Ringelblume**
Hilfe bei Hautbeschwerden 164
Rezepte 167

**Rosmarin**
Anregend und stärkend 170
Rezepte 174

**Salbei**
Bei Husten, Heiserkeit und Schwitzen 178
Rezepte 182

**Thymian**
Antibakteriell bei Husten 184
Rezepte 188


## Allgemein


Saft, Tinktur oder Öl? 6
Heilkraft aus dem eigenen Garten 8
Fachliche Begleitung 192
Textnachweise 193
Beschwerden und Anwendungsgebiete 194
Impressum 200


Fotos: Roland Krieg, Getty Images/ Zbynek Pospisil, AdobeStock/ photonaj, shutterstock/ RossHelen

# SAFT, TINKTUR ODER ÖL?

Heilpflanzen können in verschiedenen Darreichungsformen verwendet werden. Wir stellen drei davon vor.

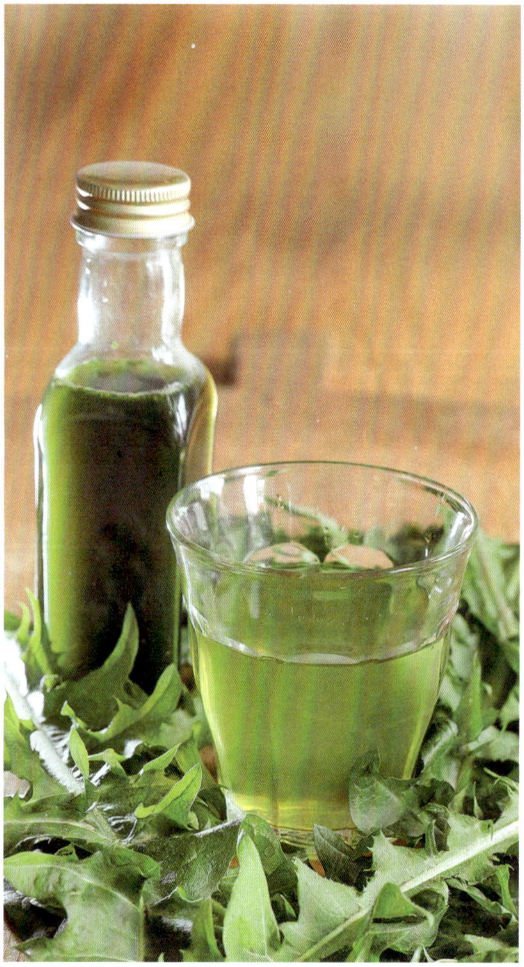

**Ein gesunder Heilpflanzensaft lässt sich aus diesen im Buch aufgeführten Pflanzen herstellen: Bärlauch, Brennnessel, Giersch, Knoblauchsrauke, Löwenzahn, Petersilie, Spitzwegerich, Taubnessel und Vogelmiere.**

## FRISCHSAFT

Frischer Saft enthält sämtliche gesunde Inhaltsstoffe der Wild- bzw. Heilpflanzen. Während bei einem Tee und teilweise auch bei einer Tinktur die fettlöslichen Inhaltsstoffe nur zum geringen Teil verfügbar sind, sind diese beim Frischsaft voll erhalten und der Körper kann sie besonders gut verwerten. Zudem nehmen wir mit einem Saft – oder beim Verzehr der Pflanzen – gesundheitsförderndes Chlorophyll auf. Die Blätter erntet man dafür am besten vor der Blütezeit, denn dann wandern etliche Inhaltsstoffe in die Blüten.

### WIE WIRD FRISCHSAFT GEMACHT?

Saft lässt sich mit einem Mixer oder Pürierstab herstellen: Man püriert eine gute Handvoll frisch gepflückter Blätter mit ungefähr 100 ml Wasser. Werden die zerkleinerten Blätter abgeseiht, kann der verdünnte Pflanzensaft schnell verdaut werden. Trinkt man sie mit, regen die enthaltenen Ballaststoffe die Darmtätigkeit gut an. Optimalerweise wird die Tagesportion stets frisch angesetzt und im Kühlschrank aufbewahrt. Wer möchte, kann den Presssaft in Eiswürfelbehältern einfrieren.

### ANWENDUNG UND DOSIERUNG

In der Regel führt man eine „Trinkkur" über drei bis vier Wochen durch: Man nimmt dreimal täglich vor den Mahlzeiten 1 Esslöffel abgeseihten Saft oder 2 Esslöffel ungefilterten Saft in etwas Wasser ein. Es empfiehlt sich, mit einer kleinen Dosis zu starten und die Menge langsam zu steigern. Auf ungewohnte, konzentrierte Wildkräuterzubereitungen reagiert das Verdauungssystem manchmal mit Bauchschmerzen.

## Presssaft

Mit einer langsam drehenden Saftpresse („Slowjuicer") kann man einen puren Presssaft ohne Wasserzugabe herstellen. Bei den sehr niedrigen Temperaturen bleiben auch hitzeempfindliche Enzyme und Vitamine erhalten.
Die Dosierung von Presssaft ist: dreimal täglich 0,5 bis 1 Esslöffel in Wasser. Zentrifugen-Entsafter sind nicht geeignet.

## ALKOHOLISCHE TINKTUR

Mithilfe von Alkohol können die wertvollen Inhaltsstoffe aus frischen oder getrockneten Heilpflanzen gelöst (mazeriert) werden. Der Wassergehalt getrockneter Pflanzen ist sehr niedrig, was für eine alkoholische Tinktur von Vorteil ist. Damit sinkt auch die Gefahr der Schimmelbildung während der Mazerationszeit; dennoch sollte man ab und zu umrühren. Die Pflanzen müssen schonend getrocknet und dann zügig verwendet werden.
Werden frische Pflanzen verarbeitet, steuern sie noch mehr von ihrem ursprünglichen Charakter bei. Dies zeigt sich deutlich im intensiveren Geruch und Geschmack sowie der Farbe der Tinktur. Für die Ernte möglichst einige trockene Tage abwarten, dann ist der Wassergehalt in den Pflanzen geringer. Frische Kräuter nach dem Sammeln verlesen, aber möglichst nicht waschen. Wer Pflanzen wäscht, muss sie gründlich mit Küchentuch trockentupfen und am besten noch einen Tag anwelken lassen. Wurzeln vorsichtig in Wasser abbürsten, um die wirkstoffreiche Wurzelrinde zu schonen. Die verschiedenen Wirkstoffe werden bei unterschiedlichem Alkoholgehalt optimal ausgezogen. Vereinfacht gilt:

- Pflanzen mit vielen Schleimstoffen: bis 30 % Vol.
- Wurzeln und Pflanzen mit überwiegend ätherischen Ölen: 50 bis 70 % Vol.
- alle anderen Inhaltsstoffe: 30 bis 40 % Vol.

## ÖLAUSZUG

Fettlösliche Inhaltsstoffe lassen sich gut in Öl ausziehen. Öle können für Einreibungen und Massagen oder als Ausgangsstoff zur Salbenherstellung verwendet werden. Als preisgünstige Trägeröle eignen sich natives Olivenöl oder kalt gepresstes Sesamöl. Werden Frischpflanzen verwendet, beim Pflücken darauf achten, dass einige trockene Tage vorausgegangen sind und kein Morgentau mehr auf den Kräutern liegt. Das Pflanzenmaterial eventuell dann einige Stunden oder über Nacht leicht „anwelken" lassen.

### Grundrezept Tinktur

1. Das frische Pflanzenmaterial klein schneiden. Ein Schraubglas locker bis oben füllen, um die passende Menge zu ermitteln.
2. Die Kräuter mit etwas Alkohol mörsern, bis Pflanzensaft austritt.
3. Zurück ins Glas geben, bis oben mit Alkohol aufgießen und zuschrauben.
4. Den Ansatz bei Zimmertemperatur dunkel stellen. Alle paar Tage umrühren, um Schimmelbildung zu verhindern.
5. Nach drei bis vier Wochen filtrieren: Erst durch ein feines Teesieb, dann durch einen Papier-Teefilter, um unerwünschte Schwebstoffe zu entfernen.
6. Die Tinktur in Braunglasflaschen abfüllen oder im Schrank dunkel stellen, damit die Qualität der Inhaltsstoffe erhalten bleibt.

**Hinweise:** Bei getrockneten Pflanzen benötigt man nur die Hälte der Menge im Vergleich zu frischen. Eine Tinktur ist dunkel gestellt etwa ein Jahr haltbar.

### Grundrezept Ölauszug

1. Von frischen Pflanzen werden kleine Blüten als Ganzes eingelegt, größere Blüten klein gezupft, Blätter und Wurzeln geschnitten.
2. Ein Schraubglas zur Hälfte mit den Pflanzen füllen, bei gemörserten oder getrockneten Kräutern bis zu einem Drittel. Das Öl bis oben aufgießen, alle Pflanzenteile müssen bedeckt sein. Statt des Deckels eine luftdurchlässige Gaze als Schutz vor Fremdkörpern über der Öffnung befestigen. So kann Kondenswasser entweichen.
3. Den Ansatz alle zwei bis drei Tage mit einem sauberen Löffel umrühren. Ansatz nicht in die Sonne stellen, Wärme bis 40 Grad, z.B. auf einem Heizkörper, beschleunigt aber den Mazerationsvorgang.
4. Je nach Wärmeeinwirkung dauert es ein bis fünf Wochen, bis die Pflanzen ihre Wirkstoffe an das Öl abgegeben haben. Mit einem Teesieb abseihen, dann zweimal durch einen Papier-Teefilter geben.

**Hinweise:** Das Mindesthaltbarkeitsdatum des verwendeten Öls beachten. Das Öl ist kühl und lichtgeschützt aufbewahrt etwa ein Jahr haltbar.

Foto: Heinz Duttmann

# HEILKRAFT AUS DEM EIGENEN GARTEN

## Pflückfrisch und in bester Qualität

Thymian, Pfefferminze oder Lavendel – die meisten Würz- oder Küchenkräuter finden im Garten gute Wachstumsbedingungen vor. Wer zudem Wildpflanzen wie Löwenzahn oder Taubnesseln einen Platz einräumt, hat die Hausapotheke direkt vor der Tür.

### PASSENDE PLÄTZE

Viele bestehende Staudenbeete lassen sich mit Heilpflanzen ergänzen. Hierzu eignen sich vor allem Lavendel, Thymian, Salbei, Schafgarbe oder Johanniskraut, die zur Blütezeit zudem optisch schöne Akzente setzen.
Eine Kräuterspirale bietet den Vorteil verschiedener Höhenstufen: oben eine vollsonnige Trockenzone mit magerem Boden für mediterrane Kräuter, eine Etage tiefer eignet sich der nährstoff- und humusreiche Boden für Melisse, Estragon oder Basilikum. Unten fühlen sich in dem etwas feuchteren, nährstoffreichen Bereich Schnittlauch und Petersilie wohl. An einem Teich haben Brunnenkresse oder Wasserminze ideale Bedingungen. Platzsparend sind kleine Hochbeete. Auch in Töpfen lassen sich viele Heilkräuter kultivieren. Wichtig sind eine ausreichende Größe und ein Abflussloch. Blumenerde, mit Sand oder Kies vermischt, liefert ein durchlässiges Substrat und vermeidet Staunässe. Eine Drainageschicht am Topfboden ist sinnvoll, um Wurzelfäule zu verhindern. Die Kultur im Topf hat zudem den Vorteil, dass für die kühlere Jahreszeit eine Umsiedlung ins Gewächshaus oder Haus möglich ist.

### MISCHKULTUR IM GEMÜSEBEET

In Mischkulturen sollte man stets auf eine zuträgliche Nachbarschaft achten. Kamille harmoniert gut mit Kohlgewächsen und vertreibt die Lauchmotte. Auch Ringelblume und Schafgarbe fördern die Gesundheit von Gemüsepflanzen. Sie scheiden schädlingsabweisende Stoffe über die Wurzeln aus und stärken damit ihre Nachbarn. Lavendel, Rosmarin, Salbei und Thymian halten Kohlweißlinge fern. Durch die Blühpflanzen werden vermehrt Insekten angelockt, die dann auch Gemüsepflanzen wie Zucchini oder Kürbis bestäuben. Durch die höhere Biodiversität verbessert sich auch die Aktivität der nützlichen Bodenlebewesen.

### Tipps für den Staudenanbau

- Möglichst an den Bedingungen des ursprünglichen Naturstandortes orientieren: Je nach Pflanze Sonne, Halbschatten, feuchten oder trockenen, kalkhaltigen oder eher sauren Boden wählen.
- Mediterrane Pflanzen lieben geschützte, sonnige Plätze. Im Winter bei Frost sollte man sie abdecken.
- Ein regelmäßiger Rückschnitt bewahrt die Triebkraft und verhindert, dass Pflanzen wie Salbei, Lavendel oder Rosmarin verkahlen.
- Größe, Platzbedarf bzw. Ausbreitungsfreudigkeit beachten. Minze beispielsweise deshalb im Topf bzw. mit Wurzelsperre pflanzen.
- Wieviel Pflanzen pro Art gesetzt werden, hängt davon ab, wie sie sich von ihrer Wuchshöhe und -breite ins Staudenbeet eingliedern.
- Verwenden Sie die originären Wildstauden, um die volle Heilkraft der Pflanzen nutzen zu können, zum Beispiel den Echten Salbei *Salvia officinalis*. Gartenzüchtungen enthalten weniger Wirkstoffe.
- Vieles lässt sich leicht aus Samen ziehen. Dabei auf regional angepasstes Saatgut achten. „Regiosaatgut" stammt von Pflanzen, die an die jeweilige Region, deren Böden und Klima angepasst sind.
- Wer in einer Aussaatschale vorzieht, hat einen besseren Überblick über den Saaterfolg als bei der Direktaussaat.
- Thymian, Salbei, Rosmarin oder Lavendel lassen sich über Stecklinge oder Teilung vermehren.
- Topfpflanzen aus dem Fachhandel sind die einfachste Lösung.

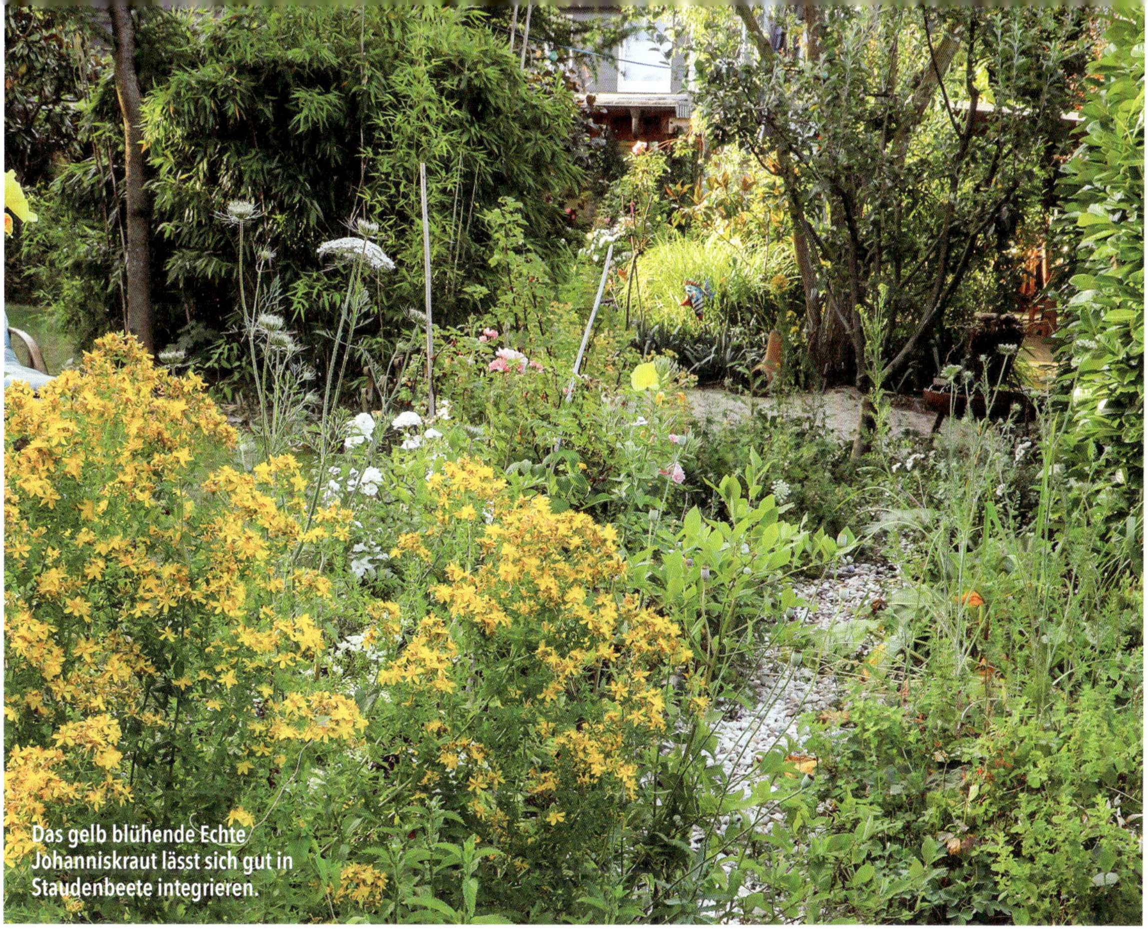
Das gelb blühende Echte Johanniskraut lässt sich gut in Staudenbeete integrieren.

## WILDPFLANZEN EINZIEHEN LASSEN

Brennnessel, Giersch & Co. sind vielen Gartenfreunden eher ein Dorn im Auge. Doch wer ihnen eine Ecke im Garten einräumt, profitiert von wertvollen Vorzügen. Wildpflanzen enthalten weitaus mehr Nährstoffe als übliche Gartengemüse. Brennnesselblätter enthalten 7,8 mg Eisen, 630 mg Calcium und mit 330 mg Vitamin C pro 100 g das 30-Fache von Kopfsalat. Auch Giersch, Löwenzahn und Vogelmiere enthalten reichlich Vitamine, Mineralstoffe und sekundäre Pflanzenstoffe. Zudem bereichern Wildpflanzen die Artenvielfalt im Naturgarten und bieten Insekten wichtigen Lebensraum und Nahrung.
Der Anbau im eigenen Garten schützt weitgehend vor Verunreinigungen, etwa durch Pestizide. Beim Sammeln in der Natur achtet man auf „saubere“ Standorte: abseits von Straßen, beliebten Gassistrecken oder intensiv landwirtschaftlich genutzten Flächen.

**Oft braucht es nicht viel, damit Wildpflanzen im Garten gedeihen:**

- In Kräuter- oder Gemüsebeeten wächst zum Beispiel Vogelmiere auf nährstoffreicherem Substrat als Beikraut.
- Gänseblümchen, Spitz- und Breitwegerich oder Löwenzahn wachsen im Rasen.
- Ecken, in denen sich Brennnesseln angesiedelt haben, einfach stehen lassen. Regelmäßiges Abmähen sorgt für frische Triebe, die sich gut in der Küche verwenden lassen. Das Mähgut ohne Samen kann als nährstoffreiches Mulchmaterial im Gemüsegarten verwendet werden.
- Einzelne Pflanzen, zum Beispiel Bärlauch, kann man aus der Natur entnehmen und im Garten pflanzen. Hierbei sehr achtsam vorgehen, damit der natürliche Bestand nicht gefährdet wird. Spezialisierte Gärtnereien verkaufen Wildstauden.
- Viele Wildpflanzen bevorzugen nährstoffarme Böden. Lockerer, durchlässiger Boden ist günstiger als lehmiger Boden mit Staunässe. Während Löwenzahn gern sonnig steht, wächst Bärlauch lieber im Schatten, zum Beispiel unter Bäumen oder Hecken.
- Um die Ausbreitung zu verhindern, Giersch im Topf kultivieren. Als Bodendecker macht er sich beispielsweise unter Beerensträuchern gut. Er muss aber gut im Blick behalten werden, damit er sich nicht weitere Standorte sucht.

Foto: GartenFlora/ Sabine Rübensaat

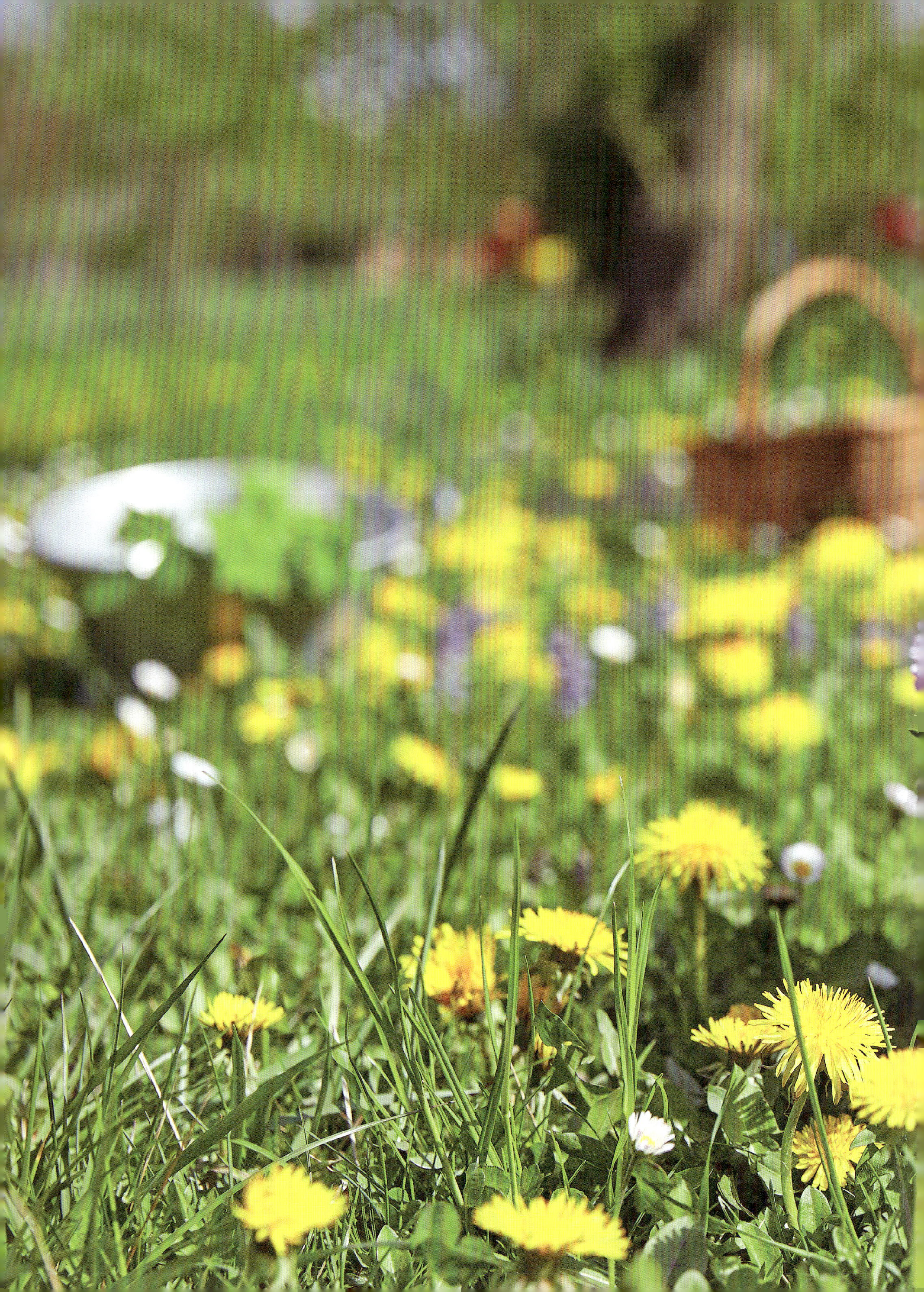

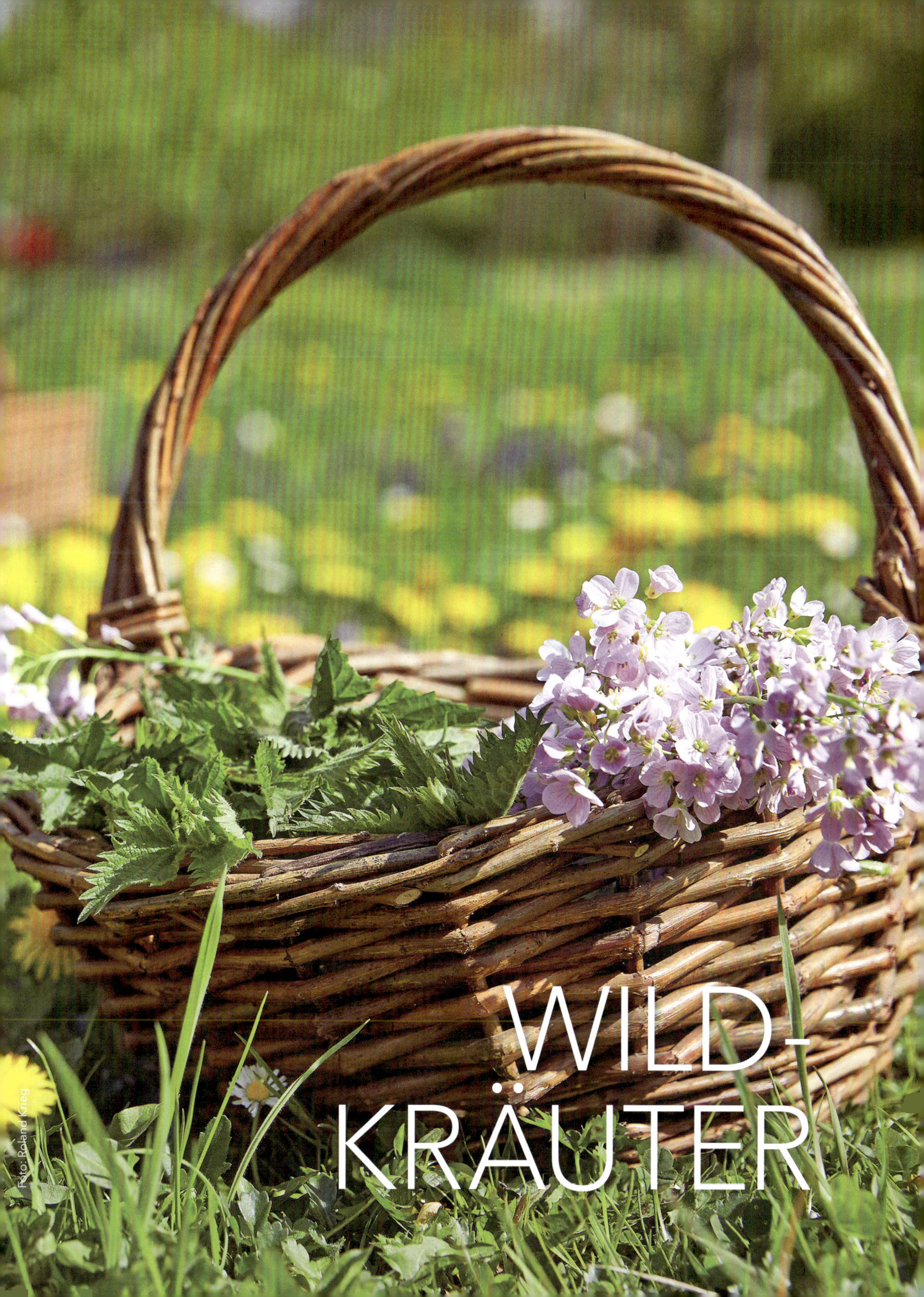

# WILD-KRÄUTER

Foto: Roland Krieg

# GRÜNE FRÜHJAHRSKUR

Das Jahr beginnt – in der Natur und im Garten sprießen die Kräuter.
In dem frischen, jungen Grün stecken viele gesunde Stoffe für unseren Körper.

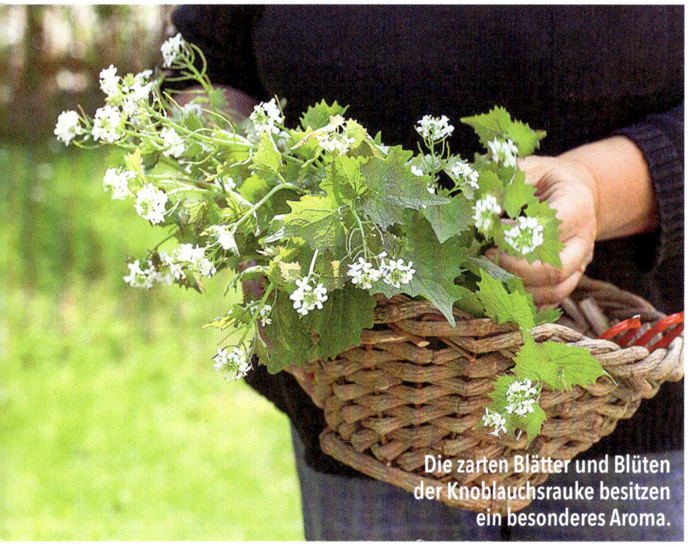

Die zarten Blätter und Blüten der Knoblauchsrauke besitzen ein besonderes Aroma.

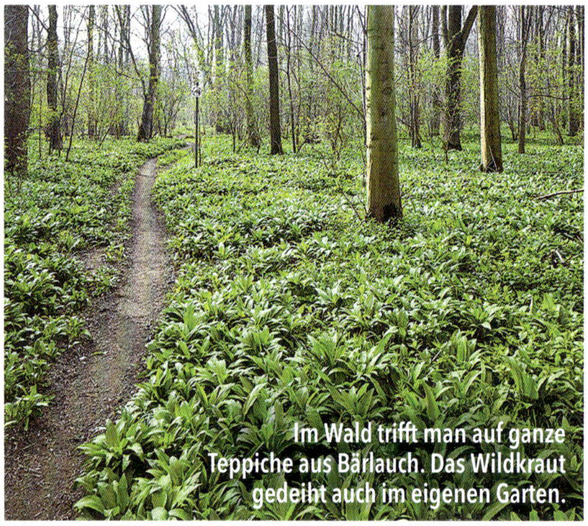

Im Wald trifft man auf ganze Teppiche aus Bärlauch. Das Wildkraut gedeiht auch im eigenen Garten.

Wer die ersten schönen Frühlingstage für einen Streifzug durch Wiesen und Wälder nutzt, bekommt nicht nur frische Luft und Bewegung, sondern kann auch essbare Wildkräuter mit nach Hause bringen. Ebenso lassen sich beim Gang durch den Garten Angenehmes und Nützliches verbinden.
Im Frühling ist der Erntespaziergang am lohnendsten: Die Auswahl ist reichhaltig, die frischen Blättchen sind besonders zart und schmackhaft – und sie stecken voller Vitalstoffe, die den Körper nach dem Winter wieder in Schwung bringen.

### VORFAHREN UNSERER GARTENGEMÜSE

Wildkräuter ernährten den Menschen, bevor er Gemüse im Hausgarten anbaute. Giersch und Sauerampfer standen eine Zeit lang als Gemüse in den Gärten. Aus der Wegwartenwurzel züchtete man Chicorée und Radicchio. Feldsalat, Rauke, Portulak und Bärlauch sind inzwischen zum Marktgemüse „aufgestiegen“. Die wilden Verwandten unserer Gartengemüse und Küchenkräuter sind vielseitig zu verwenden. Jedes Kraut hat einen eigenen Geschmack; welche Wildkräuterarten man mag, findet man durch Riechen, Schmecken und Probieren heraus. Man kann das Grün aus der Natur zunächst in geringen Mengen verwenden oder es in bekannte Gerichte einbinden. Unkompliziert kann es in einen Quark gerührt, in Pfannkuchen ausgebacken oder Salaten beigemischt werden.

## Wildkräuter – voller Vitalstoffe

Die frühen Wildpflanzen enthalten viele wertvolle Stoffe für eine Frühjahrskur. Zur Unterstützung von Stoffwechsel, Verdauung und Immunsystem isst man 4 bis 6 Wochen täglich mindestens eine Handvoll gemischte Kräuter. Wildkräuter enthalten besonders viel hochwertiges Eiweiß und viele Vitalstoffe – durchschnittlich ein Mehrfaches an Mineralstoffen als Kulturgemüse und oft auch wesentlich mehr Vitamine: Brennnesseln beispielsweise enthalten auf 100 Gramm etwa 300 Milligramm Vitamin C, Spinat dagegen enthält 52 Milligramm und grüner Kopfsalat nur 13 Milligramm. Zudem sind viele gesunde sekundäre Pflanzenstoffe wie Farb-, Gerb- und Bitterstoffe oder Senföle enthalten.

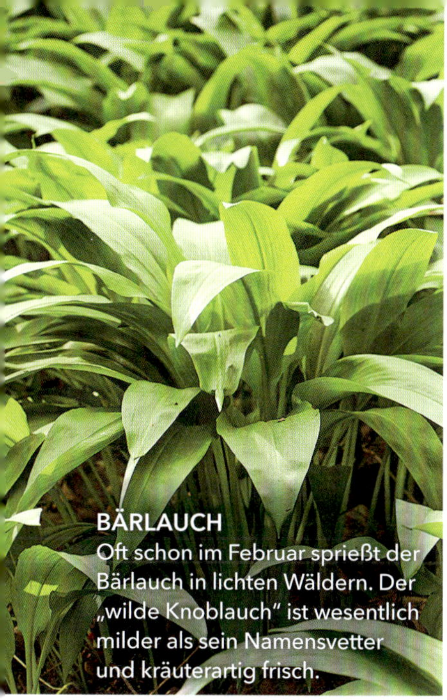

## BÄRLAUCH

Oft schon im Februar sprießt der Bärlauch in lichten Wäldern. Der „wilde Knoblauch" ist wesentlich milder als sein Namensvetter und kräuterartig frisch.

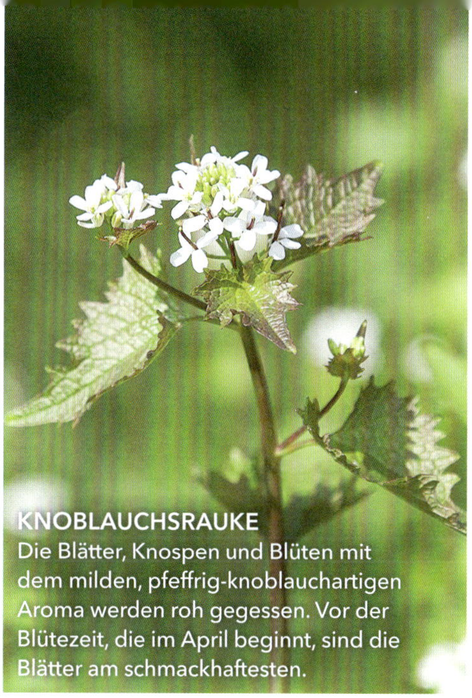

## KNOBLAUCHSRAUKE

Die Blätter, Knospen und Blüten mit dem milden, pfeffrig-knoblauchartigen Aroma werden roh gegessen. Vor der Blütezeit, die im April beginnt, sind die Blätter am schmackhaftesten.

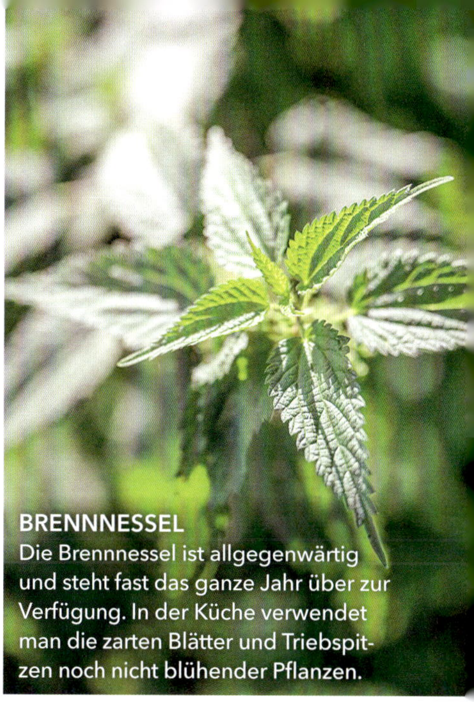

## BRENNNESSEL

Die Brennnessel ist allgegenwärtig und steht fast das ganze Jahr über zur Verfügung. In der Küche verwendet man die zarten Blätter und Triebspitzen noch nicht blühender Pflanzen.

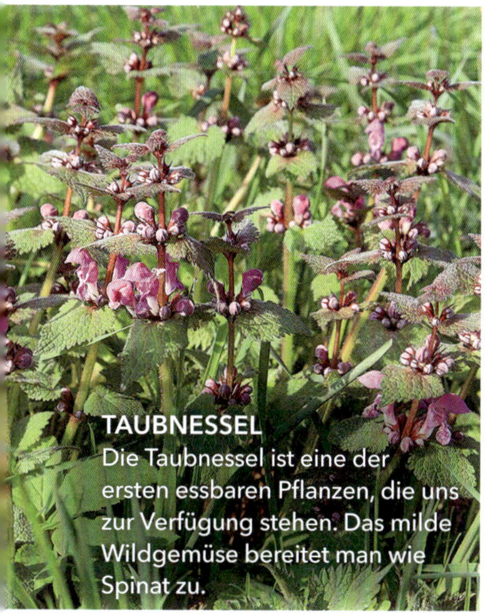

## TAUBNESSEL

Die Taubnessel ist eine der ersten essbaren Pflanzen, die uns zur Verfügung stehen. Das milde Wildgemüse bereitet man wie Spinat zu.

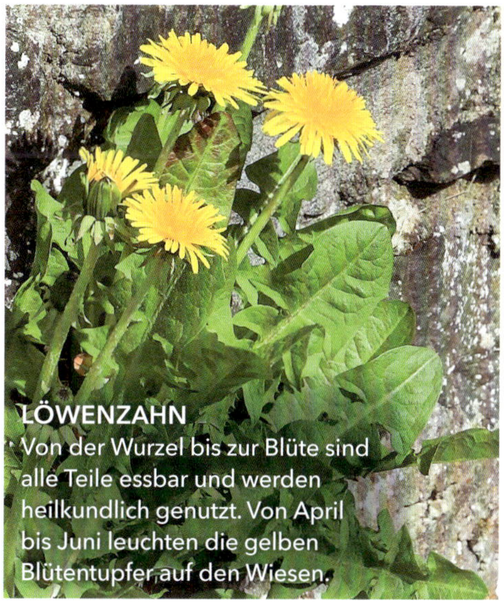

## LÖWENZAHN

Von der Wurzel bis zur Blüte sind alle Teile essbar und werden heilkundlich genutzt. Von April bis Juni leuchten die gelben Blütentupfer auf den Wiesen.

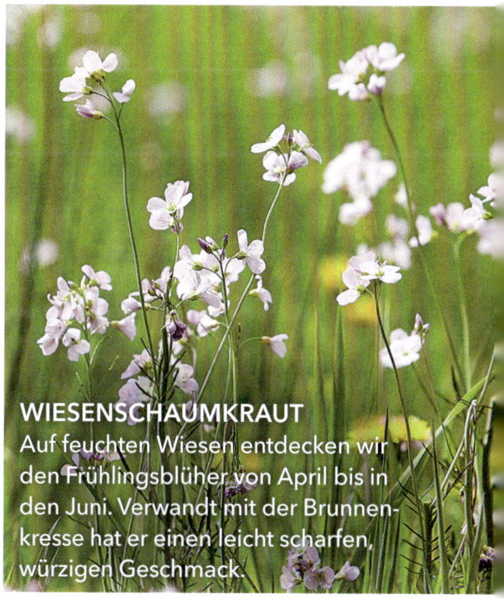

## WIESENSCHAUMKRAUT

Auf feuchten Wiesen entdecken wir den Frühlingsblüher von April bis in den Juni. Verwandt mit der Brunnenkresse hat er einen leicht scharfen, würzigen Geschmack.

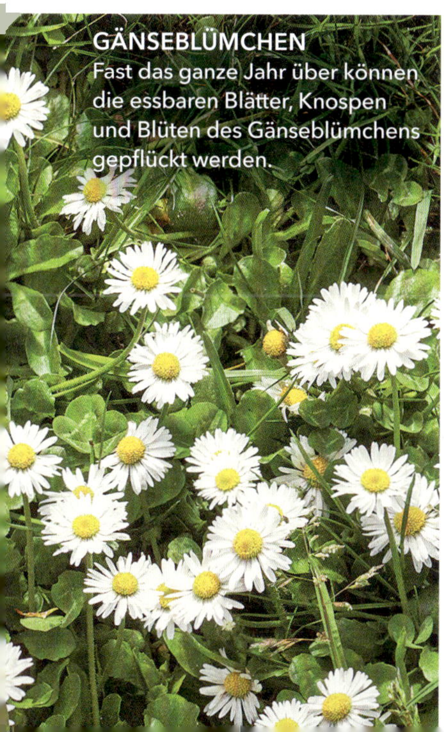

## GÄNSEBLÜMCHEN

Fast das ganze Jahr über können die essbaren Blätter, Knospen und Blüten des Gänseblümchens gepflückt werden.

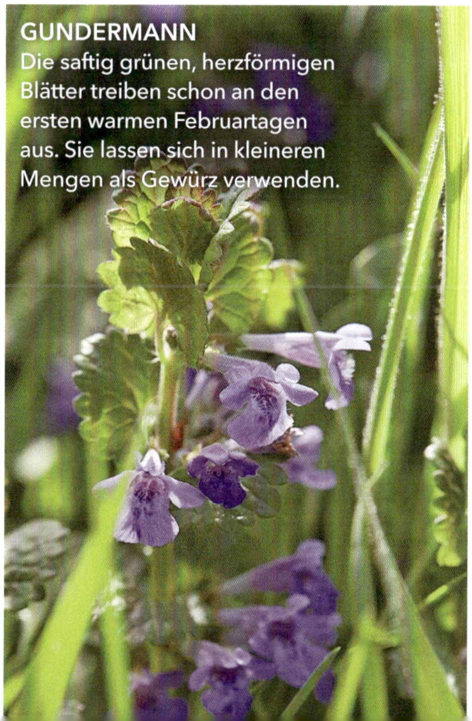

## GUNDERMANN

Die saftig grünen, herzförmigen Blätter treiben schon an den ersten warmen Februartagen aus. Sie lassen sich in kleineren Mengen als Gewürz verwenden.

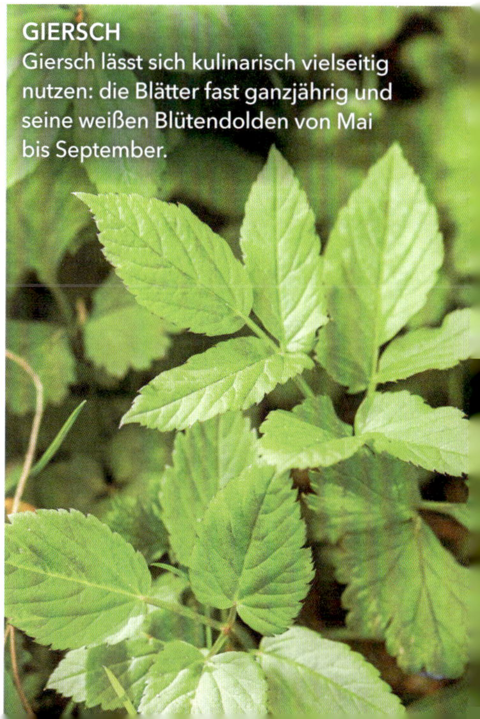

## GIERSCH

Giersch lässt sich kulinarisch vielseitig nutzen: die Blätter fast ganzjährig und seine weißen Blütendolden von Mai bis September.

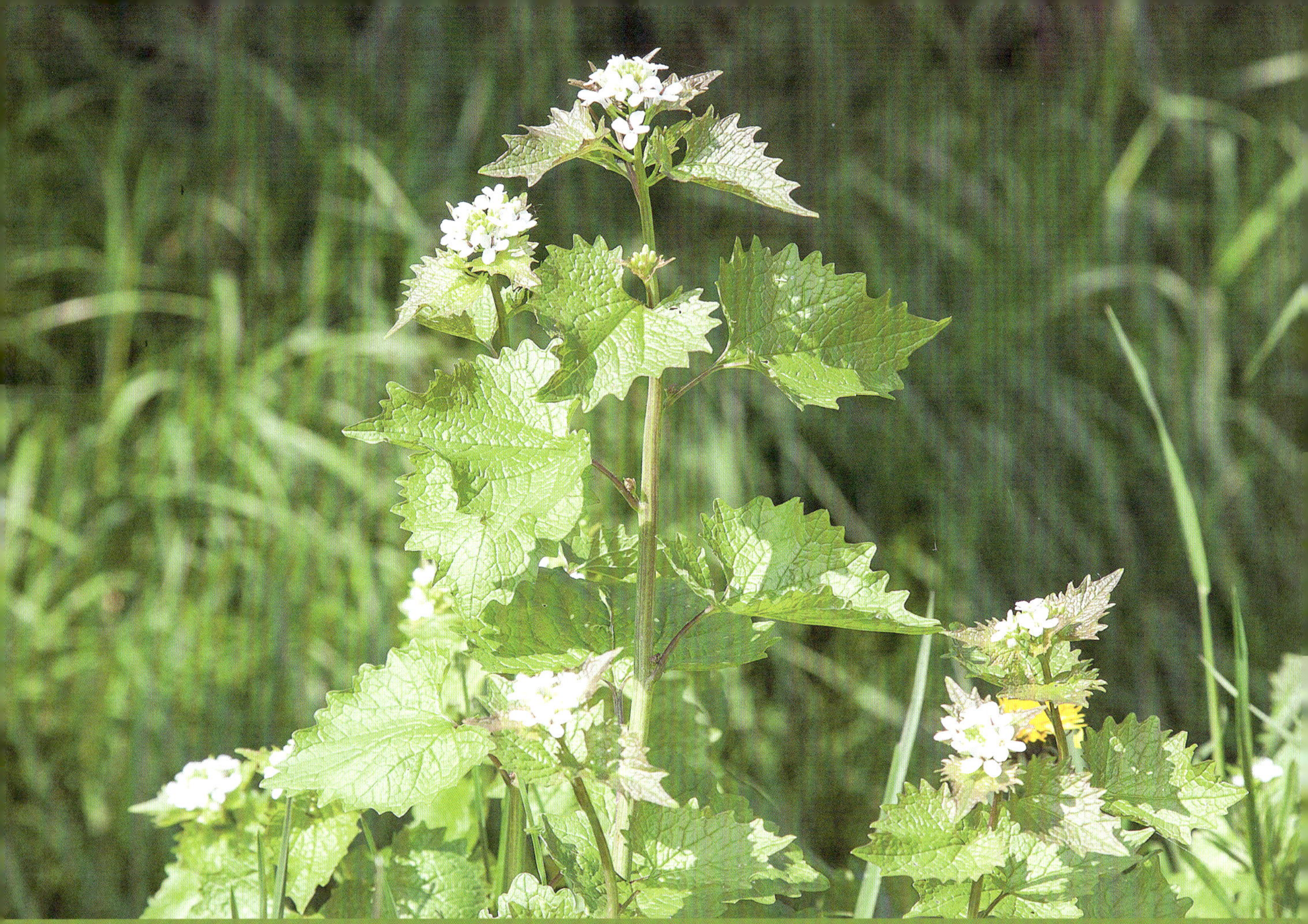

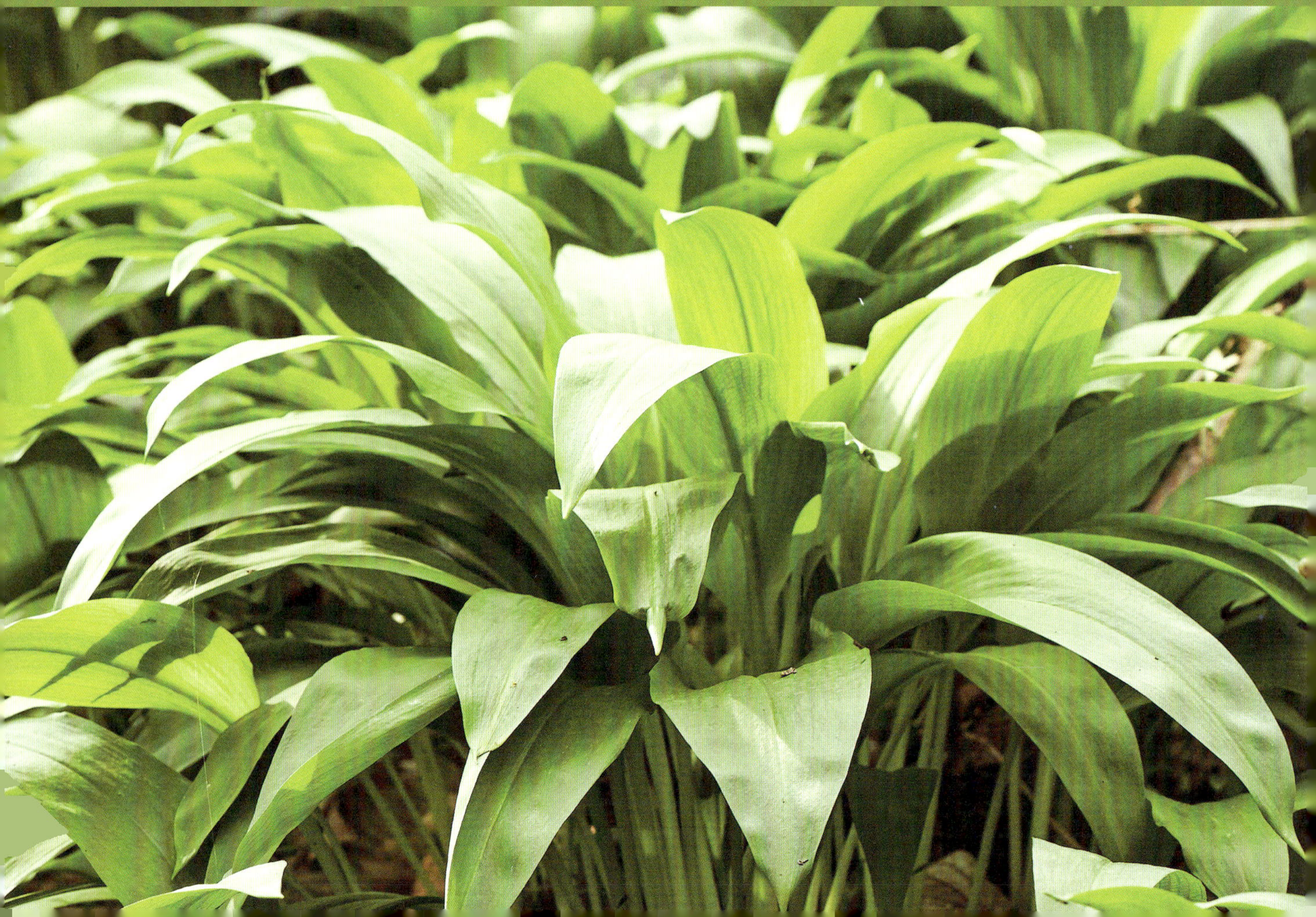

# Knoblauchsrauke und Bärlauch

In den Blättern von Knoblauchsrauke und Bärlauch stecken gesundheitsfördernde Stoffe, die Stoffwechsel und Kreislauf aktivieren können.

Fotos: Lena Möhler, Dominik H. Wolf

# KNOBLAUCHSRAUKE

Das duftende Kraut ist häufig am Weges- oder Waldrand zu finden.

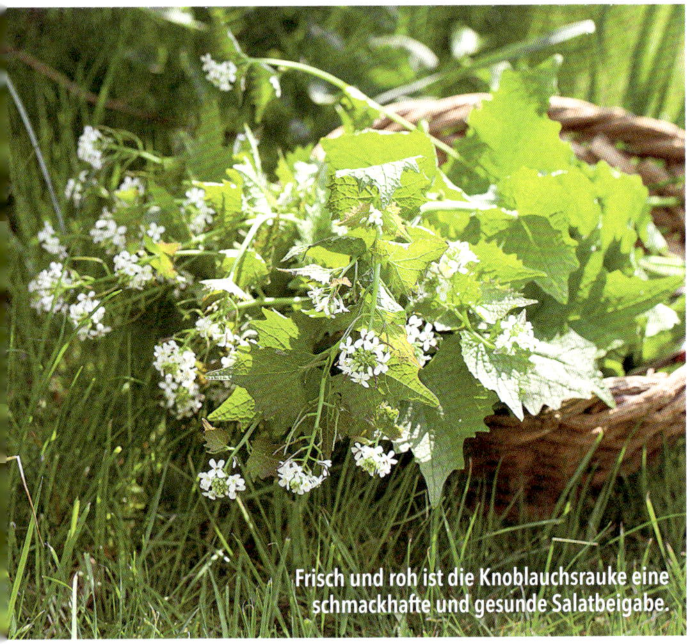
Frisch und roh ist die Knoblauchsrauke eine schmackhafte und gesunde Salatbeigabe.

Sie trägt seinen Namen und verströmt seinen Duft: Mit ihrem Namensgeber Knoblauch ist die Knoblauchsrauke jedoch nicht verwandt. Sie ist zurückhaltender als der Knoblauch und noch feiner und flüchtiger als der Bärlauch, dessen Saison endet, während die Knoblauchsrauke emporwächst. Mit ähnlichen Inhaltsstoffen besitzt sie den würzigen Geschmack der beiden Laucharten *Allium* und in abgeschwächter Form die gleichen Wirkungen.

### FEINE FRISCHE IN DER KÜCHE

Die Blätter, Knospen und Blüten mit dem milden, pfeffrig-knoblauchartigen Aroma werden roh gegessen. Vor der Blütezeit, die im April beginnt, sind die Blätter schmackhafter und vitaminreicher, später bekommen sie eine leichte Bitternote, sind aber bis in den Spätsommer hinein genießbar. Frisch geschnitten streut man sie über Salate, Suppen, Fleisch und Gemüse. Auch Kräuterbutter, -öl und -quark verleihen sie einen besonderen „Pfeffer“. Angenehmerweise „duftet“ man nicht nach dem Essen, der Geruch verflüchtigt sich schnell. Die zarten Blättchen der Knoblauchsrauke welken ziemlich rasch nach der Ernte, Aroma und einige Inhaltsstoffe verlieren sich beim Erhitzen oder Trocknen. Für eine spätere Verwendung kann man sie einfrieren oder als Pesto haltbar machen. Es wird in einem Schraubglas vollständig mit Olivenöl bedeckt und im Kühlschrank aufbewahrt. Um Essig oder Öl zu aromatisieren, übergießt man geschnittene Blätter, Stängel und Knospen damit. Bereits nach wenigen Tagen kann man den Essig oder das Öl abseihen und zum Beispiel einen Salat mit dem leichten Knoblaucharoma verfeinern.

## Würzige Blätter

Wie das Hirtentäschel, das Radieschen und der Ackersenf gehört die Knoblauchsrauke *Alliaria petiolata* botanisch zur Familie der Kreuzblütengewächse, bei denen sich typischerweise vier Blütenblättchen kreuzförmig gegenüberstehen. Trotz des Namensbestandteiles „Rauke“ ist sie nur sehr entfernt mit der Salatpflanze verwandt, sie gehören verschiedenen Gattungen an. Knoblauchsrauke ist eine zweijährige Pflanze. Sie ähnelt im ersten Jahr dem in Bodennähe rankenden Gundermann, jedoch ragt sie höher auf und trägt gestielte Blätter. Im zweiten Jahr wächst sie 60 bis 100 Zentimeter hoch. Die unteren Grundblätter sind größer und rundlich bis nierenförmig. An den oberen Stängelabschnitten trägt sie kleine, spitz-herzförmige Blätter mit gezahnten Rändern, ähnlich denen der Brennnessel, in deren Gesellschaft sie auch häufig anzutreffen ist. Wer an den frischgrünen Blättern reibt, erkennt die Knoblauchsrauke spätestens jetzt an ihrem intensiven Duft.

### SCHOTEN, SAMEN, WURZELN

Nach der Blüte bildet das Wildkraut Früchte in Form von bis zu 7 Zentimeter langen, schmalen Schoten. Typisch ist, dass sie abstehen und nach oben weisen. Noch grün schmecken sie kresseähnlich scharf. Man kann sie roh essen oder in Öl einlegen. Im Juli und August geben die ausgereiften trockenen Schoten dann 6 bis 8 braunschwarze Samenkörnchen frei, die man wie Pfeffer mahlen kann. Trocken aufbewahrt dienen sie im nächsten Winter als Keimsaat für vitaminreiche Sprossen. Eine senfähnliche Würzpaste entsteht, indem man die Samen mit etwas Essig und Salz im Mörser zerkleinert. Die Wurzel erntet man, bevor die Pflanze im zweiten Jahr in die Höhe wächst. Sie erinnert an Meerrettich und schmeckt geraspelt zu geräuchertem Fisch oder kräftigem Käse.

### GESUND UND NÄHRSTOFFREICH

Als Pfeffer noch ein unerschwingliches exotisches Luxusgut war, nutzte man die Knoblauchsrauke *Alliaria officinalis* häufig als Würzkraut. Gleichzeitig führte sie die mittelalterliche Klostermedizin als Heilkraut gegen verschiedene Beschwerden. Heute findet sie medizinisch kaum noch Anwendung, dennoch enthält sie einige heilsame Stoffe, vor allem antibakterielle und keimtötende Senföle, die den knoblauchartigen Geruch begründen. Zusammen mit viel Vitamin C und Provitamin A, Saponinen, Bitterstoffen und ätherischen Ölen wirkt die Pflanze zudem appetitanregend, verdauungsfördernd, schleimlösend und wundheilend.

### GRÜNER VITAMINSCHUB

Knoblauchsrauke wird traditionell für den „Frühjahrsputz des Körpers" verwendet. Ein Frischsaft enthält die gesunden Inhaltsstoffe in konzentrierter Form. Saft oder Tee können nicht nur als Frühjahrskur, sondern auch bei Erkrankungen der Atemwege helfen.
Bei Zahnfleisch- oder Mandelentzündung wirkt das Gurgeln mit einem starken Teeaufguss lindernd. Eine Auflage mit frischen gequetschten Blättern beruhigt juckende Insektenstiche oder kleine Hautentzündungen und desinfiziert frische Wunden.

## Knoblauchsrauke-Frischsaft

**Herstellung**
Für einen Frischsaft 1 Handvoll Pflanzenteile mit etwas Wasser pürieren. Abseihen.

**Anwendung innerlich**
Man verrührt 1 EL Frischsaft mit 4 EL Wasser, Buttermilch, Pflanzendrink oder Saft. 3-mal täglich kurmäßig für 3 bis maximal 6 Wochen:
- als Vitamin-C-Spender
- schleimlösend bei Erkältungen
- harntreibend zum Ausschwemmen von Stoffwechselprodukten
- entzündungshemmend, antioxidativ
- begleitend bei entzündlichen Prozessen
- verdauungsfördernd
- unterstützt die Leberentgiftung

**Anwendung äußerlich**
Unverdünnt auf Wunden tupfen:
- wirkt wundheilend, entzündungshemmend, leicht antibakteriell

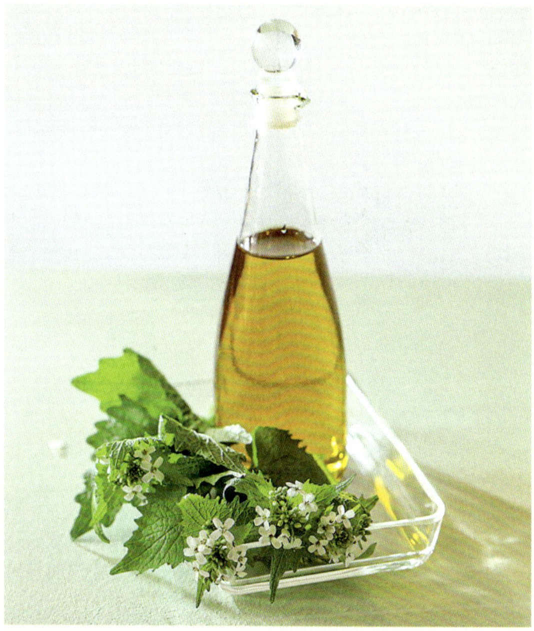

## Knoblauchsrauke-Öl

**Herstellung und Anwendung**
Die Blätter waschen und fein schneiden. Ein Schraubglas zu einem Drittel damit füllen, mit Olivenöl bedecken. In der ersten Woche Deckel nur auflegen bzw. Öffnung mit Gaze abdecken. 3 bis 4 Wochen lichtabgewandt ziehen lassen. Hin und wieder umrühren. Abseihen. Kühl gelagert etwa 1 Jahr haltbar. Verwendet als Salat-Öl wird die Verdauung gefördert und man nimmt Antioxidantien für die Zellgesundheit auf.

Fotos: Lena Möhler, Heinz Duttmann

# BÄRLAUCH

Der „Waldknoblauch" ist als magen- und blutreinigend bekannt.

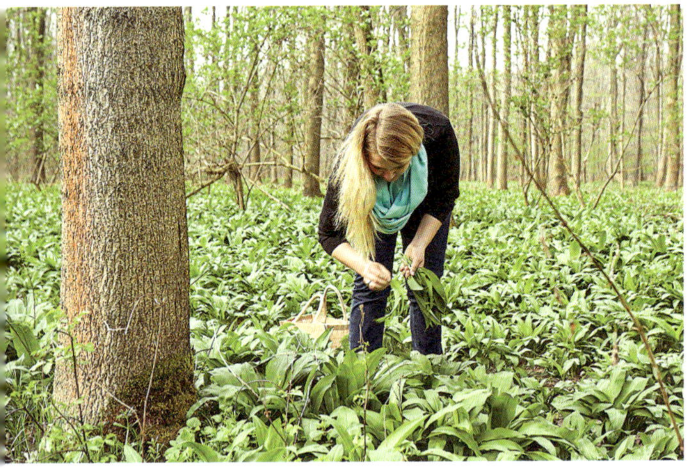

**Bärlauch wächst üppig in lichten Laubwäldern.**

Immer der Nase nach ... Ein feinwürziger Knoblauchduft durchzieht den Wald. Die Bäume sind noch unbelaubt. Am Boden haben junge Blattspitzen braunes Laub beiseitegeschoben. Der Bärlauch sprießt – je nach Witterung ab Februar. Wo er vorkommt, breitet er sich zu einem saftgrünen Teppich aus. In Laub- und Mischwäldern, in Gräben und Flussauen bedeckt er oft große Flächen. Jetzt ist die Zeit, die heilkräftigen Blätter zu pflücken, denn sie verlieren deutlich an Aroma und an Wirkung, wenn die Knospen und später die zarten weißen Blütensterne erscheinen.

## VITALISIERT UND KRÄFTIGT

Der Bärlauch *Allium ursinum* ist in unseren Wäldern zu Hause. Als Heilpflanze wurde er schon von den Germanen hoch geachtet. Sie sollen ihn nach dem Braunbären „Bärenlauch" genannt haben. Wie das starke Tier verehrten sie auch das Kraut, das diesem, so glaubte man, als erste frische Nahrung nach dem Winterschlaf seine Kraft verlieh. Über den Winter läuft auch der menschliche Körper auf „Sparflamme", verstärkt durch vitaminarme Kost und fehlendes Sonnenlicht.

## WECKT NEUE KRÄFTE

Eine Frühjahrskur mit dem „wilden Knoblauch" kann neue Kräfte wecken. Die reichlich enthaltenen Vitamine, Mineralstoffe und Spurenelemente wirken belebend, der hohe Eisengehalt blutbildend. Bärlauch wirkt außerdem intensiv auf den Magen-Darm-Bereich.
Die scharfen Lauchöle regen die Verdauung an, ebenso die Lebertätigkeit und den Gallenfluss. „Wohl kein Kraut der Erde ist so wirksam zur

### Tipps zum Sammeln von Bärlauch

- Sicher erkennen: Der beim Zerreiben des zarten Blattes austretende intensive Knoblauchgeruch lässt keine Verwechslungen mit Maiglöckchen oder Herbstzeitlosen zu.
- An trockenen Tagen pflücken.
- Je Pflanze nur ein Blatt unten am Stiel abzupfen. Meistens wachsen zwei lang gestielte Blätter aus einer Zwiebel.
- Möglichst frisch essen oder rasch nach der Ernte verarbeiten. Die Blätter immer gründlich waschen und trocken schleudern.
- Wie alle Zwiebelgewächse erst kurz vor dem Verzehr oder der Weiterverarbeitung zerkleinern. Beim Trocknen und Erhitzen verflüchtigt sich ätherisches Öl und damit gehen auch viele Geschmacks- und Wirkstoffe verloren.
- Um sie im Kühlschrank etwa zwei Tage frisch zu halten, die Blätter locker in ein angefeuchtetes Geschirrtuch oder Küchenkrepp einwickeln und in eine Plastiktüte geben. Sie lassen sich auch gut einfrieren.
- Wer nicht selbst ernten kann oder möchte, findet Bärlauch häufig auf dem Wochenmarkt.
- Bärlauchzwiebeln sind im Gartenfachhandel erhältlich. Die mehrjährige Staude mag einen feuchten, humusreichen Boden im halbschattigen Garten.
- Vorsicht: Den Bärlauch nicht in Naturschutzgebieten und Regionen mit Fuchsbandwurmgefahr sammeln!

Reinigung von Magen, Gedärmen und Blut wie der Bärlauch", wusste der Schweizer Naturarzt Johann Künzle (1857–1945).

### HEILEN MIT SCHÄRFE

Für viele der Wirkungen des Bärlauchs – und für den charakteristischen Geruch und Geschmack – ist das ätherische Öl Allicin verantwortlich. Der Hauptwirkstoff Allicin steckt in allen Lauch- oder Zwiebelgewächsen (siehe Kasten rechts). Was riecht, das wirkt – je stärker der Geruch, desto größer die Heilkraft. Allicin ist dem Penicillin ähnlich. Es hemmt das Wachstum von Bakterien, Viren und Pilzen, den Auslösern von Infektionen, Erkältungen oder Magen-Darm-Erkrankungen.

Alle Zwiebelgewächse haben zudem reinigende, entschlackende Wirkung. Regelmäßig verzehrt sollen sie Blutzucker und Blutfettwerte positiv beeinflussen.

### WIRKSAMER GERUCH

Der scharf-würzige Duft der Lauch- oder Zwiebelgewächse entsteht beim Zerschneiden oder Hineinbeißen. Erst dann bildet sich aus der geruchlosen schwefelhaltigen Aminosäure Alliin der typische, die Augen reizende Geruchs- und Geschmacksstoff: das Allicin. Mit dem ausströmenden ätherischen Öl wehrt sich die Pflanze in der Natur gegen ihre Fressfeinde.

Bärlauch riecht und schmeckt zwar knoblauchähnlich, ist jedoch wesentlich milder und besitzt eine kräuterartige Frische. Durch das Chlorophyll in den Blättern hinterlässt sein Genuss, im Unterschied zum Knoblauch, kaum unerwünschte Ausdünstungen.

**Der „wilde Knoblauch" reinigt, entschlackt und belebt den wintermüden Körper.**

Fotos: Dominik H. Wolf, Heinz Duttmann

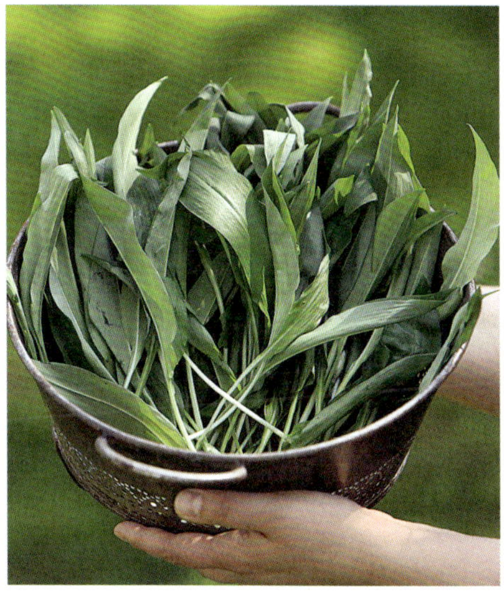

## Lauch- und Zwiebelgewächse

Das Wildkraut Bärlauch gehört zur Gattung der Lauch- oder Zwiebelgewächse *Alliaceae*, ebenso wie Knoblauch, Speisezwiebeln, Schalotten, Porree und Schnittlauch, die als Gemüse und Küchengewürze angebaut werden. Sie werden heute der weltweit etwa 700 Arten umfassenden Familie der Amaryllisgewächse zugeordnet, früher den Liliengewächsen.

**Abwehrkräfte stärken**

Alle Zwiebelgewächse verfügen im Wesentlichen über die gleichen Inhaltsstoffe. Knoblauch und Zwiebeln galten schon vor Jahrtausenden als „Allheilmittel". Um den Körper und die Abwehrkraft zu stärken, sollen griechische und römische Krieger und die Arbeiter beim Pyramidenbau täglich von der Kraftnahrung bekommen haben. Im Mittelalter bekämpfte man Pest und Cholera mit den entzündungshemmenden, desinfizierenden Gewächsen.

**Wilde Verwandte**

Zeitig im Frühjahr, oft schon vor dem Bärlauch, zeigt sich auf den Wiesen der vor allem in Weinbauregionen verbreitete Weinbergslauch *Allium vineale*. Andere wild wachsende Bärlauch-Verwandte sind Schlangenlauch *A. scorodoprasum*, Berglauch *A. montanum*, Kohllauch *A. oleraceum* oder Kiellauch *A. carinatum*. Sie stehen teilweise unter Naturschutz. Im Kräutergarten oder auf der Fensterbank gezogen, können sie kulinarisch und heilkundlich verwendet werden.

# Die Rezepte

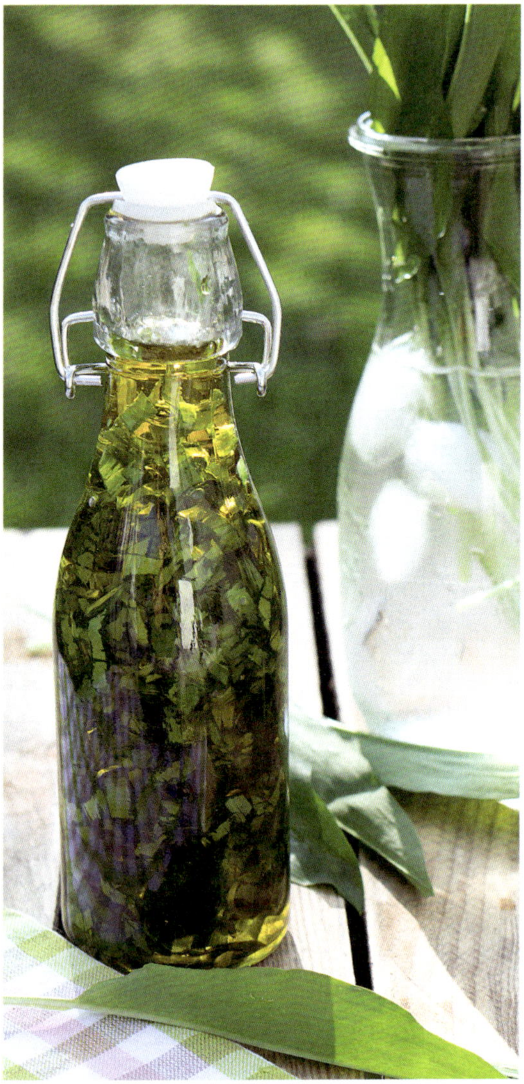

## Bärlauchtinktur

**Herstellung**
50 g klein geschnittene Blätter in ein Schraubglas geben, mit 350 ml Doppelkorn übergießen. Verschließen. 3 Wochen bei Raumtemperatur lichtabgewandt ziehen lassen, gelegentlich umrühren. Abseihen und in Tropffläschchen füllen. Dunkel gestellt etwa 1 Jahr haltbar.

**Anwendung**
3-mal täglich vor dem Essen 20 Tropfen in Flüssigkeit verdünnt einnehmen:
- zur Durchblutung des gesamten Herz-Kreislaufsystems, insbesondere des Gehirns
- vorbeugend gegen Arteriosklerose
- leicht blutverdünnend
- bei Bluthochdruck
- senkt erhöhte Blutfettwerte
- zur Anregung der Verdauung
- unterstützt die Leber bei der Entgiftung
- fördert das Wachstum von Haaren und Nägeln
- wirkt gegen Pilze und Bakterien

## Bärlauchessig

**Herstellung**
1 Handvoll klein geschnittene Blätter in 1 Liter Apfelessig lichtabgewandt 3 Wochen ziehen lassen. Abseihen. Dunkel gestellt etwa 1 Jahr haltbar.

**Anwendung**
Vor den Hauptmahlzeiten 1 EL in warmem Wasser verdünnen und langsam trinken. Bei regelmäßiger Anwendung sind die Wirkungen ähnlich wie bei Einnahme der Tinktur. Der Apfelessig verstärkt die verdauungsanregende Wirkung.

## Bärlauch für die Frühjahrskur

Für eine drei- bis sechswöchige entschlackende Frühjahrskur empfiehlt es sich, während der Bärlauch-Sammelzeit täglich etwa 10 bis 15 frische Blätter zu essen. Man kann die Blätter als hochkonzentrierte Paste haltbar machen.
Eine andere Variante für die Frühjahrskur ist der Frischsaft. Dafür 10 Blätter klein schneiden, mit 200 ml Wasser pürieren, abseihen und auf 3 Portionen über den Tag verteilt einnehmen.

# Bärlauchpaste

**Herstellung**
Etwa 150 g Bärlauchblätter gut waschen, grob schneiden, in ein hohes Gefäß geben und beim Pürieren nach und nach 100 ml kaltgepresstes Olivenöl beifügen. Mixen, bis eine cremige Konsistenz entsteht. Etwa 3 TL (15 g) Salz zufügen und nochmals aufschlagen. In Schraubgläser füllen. Gut mit Öl bedeckt und im Kühlschrank aufbewahrt bleibt das Aroma etwa 1 Jahr erhalten.

**Anwendung**
3-mal täglich je 1 EL pur, als Brotaufstrich oder als Würze in Salaten, Suppen, Quarkspeisen oder Gemüse verzehren. Dabei das enthaltene Salz beachten! Die Wirkung ist ähnlich wie bei der Tinktur, wenn die Paste regelmäßig verzehrt wird.

❖ TIPPS ZUR PASTE ❖

*Sehr gut schmeckt als Ergänzung eine Mischung aus ätherischen Ölen: Zitronen- und Clementinenöl (je 2 Tr.) bzw. Rosmarin- und Thymianöl (je 1 Tr.) in etwas Olivenöl verdünnen, tropfenweise zugeben, vermischen. Auch Schwarz- oder Kreuzkümmel sind als Zutat interessant.*
*Mit Pinien- oder Sonnenblumenkernen und Hartkäse wird aus der Paste ein leckeres Pesto für Nudeln.*

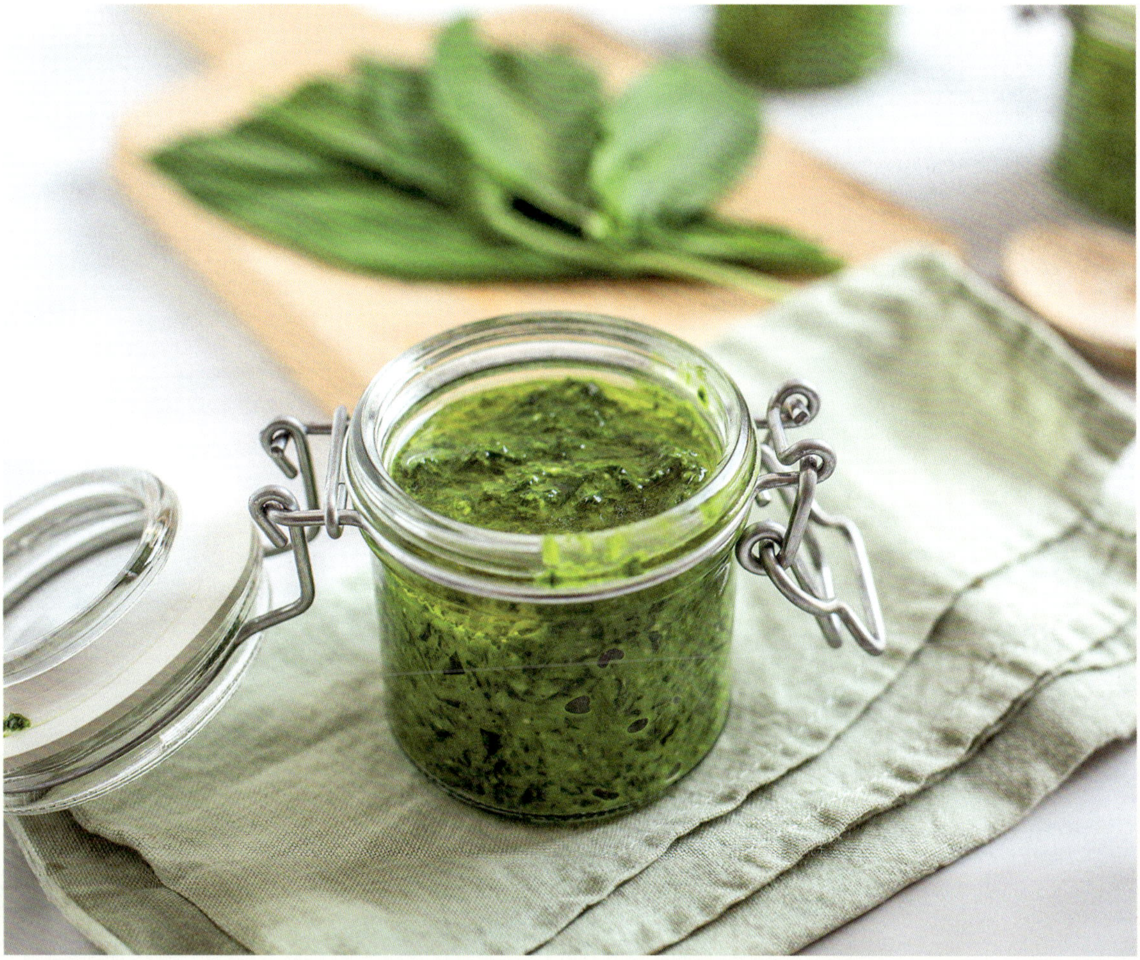

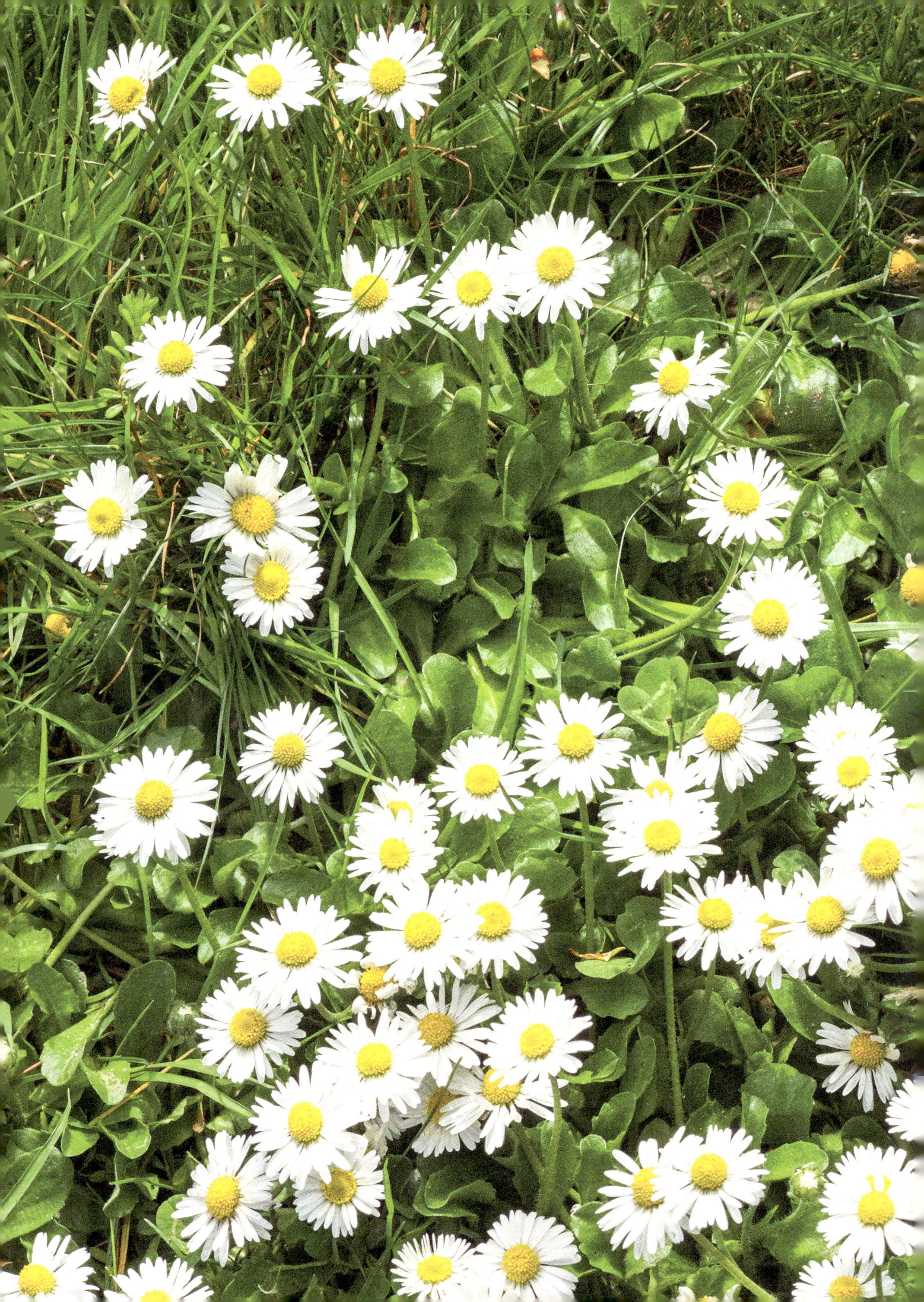

# Gänse-
# blümchen

Als Heilpflanze hilft uns das Gänseblümchen bei Husten und Frühjahrsmüdigkeit, bei Gelenkbeschwerden und Hautleiden.

# GÄNSEBLÜMCHEN

Zarte Wildblume mit Heilkraft

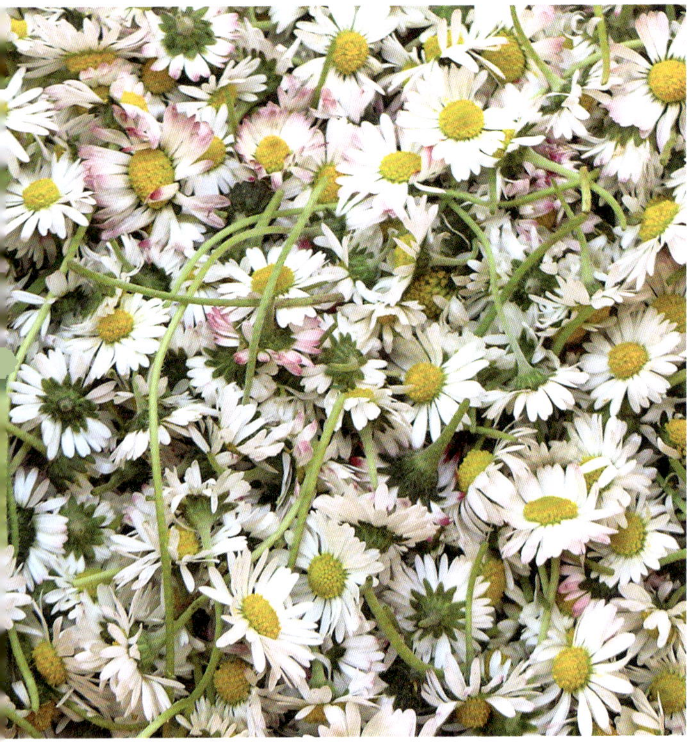

Gänseblümchen sind eine hübsche essbare Dekoration.

Das Gänseblümchen ist allgegenwärtig. Die kleinen weiß-gelben Tupfer entdeckt man zeitig im Jahr auf Rasenflächen. Früher kam es auf Gänseweiden häufig vor und dadurch zu seinem Namen.

## FÜR DIE HAUT UND GEGEN HUSTEN

Fast das ganze Jahr über kann man Gänseblümchen sammeln und verarbeiten, die Wirkstoffmengen variieren nur wenig.
Blüten und Blätter können frisch oder getrocknet verwendet werden. Gänseblümchen sind reich an Saponinen. Diese fördern die Bildung von Kollagen, einem wichtigen Baustoff des Bindegewebes.
In einem Tee aus Gänseblümchen haben die Saponine bei Husten eine leicht schleimlösende Wirkung. Daneben sind Flavonoide, Bitter- und Gerbstoffe sowie ätherisches Öl weitere wirksame Inhaltsstoffe. Bei kleinen Wunden, Prellungen oder Blasen an den Füßen lassen sich Blüten und Blätter zerquetschen und auflegen – ein schnelles Erste-Hilfe-Mittel aus der Natur. Gänseblümchentinktur ist ein gutes Wund- und Schmerzmittel, das zudem entzündungshemmend und kühlend wirkt.
Die essbaren Knospen, Blüten und Blätter sind eine schöne Dekoration für Salate, Quark und (Wildkräuter-)Gerichte. Geschlossene Knospen können in Essig eingelegt und wie Kapern verwendet werden. Die Blüten haben einen leicht nussigen, herb-aromatischen Geschmack. Die Blätter schmecken säuerlich und erinnern an Sauerampfer.

❖ HINWEIS ❖

*Die Wiesenblume regt den Stoffwechsel an und fördert die Wundheilung. Außerdem gilt sie als schleimlösend und entzündungshemmend.*

## SCHÖN UND AUSDAUERND

Die botanische Bezeichnung *Bellis perennis* sagt bereits viel über die bekannte kleine Wildblume: *Bellis* (bellus = schön, lieblich) weist auf die zarte Schönheit der Blüte hin, *perennis* bedeutet ausdauernd, mehrjährig oder „das ganze Jahr hindurch". Als Korbblütler *Asteraceae* ist das Gänseblümchen mit dem Löwenzahn, der Echten Kamille und der Schafgarbe verwandt.

## DER SONNE ZUGEWANDT

Eine Besonderheit des Gänseblümchens ist, dass es seine Blüten stets dem Licht entgegenreckt und dem Verlauf der Sonne im Tagesrhythmus folgt. Diese Eigenschaft nennt man heliotrop. Zur Nacht oder bei trübem Wetter schließt sich der Blütenkorb, und die grünen Hüllblätter legen sich schützend um die Blüte.
Eine Blüte besteht aus vielen Hundert Einzelblüten: den gelben Röhrenblüten in der Mitte und einem feinen Kranz weißer, manchmal rosa angelaufener Zungenblüten rundherum. Die einzelnen Blüten wachsen an leicht behaarten Stielchen 5 bis 15 Zentimeter aufrecht in die Höhe. Gänseblümchen sind in ganz Europa verbreitet. Man findet sie sogar im frostfreien Winter.

# Die Rezepte

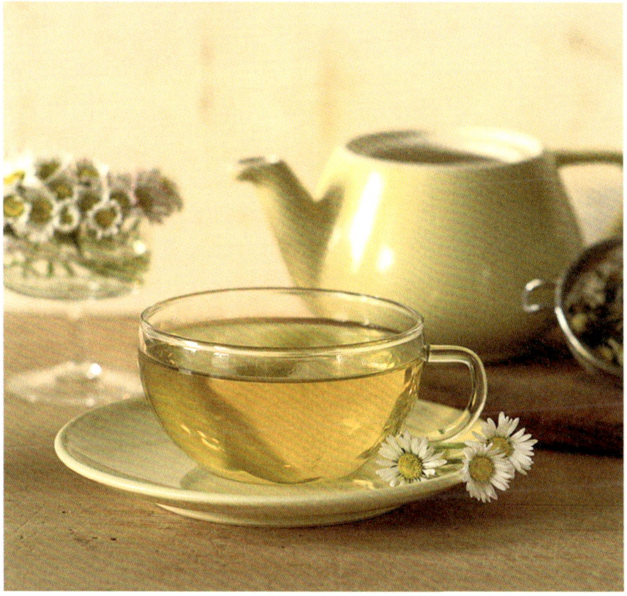

## Gänseblümchentee

**Herstellung**
2 bis 4 TL frische (oder 1 bis 2 TL getrocknete) Gänseblümchen mit 250 ml heißem Wasser übergießen. 10 Minuten abgedeckt ziehen lassen. Abseihen.

**Anwendung innerlich**
3 Tassen täglich trinken:
- bei Husten
- bei Frühjahrsmüdigkeit
- zur Aktivierung des Stoffwechsels
- zur Appetitanregung

**Anwendung äußerlich**
Ein mit Tee getränkter Umschlag kann helfen:
- bei Hautproblemen wie Juckreiz, Milchschorf und Ekzemen
- bei Prellungen
- bei kleinen Wunden

## Gänseblümchentinktur

**Herstellung**
Frisch gepflückte Blütenköpfe im Mörser anquetschen. Ein kleines Schraubglas zu einem Drittel mit den Blüten füllen und vollständig mit Doppelkorn aufgießen. Verschließen. Lichtabgewandt 3–4 Wochen ziehen lassen. Jeden zweiten Tag umrühren. Abseihen und in Tropffläschchen füllen. Dunkel gestellt etwa 1 Jahr haltbar.
**Tipp:** Die Tinktur lässt sich auch mit getrockneten Gänseblümchen ansetzen.

**Anwendung innerlich**
8 Tropfen Tinktur in 1 Tasse Hustentee geben, 3 bis 5 Tassen täglich:
- bei Erkältung zur Schleimlösung

**Anwendung äußerlich**
Tinktur 1:1 mit Wasser oder Gänseblümchentee verdünnen. Als Wickel oder Kompresse:
- bei Muskelschmerzen, Verstauchung
- bei Bluterguss
- bei kleinen offenen Wunden

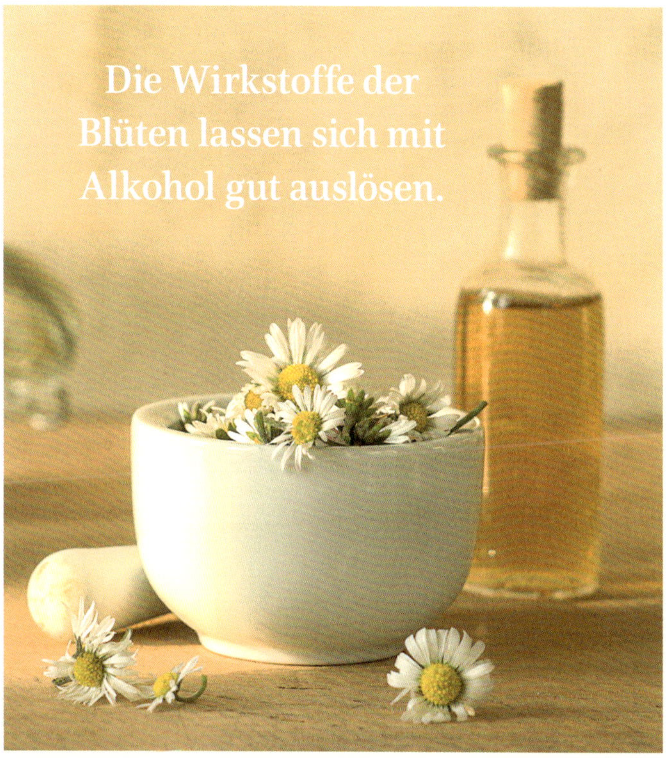
Die Wirkstoffe der Blüten lassen sich mit Alkohol gut auslösen.

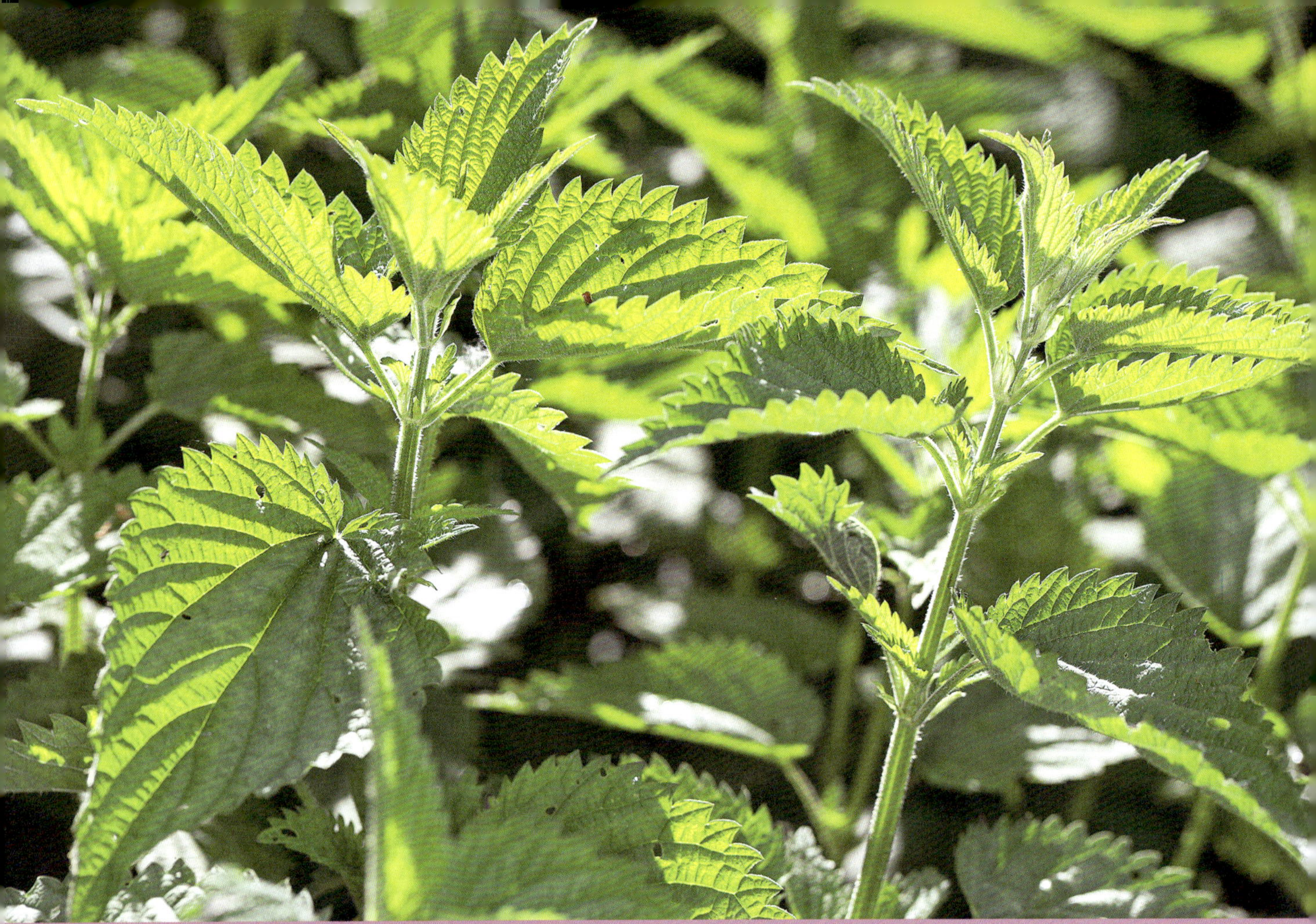

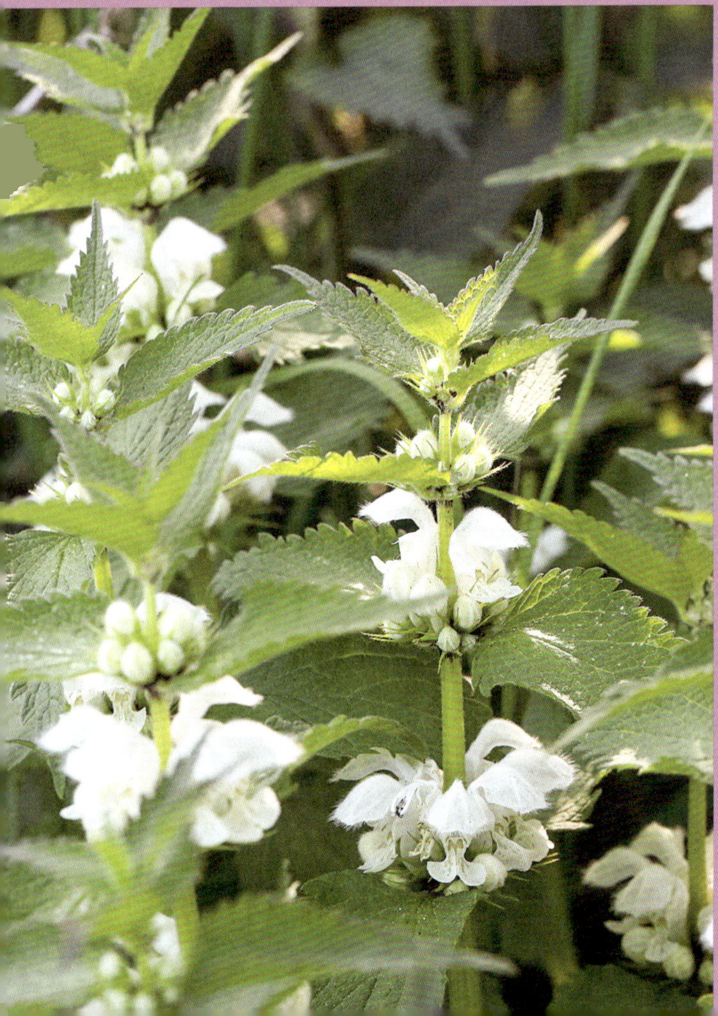

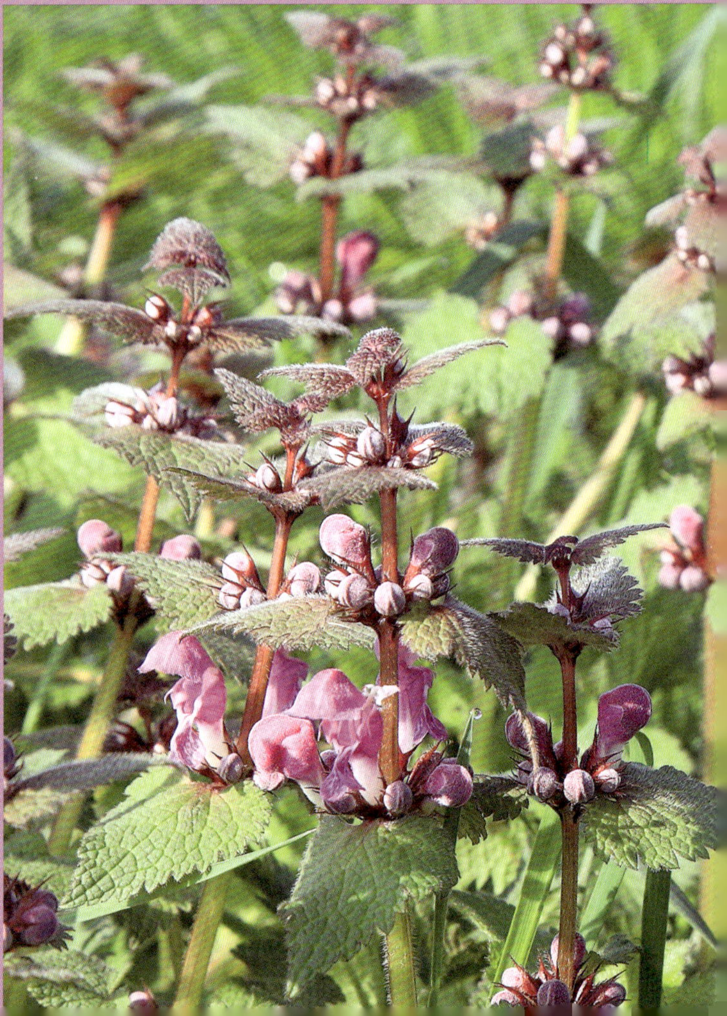

# Brennnessel und Taubnessel

Die Brennnessel regt den Stoffwechsel an und hilft gegen Rheuma. Taubnesseln kommen unter anderem bei Husten zum Einsatz.

Fotos: blickwinkel/ F. Hecker, Henk Frons, Heinz Duttmann

# BRENNNESSEL

Genutzt werden die Blätter, die Samen und die Wurzeln.

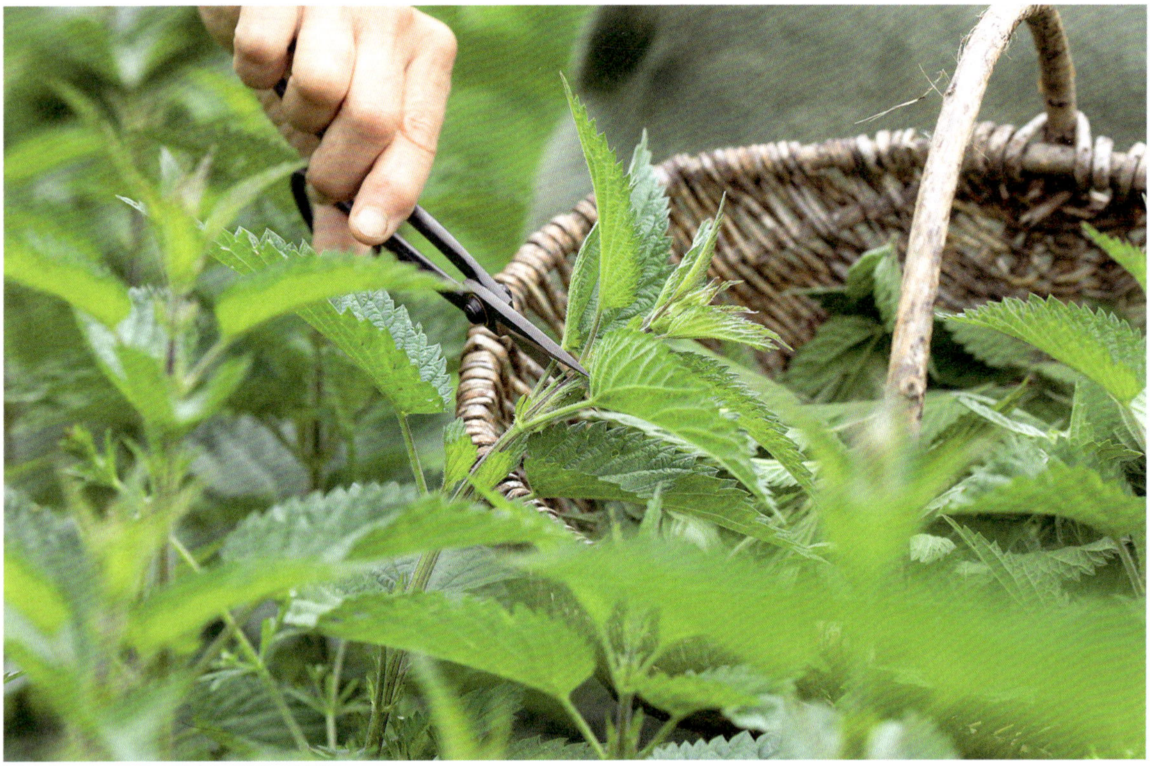

**Wer die Brennnessel als Wildgemüse essen oder für Tee trocknen möchte, pflückt im Frühjahr die jungen, zarten Blätter und Triebe.**

Hellgrün sprießen im Frühjahr frische Brennnesseltriebe aus dem Boden. Wer die zarten Blätter als Wildgemüse essen oder für heilkundliche Anwendungen verwenden möchte, pflückt sie ab März bis in den Mai.
In der Heilkunde hat die Brennnessel schon seit langer Zeit ihren festen Platz. Junge Blätter sind als Gemüse, frischer Presssaft oder Tee ein Bestandteil von Frühjahrskuren. Die Brennnessel regt den Stoffwechsel an, stärkt bei Erschöpfung, wirkt harntreibend, blutreinigend und hilft bei Hautkrankheiten. Ihre entzündungshemmenden Eigenschaften machen sie bei rheumatischen Erkrankungen interessant, wobei sie innerlich und äußerlich angewandt wird.

❖ HINWEIS ❖

*Menschen mit Histaminintoleranz sollten Brennnesseln wegen ihres Histamingehalts nur in kleinen Mengen konsumieren oder ganz meiden.*

## GESUNDE INHALTSSTOFFE

Brennnesselblätter sind reich an Vitaminen und Mineralstoffen, insbesondere enthalten sie viel Kalium, Kalzium und Kieselsäure. In ihnen steckt genauso viel Eisen wie in Spinat (4 Milligramm pro 100 Gramm). Zudem kann das Eisen durch einen besonders hohen Vitamin-C-Gehalt gut aufgenommen werden. Da Eisen wichtig für die Blutbildung ist, hilft die Brennnessel bei leichter Blutarmut. Außerdem enthalten Brennnesseln reichlich Eiweiß, mehr noch als die dafür bekannten Sojabohnen. Ihre sekundären Pflanzenstoffe besitzen stark antioxidative Kräfte und tragen in allen Organbereichen zur Zellgesundheit bei.

#### WILDKRÄUTERKÜCHE

In der Küche lässt sich die Brennnessel vielfältig nutzen – auch so entfaltet sie eine Wirkung auf die Gesundheit. Man verwendet nur junge Blätter bzw. Triebspitzen. Wer deren herb-frisches Aroma roh in Salaten, Quark oder Kräuterbutter genießen möchte, überrollt die Brennhaare zuvor zwischen zwei Lagen Küchenpapier mit einem Nudelholz. Beim Dünsten oder durch Trocknen werden die Brennhaare von allein „gezähmt".

Der Geschmack der Brennnessel ist kräuterartig frisch, an Spinat erinnernd. Wie dieser kann die Brennnessel vielseitig verarbeitet werden: als Gemüsebeilage oder Suppe, in Pfannkuchen, Risotto, Klößen oder im Auflauf. Die Blätter werden kurz blanchiert und kalt abgebraust, damit sie ihr kräftiges Grün behalten. Bekannt ist die traditionelle „Gründonnerstagssuppe", die neben Brennnesseln weitere früh sprießende Wildkräuter enthält. Sie soll nach dem Winter vitalisieren und die Körpersäfte anregen.

#### SAMEN ERNTEN

Die Samen reifen ab Ende August, sie hängen in dichten Rispen am Stängel. Man erntet ganze Triebspitzen und trocknet sie. Dann lassen sich die dunkelgrünen Samen abstreifen oder durch Schütteln ernten. Mit ihrem nussigen, sesamähnlichen Aroma würzen sie Salate, Suppen und Gemüsegerichte. Pur oder gemischt mit Butter, Salz oder Kräutern schmecken sie gut zu Brot und Kartoffeln. Brennnesselsamen hatten früher vor allem einen Ruf als Aphrodisiakum. Heute werden sie geschätzt, weil sie allgemein vitalisieren und den Körper stärken, auch in den Wechseljahren oder im Wochenbett.

#### WURZELN ERNTEN

Im Frühjahr oder im Herbst können Wurzeln ausgegraben werden. Nach dem Säubern schneidet man sie klein oder raspelt sie. Die Wurzel hat andere Inhaltsstoffe und damit ein anderes Heilspektrum als die Blätter. Sie wirkt entzündungshemmend und krampflösend, aber sollte nur für Prostatabeschwerden oder äußerlich als Haar-Stärkungsmittel verwendet werden, weil sie Magenprobleme verursachen kann.

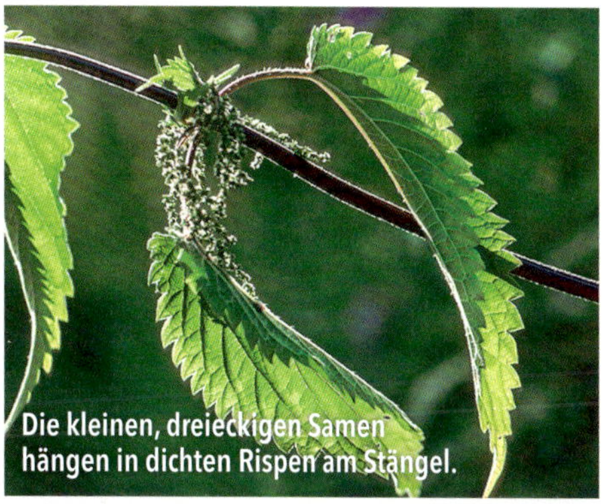

Die kleinen, dreieckigen Samen hängen in dichten Rispen am Stängel.

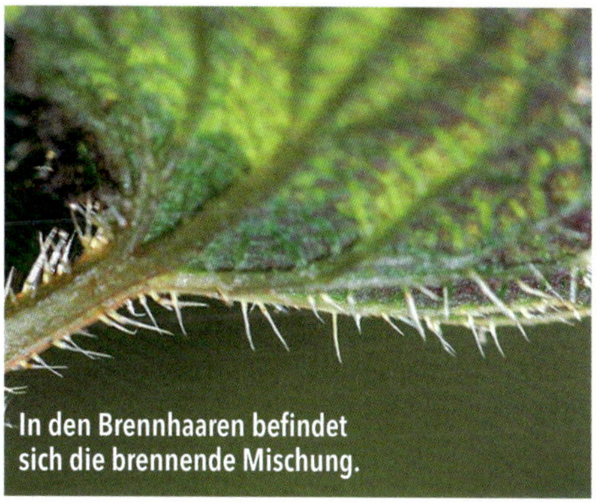

In den Brennhaaren befindet sich die brennende Mischung.

## Wehrhafte Pflanze

**Mit Brennhaaren**

Schon der lateinische Gattungsname der Brennnesseln *Urtica* verrät ihre Besonderheit, er bedeutet „die Brennende". Brennhaare überziehen Blätter und Stängel und machen den Hautkontakt schmerzhaft. Sie schützen die Pflanze primär vor Fraß. Die Haare bohren sich in die Haut und entlassen chemische Komponenten wie Ameisensäure und Histamin – eine brennende, juckende Stelle oder gar Schwellung entsteht. Bei der Ernte sollte man deshalb Handschuhe tragen.

**Weit verbreitet**

Brennnesseln wachsen fast überall. Bei uns sind vor allem zwei Arten bekannt: Bis 50 Zentimeter hoch wird die Kleine Brennnessel *Urtica urens*, 150 Zentimeter die wesentlich häufigere Große Brennnessel *Urtica dioica*. Brennnesseln verbreiten sich stark: Wenn die unscheinbaren Blüten der weiblichen Pflanzen befruchtet werden, bilden sich kleine, dreieckige, dunkelgrüne Samen. Zusätzlich verbreitet sich die Brennnessel mithilfe ihrer Wurzelrhizome, die sich nur mit Mühe entfernen lassen.

Fotos: blickwinkel/F. Hecker/ A. Held/ H. Schmidbauer

# Die Rezepte

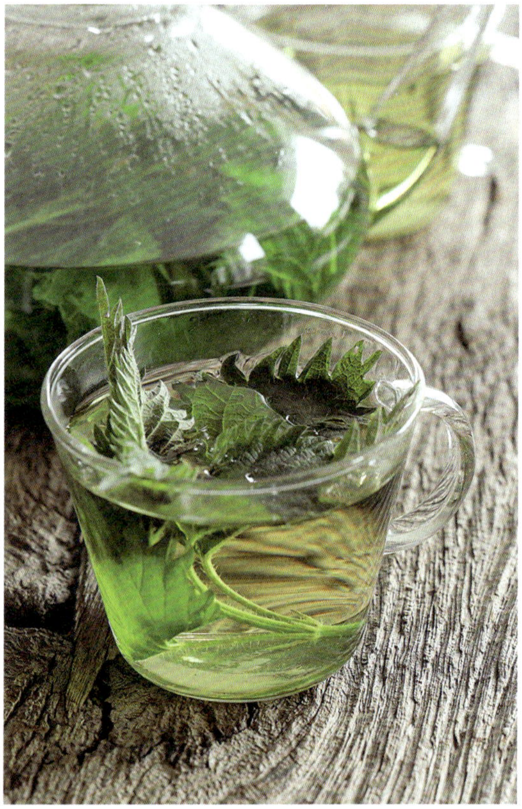

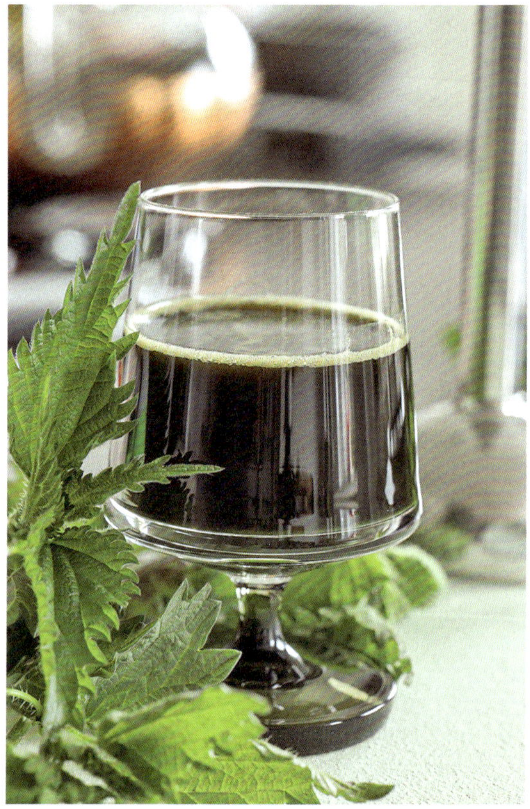

## Brennnesselblätter-Tee

**Herstellung**
Für 1 Tasse Tee 2 EL frische oder 1 EL getrocknete Blätter mit 250 ml heißem Wasser übergießen und 10 Minuten bedeckt ziehen lassen.

**Dosierung:** 2 bis 3 Tassen täglich über 3 bis 4 Wochen trinken.

## Brennnesselblätter-Saft

**Herstellung**
Eine Handvoll junge Blätter mit 150 ml Wasser pürieren. Der Saft kann abgeseiht oder mit den zerkleinerten Blättern getrunken werden. Am besten direkt trinken, da die Inhaltsstoffe schnell oxidieren (der Saft wird dabei dunkel).

**Dosierung:** Den Saft in 3 Portionen auf den Tag verteilt mit etwas Wasser verdünnt trinken.
Als Kur 3 bis 4 Wochen.

**Anwendung Tee und Saft**
- als Frühjahrskur „blutreinigend"
- zur Durchspülung bei Hauterkrankungen, Rheuma, Gicht, Nierenleiden
- als vitalisierendes Kräftigungsmittel, z. B. bei Blutarmut
- bei rheumatischen Erkrankungen

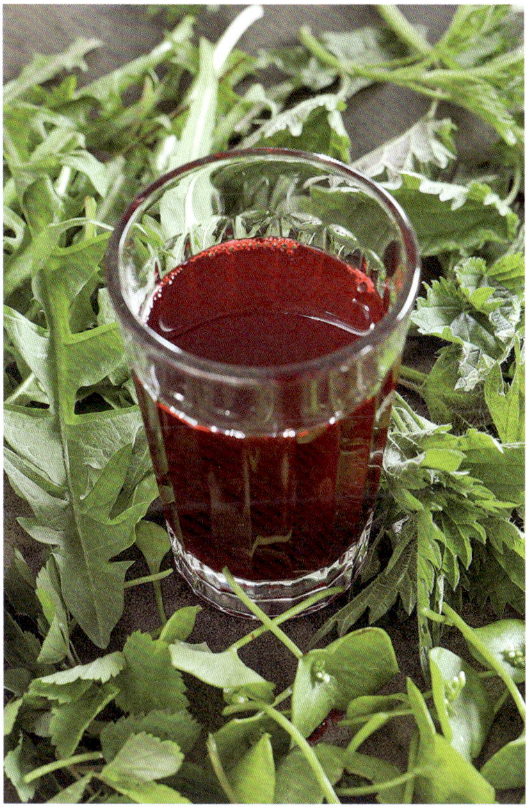

## Pikanter Smoothie-Mix

**Herstellung**
1 Handvoll gewaschene Brennnesselblätter und je 1 kleine Handvoll Löwenzahn- und Gierschblätter (oder Vogelmierenkraut) mit 100 ml Karotten-, Rote-Bete- oder Tomatensaft, 150 ml Wasser und einen Schuss Öl im Mixer oder mit dem Pürierstab pürieren. Mit Salz, Pfeffer, Curcuma oder Curry würzen.

**Anwendung**
1 Smoothie pro Tag, 4 Wochen kurmäßig:
- als Frühjahrskur „blutreinigend“
- verbessert das Hautbild
- unterstützt Leber und Nieren bei der Entgiftung und Ausleitung
- harntreibend
- reinigt die Zwischenzellräume

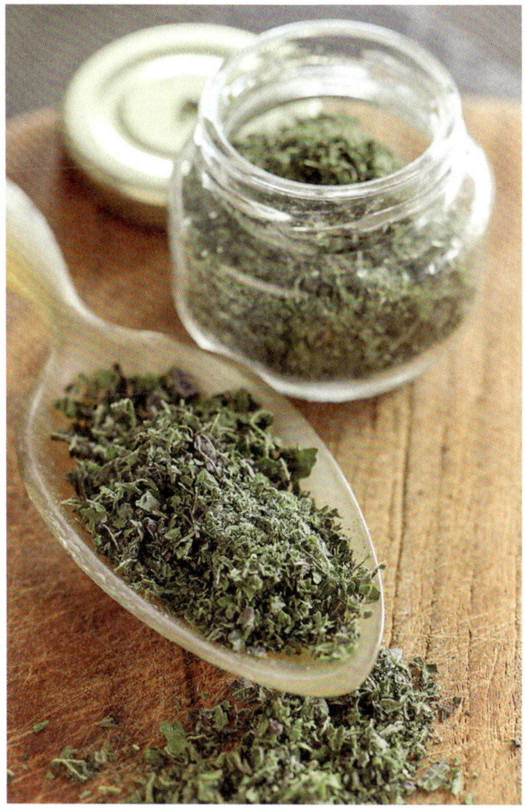

## Brennnessel-Pulver

**Herstellung**
Junge Triebe schneiden, als Bündel aufhängen oder auf Baumwollstoff auslegen und trocknen lassen. Trockene Blätter abstreifen oder abrebeln. Mit einem Pürierstab pulverisieren. In einer kleinen Dose aufbewahrt auch praktisch für unterwegs.

**Anwendung**
In Smoothies, Suppen, Soßen und Dips einrühren:
- für mehr Energie: essenzielle Aminosäuren, Mineralstoffe und Vitamine, reich an Eisen
- zur Entgiftung und Entschlackung

Fotos: Heinz Duttmann

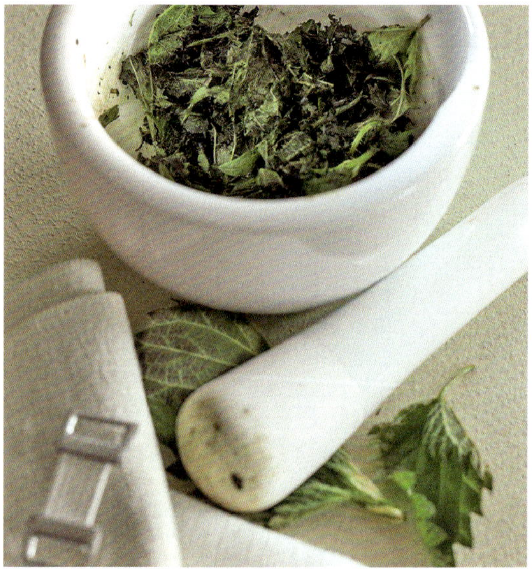

## Auflage mit Brennnesseln

**Herstellung**
Frische Brennnesseln im Mörser zerstampfen oder mit dem Pürierstab kurz pürieren. Den Brei auf die betroffene Stelle auftragen, mit einem Tuch abdecken und einer Bandage befestigen. Etwa eine Stunde dort belassen.
Alternativ einen starken Brennnesselsud zubereiten und ein Tuch damit tränken.

**Anwendung**
- bei Rheuma oder Gicht
- bei entzündeter Haut

## Aus der Volksmedizin

**Bei Rheuma oder Arthrose**: Betroffene Körperstellen mit einem frisch geschnittenen „Strauß" Brennnesselkraut schlagen. Als Reaktion auf die enthaltene Ameisensäure und Histamin werden Haut und darunterliegendes Gewebe stark durchblutet. Es setzt ein stundenlang anhaltendes prickelndes Wärmegefühl ein. Zwei oder drei Tage hintereinander anwenden, behandelte Regionen nicht waschen.
Dieser „Urtikation" genannte Effekt soll auch Hexenschuss und Ischiasprobleme lindern.

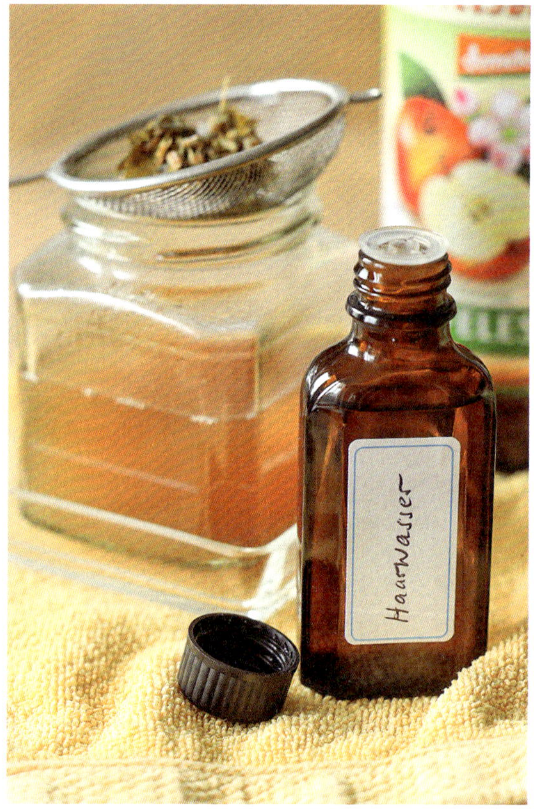


## Haarwasser

**Herstellung**
1 Handvoll fein geschnittene Wurzeln in 200 ml Apfelessig zum Kochen bringen. 5 Minuten sanft köcheln, dann 1 Handvoll fein geschnittene Blätter zugeben. 15 Minuten ziehen lassen. Durch ein feines Sieb abseihen. In Tropfflaschen füllen. Hält sich im Kühlschrank einige Wochen.

**Alternativ:** Je 50 ml Wurzeltinktur und Wurzeltee mischen und in eine Tropfflasche füllen.

**Anwendung**
Täglich etwa 30 Tropfen auf die trockene Kopfhaut geben und einreiben. Abends durchgeführt, ist der Essiggeruch bis zum nächsten Tag verflogen.
- für glänzendes Haar
- für gesunde Kopfhaut
- bei Schuppen
- zur Förderung des Haarwachstums

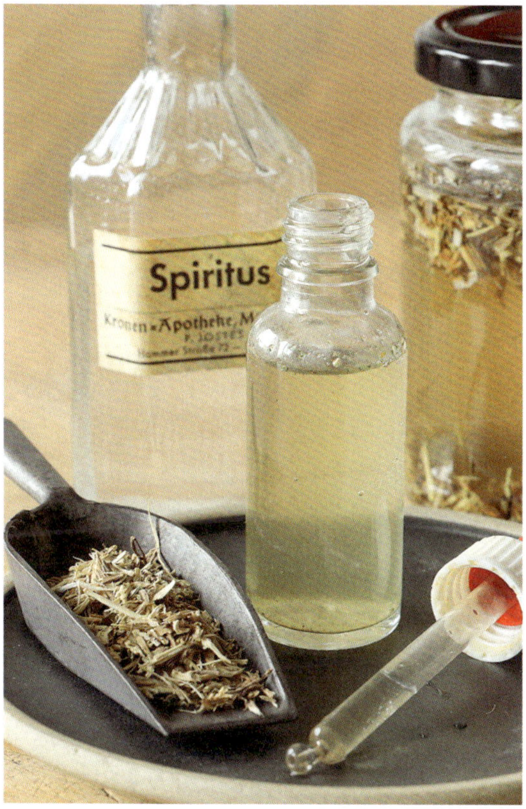


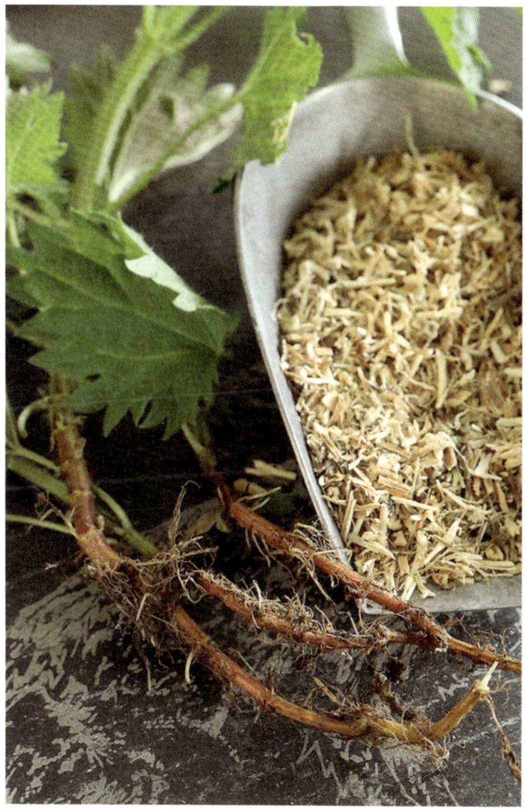

## Wurzeltinktur

**Herstellung**
15 EL frische (oder 10 EL getrocknete) fein geschnittene Wurzeln in einem Schraubglas mit 500 ml Doppelkorn übergießen (oder 60–70%iger Alkohol aus der Apotheke; er zieht die Inhaltsstoffe besser aus, ist aber teurer). Verschließen und 3 Wochen lichtabgewandt ziehen lassen. Abseihen. In Tropfflaschen füllen.

**Dosierung:** 3-mal täglich 15 Tropfen in etwas Wasser einnehmen. Als Kur über 3 Monate anwenden.

## Tee aus Brennnesselwurzel

**Herstellung**
Für eine Tagesdosis Tee 3 EL frische (oder 2 EL getrocknete) fein geschnittene Wurzeln in 700 ml kaltes Wasser geben. Kurz aufkochen, abschalten und abgedeckt 10 Minuten ziehen lassen. Abseihen.

**Dosierung:** 3 Monate als Kur über den Tag verteilt 700 ml Tee trinken.

**Anwendung Wurzeltee und -tinktur (die Tinktur wirkt stärker)**
- begleitend bei gutartiger Prostatavergrößerung (Stadium I bis II)
- bei häufigem nächtlichem Wasserlassen: verbessert die Harnausscheidung und vermindert die Restharnmenge
- bei Prostataleiden krampflösend, entzündungshemmend, immunstärkend

**Nebenwirkungen:** gelegentlich leichte Magen-Darm-Beschwerden

Fotos: Heinz Duttmann

# TAUBNESSEL

Die Taubnessel schmeckt und heilt als Tee oder Wildgemüse.

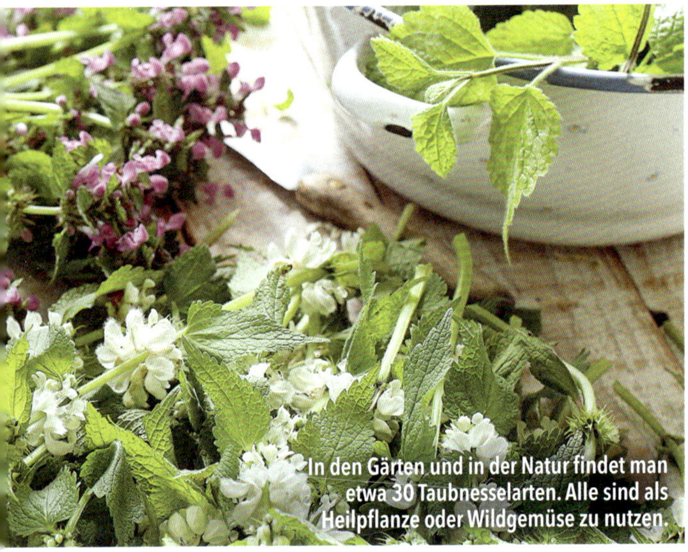

In den Gärten und in der Natur findet man etwa 30 Taubnesselarten. Alle sind als Heilpflanze oder Wildgemüse zu nutzen.

Auf den ersten Blick täuscht sich manch einer in ihr: Sind das Brennnesseln? Die Weiße Taubnessel wird aufgrund der ähnlichen Blätter oft mit der Brennnessel verwechselt. Beim Anfassen fällt die Unterscheidung jedoch spürbar leicht: Taubnesselblätter sind angenehm weich und seidig behaart. Im Gegensatz zu denen der Namensvetterin weisen sie keine stechenden Brennhaare auf – deshalb bekam sie einst die Bezeichnung „Taube Nessel".

## FRÜH UNTERWEGS

Die Taubnessel ist eine der ersten Pflanzen, denen wir zu Jahresbeginn begegnen. Sie kommt häufig vor und breitet sich schnell aus. Am Weg- und Waldrand, im Halbschatten von Hecken und Zäunen fühlt sie sich wohl. Dort lebt sie oft in Gesellschaft der Brennnessel. Später entwickeln Taubnesseln, anders als die unscheinbaren Brennnesseln, attraktive Blüten: Die kleinwüchsige Rote Taubnessel blüht fast rund ums Jahr, sogar im frostfreien Winter. Die Blütezeit der dekorativen gefleckten und gelben Arten beginnt im März. Auch die Weißen Taubnesseln mit ihren großen Blüten sind etwas später dran. Noch blütenlos hält sie manch einer für Brennnesseln. Alle etwa 30 Taubnesselarten sind als Heilpflanze oder Wildgemüse zu nutzen. Alle besitzen gesundheitsfördernden Eigenschaften, allerdings enthält die Weiße Taubnessel die meisten Wirkstoffe und wird damit auch bevorzugt in der Naturheilkunde genutzt. Man kann die krautigen Pflanzen frisch verwenden oder trocknen – nur die heilkräftigen Blüten, die Blätter oder das Kraut als Ganzes.

## AUF „BIENENFANG"

Als Lippenblütler ist die Taubnessel für Bienen eine wichtige Nektar- und Pollenpflanze, früher nannte man sie auch Bienensaug oder Bienenfang. Das ausladende untere Blütenkronblatt bietet ihnen einen bequemen Anflugplatz. Die Bestäubung der Blüten erfolgt jedoch nicht durch Honigbienen, sondern durch andere Bienenarten: Acker- und Wiesenhummeln erreichen mit ihren langen Rüsseln den tief in der Blüte liegenden Nektar besser. Auch Kindern macht es Spaß, süßen Nektar aus den hübschen Blüten herauszusaugen.

## WERTVOLLE BLÜTENSAMMLUNG ...

Fast eine kleine Kostbarkeit sind die Blüten: 100 Gramm getrocknete weiße Blüten *Lamii albi flos* kosten von ca. 25 Euro (Kräuterladen) bis etwa 75 Euro (Apothekenqualität). Sie in der Natur zu sammeln, bietet sich daher an. Taubnesseln entwickeln reichlich Blüten, sie lassen sich leicht aus den Kelchen herauszupfen. So kann man sich selbst einen Vorrat anlegen. Locker auf einem Baumwolltuch ausgebreitet, trocknen die Blüten bei Zimmertemperatur rasch. Vor Licht geschützt im Schraubglas aufbewahrt sind sie etwa ein Jahr verwendbar.

## ... MIT HEILKRAFT

Taubnesseln sind weit verbreitet, werden als Heilpflanze heute jedoch nur noch recht wenig genutzt. Wenn von der Taubnessel als Heilpflanze die Rede ist, ist meistens die weiß blühende Art gemeint. Die Weiße Taubnessel *Lamium album* wurde wissenschaftlich genauer untersucht und „medizinisch anerkannt", wobei man ihren Blüten die stärksten Wirkungen zuschreibt.

## Äußerlich angewandt, lindert die Taubnessel unter anderem Menstruationsbeschwerden.

Taubnesseln wirken gegen Entzündungen der Haut und Schleimhaut, sie dienen der Stoffwechselanregung und „Blutreinigung". Einsatzgebiete sind vor allem Magenschleimhautentzündung, Atemwegserkrankungen und Menstruationsprobleme. Die reinen Blütenpräparate enthalten viele Schleimstoffe, die bei trockenem Husten reizlindernd wirken; sie umkleiden als eine Art Schleimschicht die gereizte Haut der Bronchien.

### DIE BLÄTTER VERWENDEN

Auch in den Blättern stecken einige gesundheitsfördernde Wirkstoffe. Die im ganzen Kraut enthaltenen Saponine wirken bei Husten zusätzlich schleimlösend. Antibakterielle Gerbstoffe ziehen die Haut und Schleimhäute zusammen, sie regen die „Reparaturzellen" der Haut an und unterstützen die Wundheilung. Schleim- und Gerbstoffe, Flavonoide, Glykoside und ätherische Öle entfalten zusammen eine schleimhautschützende, entzündungshemmende, antimikrobielle und juckreiz-stillende Wirkung.

Im Frühjahr kann man das ganze Kraut frisch verwenden oder als Bund zum Trocknen an einem schattigen, luftigen Ort aufhängen. Taubnesseln findet man bis in den Herbst. Von den älteren Pflanzen nimmt man nur die oberen blühenden Sprosse und die jungen Blätter. Getrocknet erhält man Taubnesselkraut als *Lamii albi herba* in Apotheken und im Kräuterhandel (etwa 5 Euro je 100 Gramm).

## Zahme Nesseln

Die Taubnessel gehört zur großen Familie der Lippenblütler *Lamiaceae* (griech. *laimos:* Schlund, Rachen). Es gibt etwa 30 Taubnesselarten; eine Verwechslung miteinander oder mit der Brennnessel birgt keinerlei Gefahr. Alle Arten bevorzugen Halbschatten und nährstoffreichen Lehmboden.
In der Natur findet man häufig:

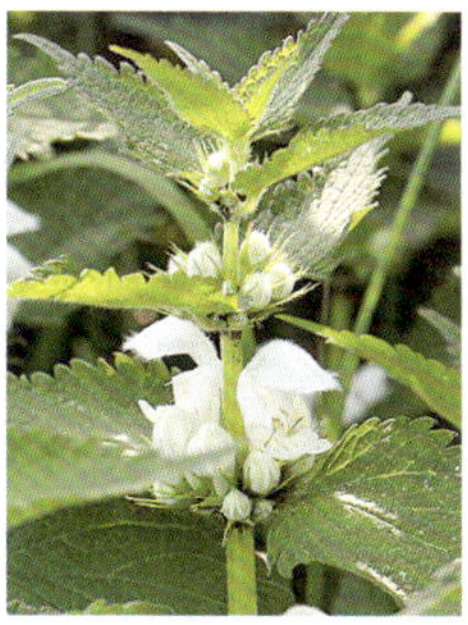

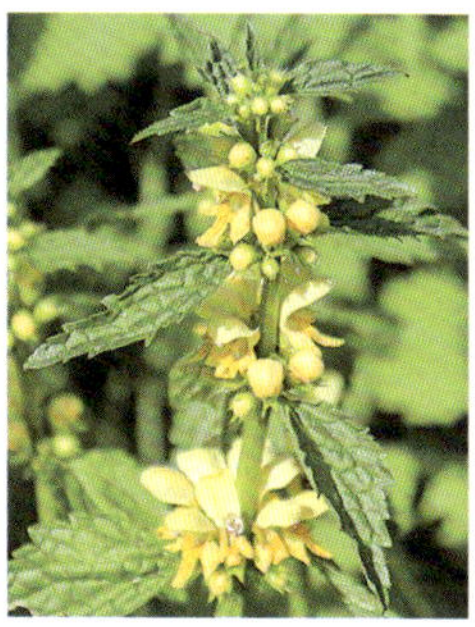

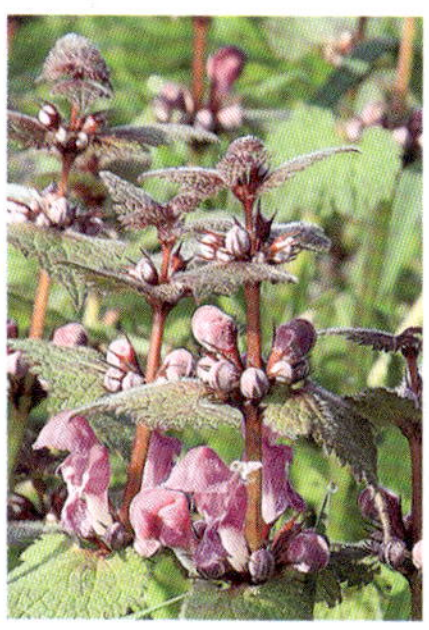

**Je nach Art werden die Blüten bis zu 3 cm groß. An kurzen Stielen sitzend, sind sie etagenartig angeordnet.**

- **Die Weiße Taubnessel** *Lamium album*: Die großen Blüten sitzen in mehreren „Stockwerken" in dicken Büscheln in den oberen Blattachseln. Die mehrjährige Pflanze wächst aufrecht 20 bis 60 Zentimeter hoch. Die Blätter am vierkantigen Stängel sind relativ groß, grob gesägt und weich behaart.
- **Gelbe Arten**: Die Echte Goldnessel mit panaschierten Blättern ist oft als verwilderte Gartenpflanze zu finden. Sie und die Blassgelbe Taubnessel enthalten viele entzündungshemmende Substanzen, die auch bei Beschwerden am Bewegungsapparat Linderung bringen können.
- **Die Rote oder Purpurrote Taubnessel** *Lamium purpureum* ist einer unserer seltenen Winterblüher. Sie wird bis 30 Zentimeter hoch, ist nur einjährig, bildet jedoch während eines Jahres zwei Generationen. Die herzförmigen, purpurrot überlaufenen Blätter sitzen gegenständig am Stängel.

Fotos: Heinz Duttmann (2), mauritius images/ Martina Unbehauen, Henk Frons

# Die Rezepte

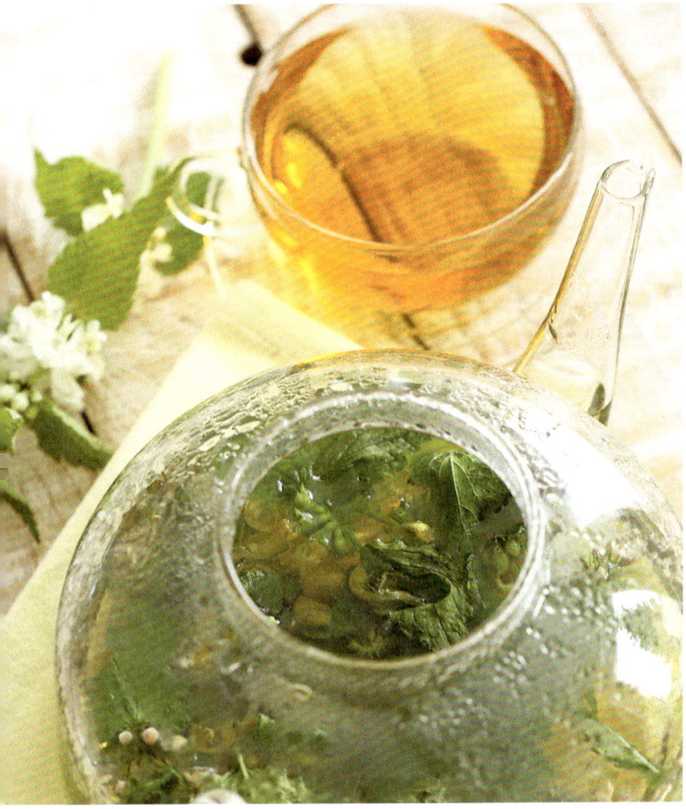

## Kräutertee

*Taubnesselkraut ergibt frisch und getrocknet einen erfrischenden, leckeren Tee.*

**Herstellung**
Das frisch gepflückte Pflanzenmaterial vor dem Aufbrühen fein schneiden, damit die Wirkstoffe besser gelöst werden. 1 gehäuften EL frisches oder 1 TL getrocknetes Kraut mit 250 ml siedendem Wasser aufbrühen und 15 Minuten abgedeckt ziehen lassen. Abseihen.

**Hinweis:** Für einen Tee Blüten und Blätter/Stängel im Verhältnis 1:1 verwenden.

**Anwendung**
Siehe Honigsüßer Blütentee.

## Honigsüßer Blütentee

**Herstellung**
1 EL frische oder 1 TL getrocknete Blüten mit 250 ml siedendem Wasser aufbrühen und 15 Minuten abgedeckt ziehen lassen. Abseihen. Der Tee hat durch den enthaltenen Nektar eine natürliche Süße.

**Anwendung Kräuter- und Blütentee innerlich**
Mehrmals täglich 1 Tasse trinken:
- bei krampfartigen Menstruationsbeschwerden
- begleitend bei entzündlichen Erkrankungen der Schleimhäute (z. B. Magen, Darm, Urogenitalbereich)
- begleitend bei entzündlichen Hauterkrankungen
- begleitend bei Husten und Schnupfen

**Anwendung äußerlich**
Mit doppelt dosiertem Tee bei:
- Entzündung der Mund- und Rachenschleimhaut als Mundspülung
- leichter, oberflächlicher Hautentzündung als Umschlag (30 Minuten)

## Teemischung zum Entschlacken

**Zutaten**
2 EL Taubnesselkraut, je 1 EL Brennnessel- und Birkenblätter, Gundermannblätter und -blüten und Vogelmierenkraut

**Herstellung und Anwendung**
2 gehäufte EL der Mischung mit 250 ml siedendem Wasser aufbrühen und 10 Minuten abgedeckt ziehen lassen. Abseihen. Mehrmals täglich 1 Tasse Tee trinken zur Hautreinigung und Entschlackung.

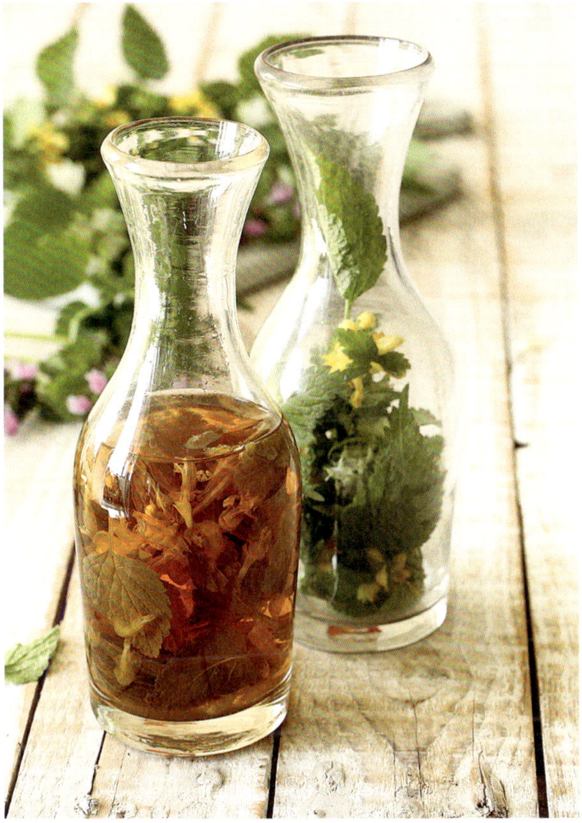

## Taubnesselessig

**Herstellung**
Das Kraut (Stängel, Blätter, Blüten) grob schneiden, ein Glas zur Hälfte damit füllen, mit Obstessig auffüllen und verschließen. 2 Wochen lichtabgewandt ziehen lassen, einmal täglich umrühren. Abseihen. Der Essig ist dunkel gestellt etwa 1 Jahr haltbar.

**Anwendung**
Verdünnt als:
- Gesichtswasser bei fettiger Haut
- Spülung bei schnell fettendem Haar, Schuppen oder juckender Kopfhaut

## Teemischung bei Husten

**Herstellung und Anwendung**
Mit den enthaltenen Schleimstoffen kann Taubnesselkraut Teil einer Hustentee-Mischung bei trockenem Reizhusten sein: Je 2 EL Taubnesselkraut, gemörserte Fenchelsamen und Thymian mit ½ EL Süßholzwurzel mischen. 1 gehäuften EL der Mischung mit 250 ml siedendem Wasser aufbrühen und 10 Minuten abgedeckt ziehen lassen. Abseihen.
Mehrmals täglich 1 Tasse Tee trinken.

## Bäder, Spülungen und Umschläge

Die Wirkung eines Tees kann man bei einigen Beschwerden mit äußerlichen Anwendungen in Form von Bädern, Spülungen oder Umschlägen unterstützen.
- Als „Frauenkraut" hat die Weiße Taubnessel eine lange Tradition. Bei Menstruationsbeschwerden wirken Tee und Sitzbad krampflösend: 2 Handvoll Kraut mit 500 ml kochendem Wasser überbrühen. 15 Minuten ziehen lassen, abseihen, den Sud ins Badewasser geben, 15 Minuten baden. Auch bei Schleimhautbeschwerden im Urogenitalbereich ist diese Anwendung angenehm.
- Spülungen mit abgekühltem Tee bei kleinen Entzündungen im Mund- und Rachenraum: Den Tee mehrmals täglich 30 Sekunden im Mund hin und her bewegen, dann schlucken. Dazu muss der Tee nur einmal täglich frisch gebrüht werden.
- Umschläge wirken beruhigend bei Hautausschlag, bei Schwellungen, leichten Verbrennungen und bei sonnengereizter Haut. Eine Mullbinde im handwarmen Tee tränken und etwa 10 Minuten auflegen. Der warme Umschlag fördert die Durchblutung, die Wirkstoffe können gut in tiefere Hautschichten eindringen.

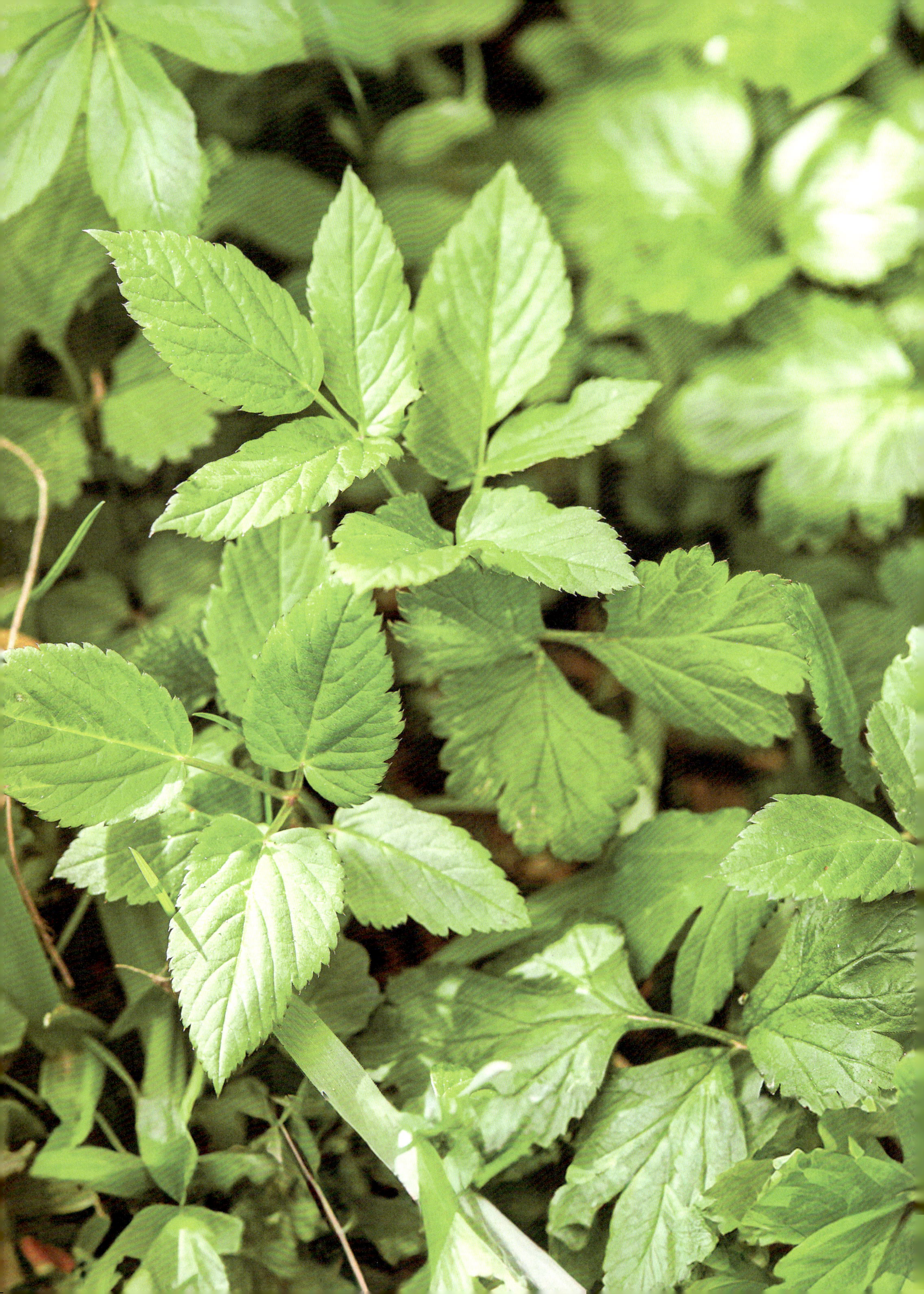

# Giersch

Das vitaminreiche Heilkraut bringt neuen Schwung als Frühjahrskur und bietet Hilfe bei Gelenkerkrankungen.

Foto: Roland Krieg

Für die Küche verwendet man möglichst junge, hellgrüne Gierschblätter.

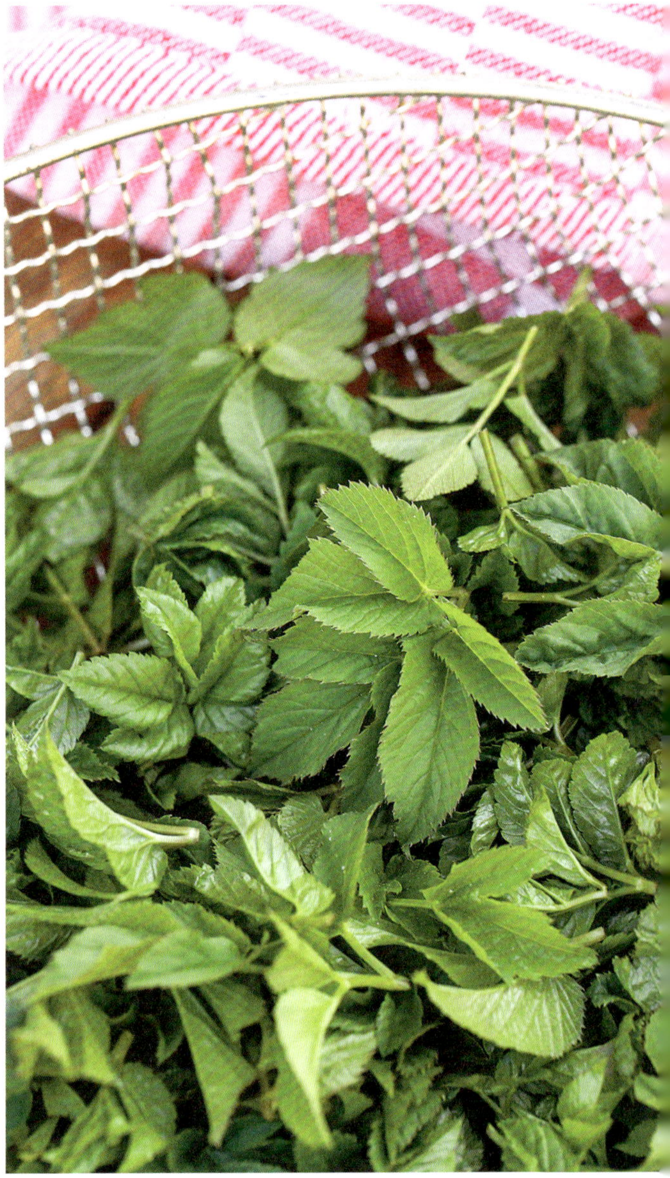

Der Giersch sprießt als eines der ersten Wildkräuter, und er bleibt beinahe das ganze Jahr. Schon im Vorfrühling entdeckt man seine hellgrünen, glänzenden Blättchen am Wald- und Wegesrand oder am Bachufer. Besonders an feuchten Stellen breitet er sich mit starker Wuchsfreudigkeit und langen Wurzelausläufern großflächig aus – nicht nur in der Natur, sondern auch im Hausgarten. Der dort meistens unerwünschte Dauergast lässt sich jedoch vielfältig kulinarisch und gesundheitlich nutzen: Die zarten Blätter bereichern, fein-mild im Geschmack, die Küche. Vitalstoffreich, den Stoffwechsel anregend und harntreibend ist Giersch als Frühjahrskur geeignet. Als sanftes, aber zuverlässiges und hochwirksames Heilkraut zur Behandlung von Gelenkerkrankungen wie Gicht und Rheuma war Giersch schon den Ärzten des Mittelalters bekannt.

## BELEBENDE FRÜHJAHRSKUR

Giersch zählt zu den vitaminreichsten Wildgemüsen. In den Blättern steckt viel Vitamin C (200 mg/100 g), mehr als in Zitronen (50 mg/100 g) oder Brokkoli (100 mg/100 g). Auch der hohe Eiweißanteil macht das Wildgemüse zu einem wertvollen Nahrungsmittel. Zudem sind Vitamin A, Beta-Carotin (Provitamin A), Mineralstoffe und Spurenelemente wie Magnesium, Calcium und Eisen sowie gesundheitsfördernde sekundäre Pflanzenstoffe enthalten. Der hohe Kaliumgehalt sorgt für eine geregelte Muskel- und Nerventätigkeit und unterstützt die sanfte Entwässerung und Entschlackung, was auch Ödemen und Bluthochdruck entgegenwirken kann. Mit den vielen Mineralstoffen werden dem Körper Basen zugeführt, die eine Übersäuerung mildern. Säuren können neutralisiert und unerwünschte Stoffwechselprodukte wie Harnsäure über die Nieren ausgeschieden werden.

## BEI RHEUMA UND GICHT

Mit der entzündungshemmenden, ausschwemmenden und entsäuernden Wirkung ist Giersch die Heilpflanze zur Behandlung von Gicht und Rheuma. Der lateinische Name *Aegopodium podagraria* (*podagra* = Gicht) verweist auf das Haupteinsatzgebiet, ebenso nehmen die Bezeichnungen der Volksmedizin „Zipperleinskraut" oder „Gichtkraut" darauf Bezug. Innerlich als Gemüse, Tee oder Saft, äußerlich als Badezusatz oder Umschlag lindern die heilkräftigen Blätter die Beschwerden. Bei einem hohen Harnsäurespiegel, wie er bei Gicht vorliegt, löst Giersch abgelagerte Harnsäure und schwemmt sie aus dem Körper heraus. Bei regelmäßiger innerlicher

„Für mich ist Giersch kein Unkraut, sondern ein vielseitig zu verwendendes Erntegut.“

Ellen Huber

Anwendung kann nicht nur eine Schmerzlinderung erzielt werden, sondern auch ein Rückgang der Schwellung und Entzündung.

### FÜR SUPPE UND SALAT

Als in großen Mengen vorkommendes Wildgemüse stand Giersch jahrhundertelang häufig auf dem Speiseplan. Ebenso schmackhaft wie nahrhaft und gesund wurde er sogar in Klostergärten angesiedelt. Giersch ist fester Bestandteil der Gründonnerstagssuppe, die traditionell aus neun wilden Frühlingskräutern besteht.

Mit seiner angenehmen Würze ist Giersch vielseitig einsetzbar. Er schmeckt als Kräuterbutter, -quark und -frischkäse oder kann in Brot oder Pfannkuchen eingebacken werden. Giersch-Limonade ist ein „Klassiker der Wildkräuterküche“. Im Geschmack und Geruch erinnert Giersch an seine Verwandten Petersilie, Möhre und Sellerie, sodass er als Suppengrün verwendet werden kann, zum Beispiel im Eintopf. Fehlt es an Petersilie, sind junge Blättchen stets ein guter Ersatz.

Mild und dezent schmecken die noch zusammengefalteten jungen Triebe: Sie können mit Feld- oder Kopfsalat oder anderen essbaren Wildpflanzen wie Brennnessel, Bärlauch, Vogelmiere oder Löwenzahn kombiniert werden. Giersch sollte nicht zu groß gewachsen gepflückt werden, die festeren Blätter sind intensiver und strenger im Geschmack. Sie können aber blanchiert und gedünstet wie Spinat oder Mangold zubereitet oder Gemüsegerichten untergemischt werden.

Im Garten sorgt eine regelmäßige Ernte für frische Triebe, was gleichzeitig die Pflanze schwächt und die Ausbreitung etwas eindämmt.

**Hinweis:** Man sollte mit kleinen Mengen Giersch beginnen, insbesondere bei Gicht. An „Zivilisationskost“ gewöhnt, können bei Empfindlichen durch den Verzehr großer Mengen Wildkräuter leichte Magen-Darm-Probleme auftreten.

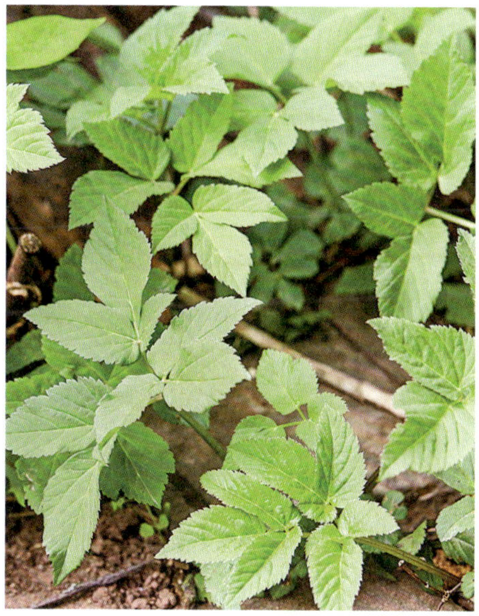

## Eindeutig erkennbar

Wer Giersch *Aegopodium podagraria* pflücken möchte, kann sich an dem Merkspruch „Drei, drei, drei – bist beim Giersch dabei“ orientieren. Denn anhand von drei Kennzeichen ist das Kraut eindeutig zu bestimmen: Zerriebene Blätter duften nach Petersilie und Möhre. Der Blattstängel ist dreikantig. Ein Blatt besteht aus drei Teilen, jedes Blattteil ist wiederum oft dreigeteilt, einige nur zweigeteilt. „Geißfußkraut“ wurde Giersch deshalb früher genannt, denn die Blattform ähnelt dem Fußabdruck einer Ziege (Geiß). Verwechselungsmöglichkeiten gibt es mit anderen Doldenblütlern, giftigen Arten wie geflecktem Schierling, Wasserschierling oder Hundspetersilie; die Blattform ist jedoch anders.

**Tipp:** Giersch taucht auch ohne Einladung gerne in Beeten auf. Gierschpflanzen sind in wenigen Gärtnereien erhältlich, getrocknetes Kraut in einigen Kräuterläden.

# Die Rezepte

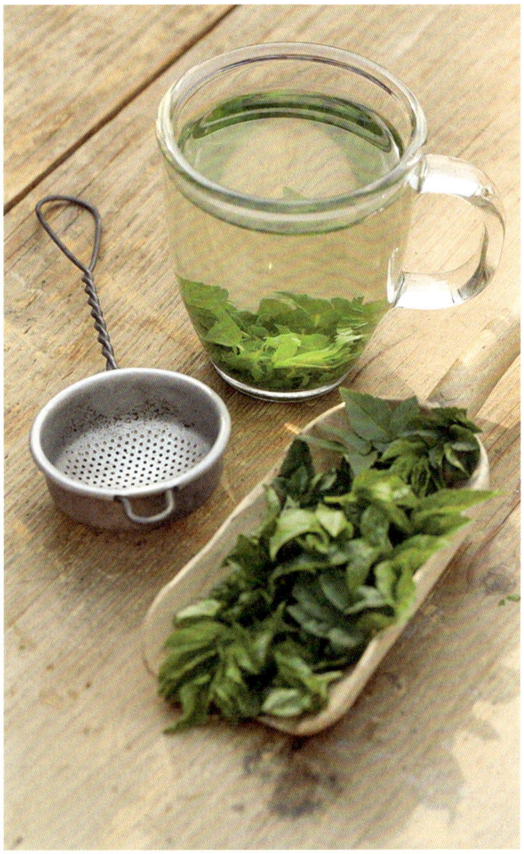

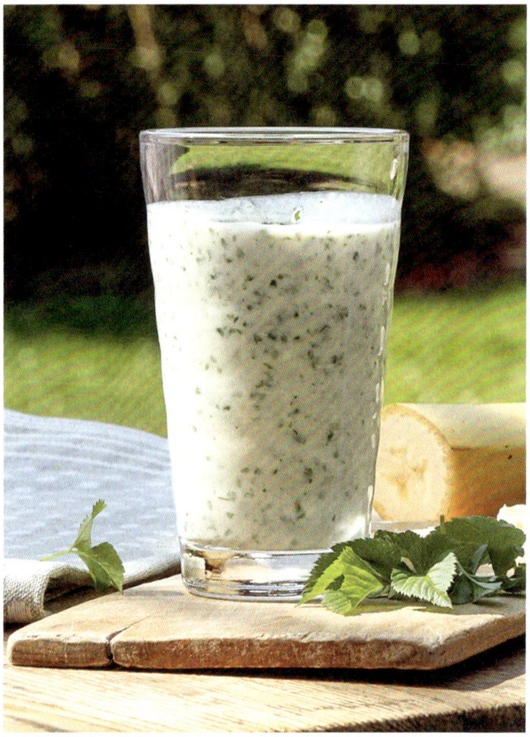

## Gierschtee

**Herstellung**
Für 1 Tasse Tee 2 EL fein geschnittene (oder 1 EL getrocknete) Blätter mit 250 ml siedendem Wasser übergießen. 5 bis 10 Minuten abgedeckt ziehen lassen. Abseihen.

**Dosierung:** Die ersten 3 Tage nur 1 TL Blätter nehmen, langsam bis zur Tagesdosis steigern. 2 bis 4 Wochen täglich 2 bis 3 Tassen trinken.

## Gierschsmoothie

**Herstellung**
Für 1 großes Glas 5 Blätter bis maximal 1 Handvoll gewaschene, grob geschnittene Gierschblätter mit 250 ml Buttermilch, Kefir oder Pflanzendrink, ½ Banane und 1 Prise Zimt pürieren. Nach Geschmack mit Wasser oder Apfelsaft zubereiten und mit Brennnesseln oder Vogelmiere kombinieren.

**Dosierung:** Die Gierschmenge langsam erhöhen: Mit 5 jungen Blättern beginnen und jeden Tag ein weiteres dazunehmen, bis die Höchstmenge von 1 Handvoll erreicht ist. 2 bis 4 Wochen 1 Glas täglich trinken.

## Frischsaft

**Herstellung**
Zunächst 4 bis 5 junge, zarte Gierschblättchen mit 100 ml Wasser pürieren, dann abseihen. Täglich 2 Blättchen mehr zugeben, bis man bei 10 bis 12 Blättchen angekommen ist.
Den Frischsaft mit etwa 50 ml Wasser oder Kefir mischen.

**Dosierung:** Kurmäßig 2 bis 4 Wochen 1 Glas täglich trinken.

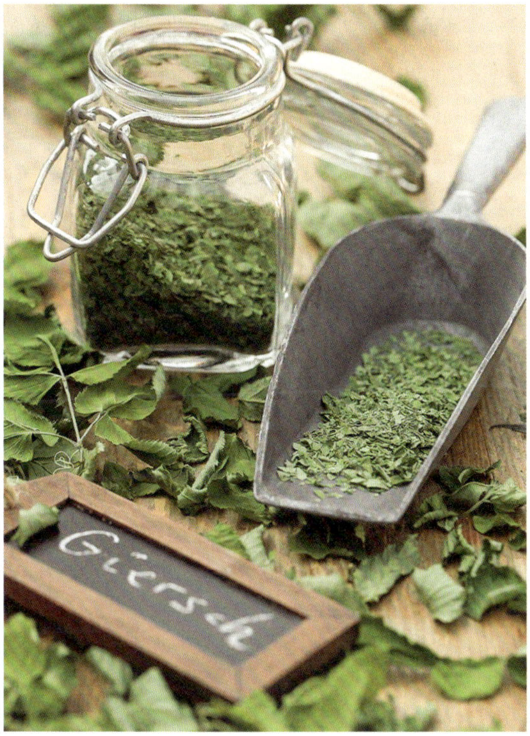


## Gierschpulver

**Herstellung**
Den Giersch waschen, die Stiele entfernen. Die Blätter auf einem Baumwolltuch ausgebreitet trocknen lassen. Dann mit einem Pürierstab oder Mixer zu Pulver verarbeiten. Trocken gelagert hält sich das Pulver etwa 1 Jahr. Es kann auch als Würze dem Essen beigefügt werden.

**Dosierung:** Kurmäßig 2 bis 4 Wochen täglich in Wasser oder Saft einrühren. Die ersten 3 Tage mit ¼ TL beginnen, dann täglich um ¼ TL erhöhen, bis auf die Tagesdosis von 1 TL Pulver.

**Anwendung Tee, Smoothie, Saft und Pulver**
Kurmäßig 2- bis 4-mal jährlich 2 bis 4 Wochen; zwischendurch jeweils 2 Wochen pausieren:
- als entschlackende Frühjahrskur
- bei Gelenkbeschwerden
- bei hohem Harnsäurespiegel, Gicht oder Rheuma

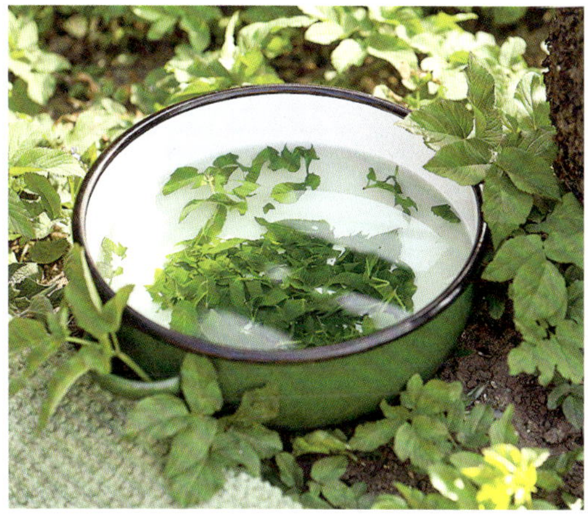

# BÄDER UND UMSCHLÄGE

Bäder und Umschläge lindern Gelenkbeschwerden bei Gicht, Rheuma und Arthrose. Man kann dazu jungen, aber auch älteren Giersch (vor der Blüte geerntet) nehmen.

## Badezusatz

**Herstellung und Anwendung**
Für ein Vollbad 4 Handvoll gewaschene, grob geschnittene Gierschblätter mit 1 bis 2 Litern kochendem Wasser übergießen. 10 bis 15 Minuten abgedeckt ziehen lassen. Abseihen und den Aufguss dem Badewasser zugeben. 15 Minuten baden. Als Fuß- oder Handbad reichen 2 Handvoll Blätter. In einer Schüssel mit heißem Wasser überbrühen, mindestens 10 Minuten ziehen lassen und dann bei angenehmer Temperatur Hände oder Füße darin baden.

## Giersch-Umschlag

**Herstellung und Anwendung**
Für Umschläge gibt es zwei Möglichkeiten: Grob geschnittene frische Blätter mit einem Nudelholz anquetschen oder ein kleines Baumwolltuch mit einem starken Teeaufguss tränken. Den Umschlag auf das schmerzende Gelenk legen, mit einem Tuch fixieren und 30 Minuten oder länger einwirken lassen. Die Temperatur des getränkten Umschlags richtet sich danach, ob warm oder kühl als angenehmer empfunden wird. Bei starker Entzündung ist Kühlung meist besser, zu viel Wärme könnte die Entzündung „befeuern".
- Täglich ein- bis zweimal anwenden. Wirkt entzündungshemmend und beruhigend.
- Ein kalter Umschlag kann auch Sonnenbrand und Juckreiz, zum Beispiel nach einem Insektenstich, lindern.

Fotos: Heinz Duttmann

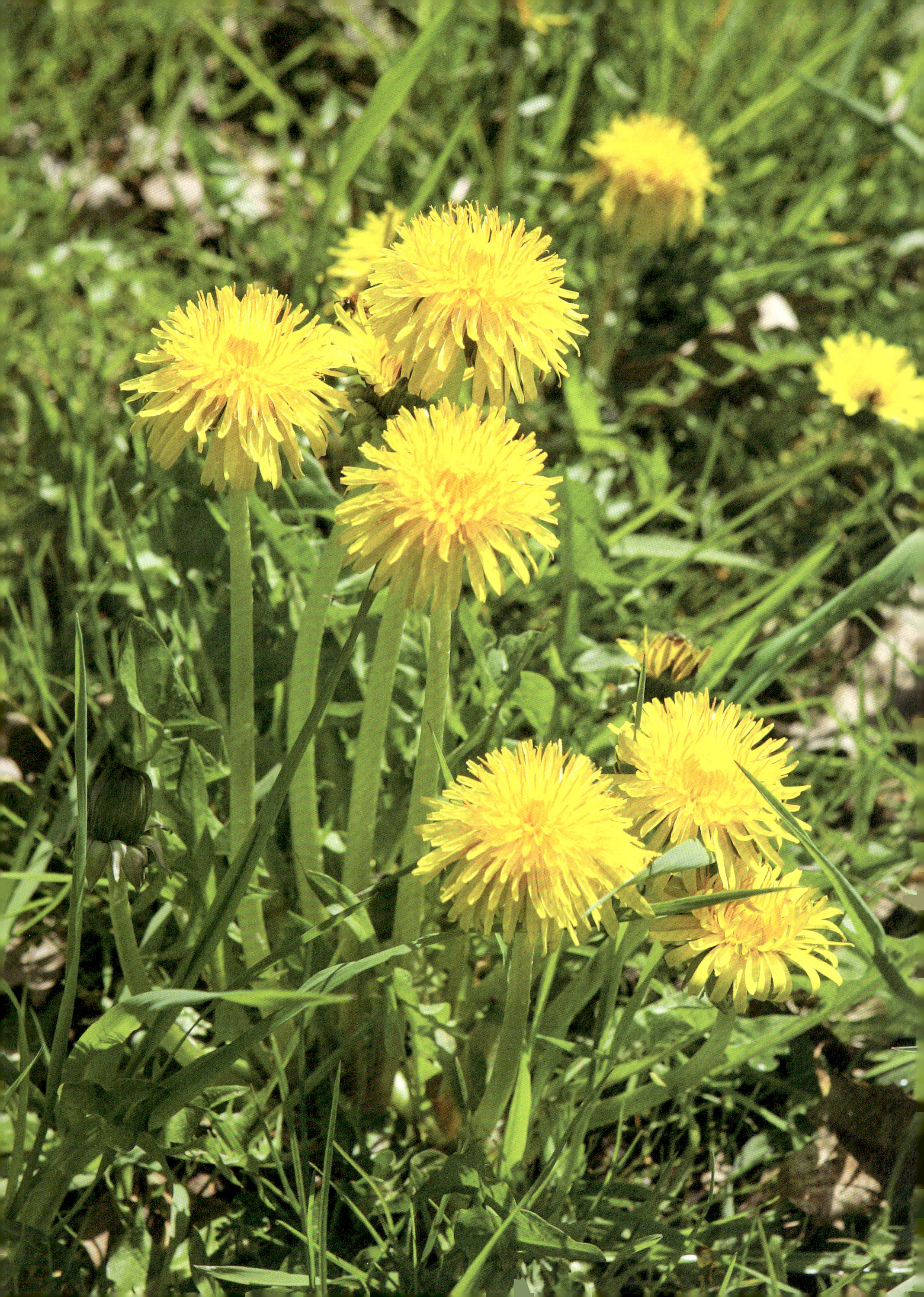

# Löwenzahn

Mit seinen Bitterstoffen aktiviert Löwenzahn den Stoffwechsel und das Verdauungssystem.

Foto: Thomas Heß

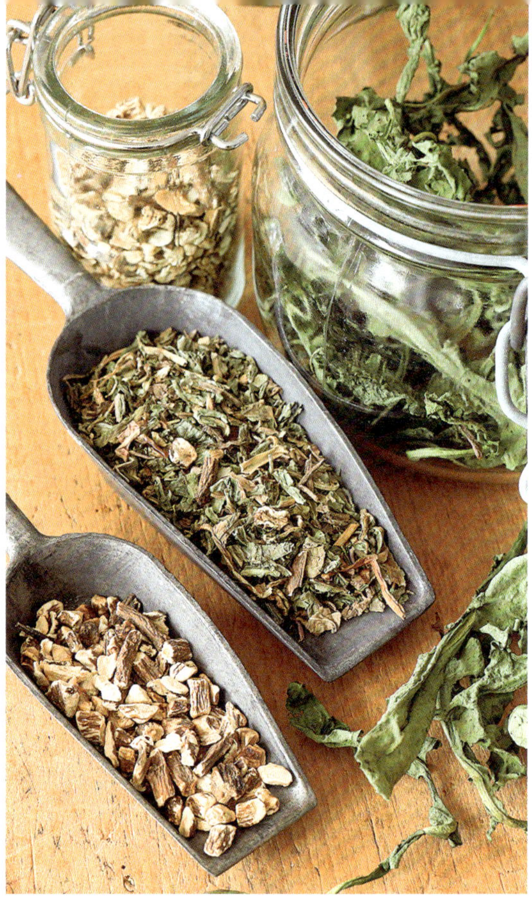

Getrocknete Wurzeln (links) bekommt man im Handel. Ebenso Löwenzahntee (Mitte), bei dem oft Blätter und Wurzelstückchen bereits gemischt sind.

Zumeist unbeachtet wächst der unscheinbare Löwenzahn am Wegesrand und auf den Wiesen. Im April jedoch erfreut er uns mit fröhlich-gelben Blütentupfen. Seine frühen Blüten sind eine wichtige Bienenweide, später verzaubern sie als Pusteblumen die Kinder. Der Gärtner sieht die ausdauernde Wildpflanze mit den charakteristisch gezähnten Blättern meist als „lästiges Unkraut".

Seit Langem ist der Gewöhnliche Löwenzahn *Taraxacum officinale* eine bedeutende Heilpflanze und heute als Arzneimittel anerkannt. Tee, Tinktur oder Frisch- bzw. Presssaft werden eingesetzt bei Appetitlosigkeit, leichten Magen-Darm-Beschwerden und zur Durchspülung bei Erkrankungen der ableitenden Harnwege.

Sehr nährstoffreich ist der Löwenzahn bestens geeignet für eine Frühjahrskur. Er hilft zudem bei Leber-, Gallen- und Stoffwechselkrankheiten und kann das Immunsystem stärken.

## BITTERE MEDIZIN

Das Heilkraut besitzt eine breite Palette gesundheitsfördernder Inhaltsstoffe, unter anderem Flavonoide, Kalium und Inulin. Besonders wertvoll sind seine Bitterstoffe, die vor allem im Frühjahr in der Wurzel stecken. Viele Wildkräuter enthalten Bitterstoffe. Aus den meisten unserer Kulturgemüse hingegen wurden sie inzwischen herausgezüchtet. Ausnahmen sind Artischocken, Chicorée oder Radicchio. „Was bitter dem Mund, ist dem Magen gesund", fasste die Volksheilkunde zusammen. Bitterstoffe sorgen dafür, dass verstärkt Bauchspeicheldrüsen- und Gallenflüssigkeit, Magensäure, Speichel sowie weitere Verdauungsenzyme gebildet werden. So regen sie Leber, Galle, Nieren und den gesamten Verdauungstrakt an und lindern Blähungen und Völlegefühl.

## MACHT MUNTER

Eine Kur mit Löwenzahn belebt wintermüde Körper. Dazu trinkt man vier bis sechs Wochen Löwenzahn als Saft, Smoothie oder Tee vor den Mahlzeiten oder isst frischen Wildsalat als Vorspeise. Wurzeln und Blätter wirken entschlackend und „blutreinigend". Der Stoffwechsel und die Fettverdauung werden angekurbelt, die Nahrung insgesamt besser verwertet. Gleichzeitig bekommt der Körper viele Nährstoffe, die der Müdigkeit und Antriebslosigkeit zusätzlich entgegenwirken.

Auch eine Leberschwäche macht müde. Löwenzahn hat eine entgiftende, leberregenerierende Wirkung: Die Leber produziert mehr Gallenflüssigkeit, was wiederum der Fettverdauung zugutekommt. Aufgrund der ausleitenden Effekte kann eine Löwenzahn-Kur auch bei Rheuma, Gicht, Hautproblemen und -krankheiten hilfreich sein.

## ZUM ENTWÄSSERN

Mit seiner stark wassertreibenden Wirkung ist Löwenzahn ein sogenanntes „Aquaretikum". Die Wurzeln und vor allem die kaliumreichen Blätter wirken harntreibend und unterstützen die Nieren beim Ausleiten unerwünschter Stoffwechselprodukte. Eine Teekur durchspült die ableitenden Harnwege und schwemmt Keime aus. Das beugt Harnwegsinfekten, Nierengrieß und Harnsteinen vor.

# Löwenzahn reinigt, entwässert und entschlackt – das tut dem Körper besonders im Frühling gut.

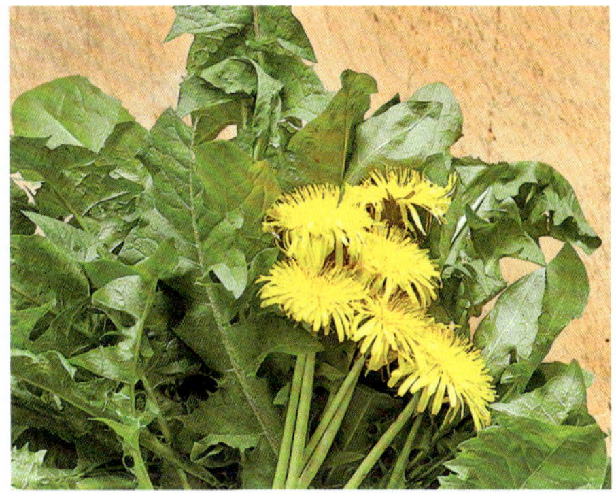

### GEBALLTE WURZELKRAFT

Der Löwenzahn holt sich mit langen, fingerdicken Pfahlwurzeln die Nährstoffe tief aus der Erde. Die Löwenzahnwurzel gibt Kraft und neue Energie – deshalb wird sie auch als „Ginseng des Westens" bezeichnet. Wichtig ist, die Wurzeln zu einer bestimmten Jahreszeit zu ernten, denn die Inhaltsstoffe schwanken: Im Frühjahr vor der Blüte enthalten sie viele Bitterstoffe, aber nur ein bis zwei Prozent des natürlichen Ballaststoffs Inulin. Im Herbst stecken in ihr wenige Bitterstoffe, aber etwa 40 Prozent Inulin. Inulin unterstützt als sogenanntes Probiotikum eine gesunde Darmflora und die Immunabwehr. Im Herbst wird die Wurzel auch zu einem Wildgemüse für Diabetiker, denn Inulin beeinflusst den Blutzuckerspiegel nicht.

### WO ERNTEN, WIE TROCKNEN?

Löwenzahn ist sehr verbreitet und wächst fast überall. Man pflückt ihn an naturnahen Standorten. Straßenränder und Hunde-Spazierwege sollten gemieden werden, ebenso stark gedüngte Wiesen und Weiden, da die Pflanze dort zu viel Nitrat aufnimmt und durch Gülle verunreinigt sein kann. Wer ihn im Garten oder Balkonkasten anbaut, kann immer wieder junge Blätter wie Schnittsalat ernten. Nach dem Abschneiden treibt er schnell wieder nach. Beinahe das ganze Jahr über ist die Ernte möglich. Die ersten zarten Blätter und Knospen schmecken mild bitter und stecken voller Vitamine, Mineralstoffe und Spurenelemente. Blätter und Wurzeln kann man frisch verwenden oder trocknen. Frisch verzehrt entfalten die Blätter die stärkste Wirkung. Zum Trocknen breitet man sie unzerkleinert an einem schattigen, luftigen Ort auf einem Baumwolltuch oder Papier aus. Löwenzahnwurzeln sitzen oft fest in der Erde, eine Spatengabel hilft beim Ausstechen. Zum Trocknen dann in Stücke schneiden oder längs halbieren und auffädeln.

**Tipp:** Wer nicht selbst sammeln möchte, bekommt im Kräuterladen, Reformhaus oder in der Apotheke Löwenzahn als Tee (oft bereits gemischt), Presssaft, Extrakt, Tinktur oder Pulver.

## Wildkräuterküche

Im Vergleich zu Kulturgemüse besitzen Wildkräuter oft ein Vielfaches an Vitalstoffen. So sind auch beim Löwenzahn alle Pflanzenteile neben den Bitterstoffen reich an den Vitaminen A (Beta-Carotin), C und E sowie Magnesium, Kalium und Eisen. Die frischen Blütenköpfe mit dem ebenfalls genießbaren grünen Blütenkelch enthalten andere Vitalstoffe als die Blätter: Mit 50 mg Vitamin C in 100 g fast doppelt so viel Vitamin C, außerdem Flavonoide, Calcium und viel Eisen (4,6 mg – zum Vergleich: Spinat enthält 3,5 mg).

**Blätter**

Herb und leicht bitter erinnert der Geschmack junger Blätter an Chicorée. Ihr nussartiges Aroma passt zu einem gemischten Blatt- oder Kartoffelsalat. Festere, ältere Blätter lassen sich als Gemüse dünsten.

**Knospen und Blüten**

Die geschlossenen Blütenknospen schmecken roh genascht oder wie Kapern in Essig und Salz eingelegt. Als Gemüse in Butter gebraten oder paniert und frittiert ergeben sie ein leckeres Topping für Salate. Die gelben Blüten können als essbare Dekoration dienen.

Nach dem Pflücken sollte man die Blütenköpfe schütteln, etwas liegen lassen und waschen, da sich in ihnen eventuell Insekten verstecken.

**Wurzeln**

Die Wurzeln sind wohlschmeckend, bis zur Blütezeit herb-bitter, süßlich im Herbst. Man bürstet sie ab und wäscht sie vorsichtig, um die inhaltsstoffreiche Rinde zu schonen. Die Wurzeln lassen sich als Rohkost raspeln, dünsten oder kochen.

Früher wurde aus den getrockneten, gerösteten Löwenzahnwurzeln ein Heißgetränk mit kaffeeähnlichem Aroma hergestellt.

Fotos: Heinz Duttmann

# Die Rezepte

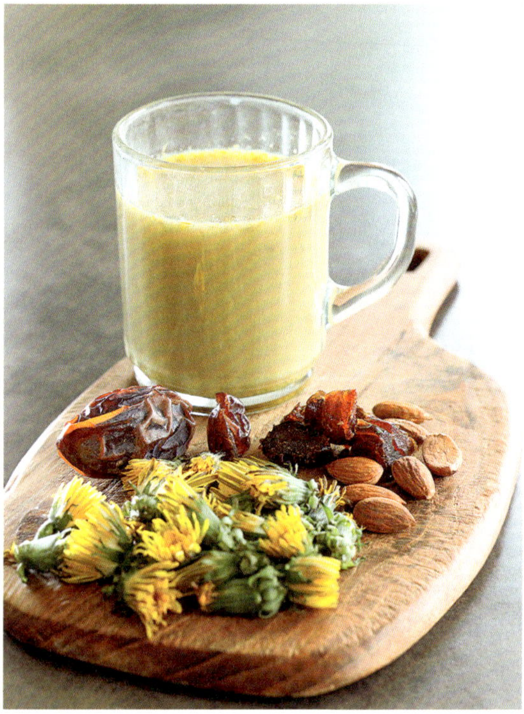

## Löwenzahnmilch

**Zutaten für 2 Personen**
20 Löwenzahnblüten mit grünem Blütenkelch
1 Handvoll Mandeln
4–5 getrocknete, kernlose Datteln
nach Belieben etwas Vanille oder Zimtpulver

**Herstellung**
Die frisch gepflückten Blüten ausschütteln. 30 Minuten liegen lassen, damit eventuell vorhandene Insekten herauskrabbeln können. Blüten abbrausen und grob schneiden. Alle Zutaten mit 500 ml Wasser pürieren.

**Anwendung**
1 Glas (250 ml) täglich trinken. Die Inhaltsstoffe wirken entzündungshemmend, zellschützend und bringen „Sonne ins Gemüt".

**Hinweis:** Die Milch immer frisch zubereiten, da die Inhaltsstoffe sich schnell abbauen.

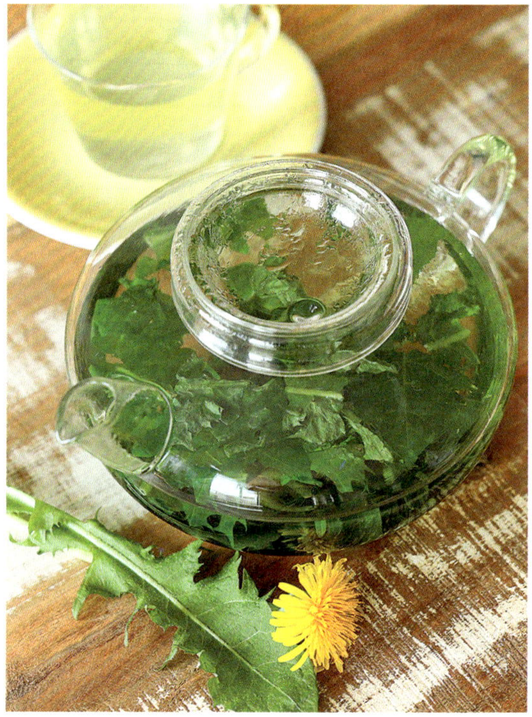

## Tee „Gutes Bauchgefühl"

**Herstellung**
Für eine Tagesdosis 6 EL frische (oder 3 EL getrocknete) Blätter und Wurzeln in 600 ml kaltem Wasser ansetzen. 5 bis 12 Stunden abgedeckt kalt ausziehen lassen. Abseihen.

**Anwendung**
Dieser „Kaltauszug" enthält mehr Bitterstoffe und regt die Verdauungssäfte noch intensiver an als heiß aufgebrühter Tee. 4-mal täglich 30 Minuten vor den Mahlzeiten 125 ml trinken, dazu leicht erwärmen. Als Kur über 4 bis 6 Wochen, einmal oder mehrmals im Jahr durchführen:

- zur Anregung der Verdauung
- bei Völlegefühl
- bei Blähungen

❖ **HINWEISE** ❖

- *Bei empfindlichen Menschen können Bitterstoffe Magenbeschwerden verursachen.*
- *Löwenzahn nicht anwenden bei Entzündung oder Verschluss der Gallenwege und Gallensteinen.*

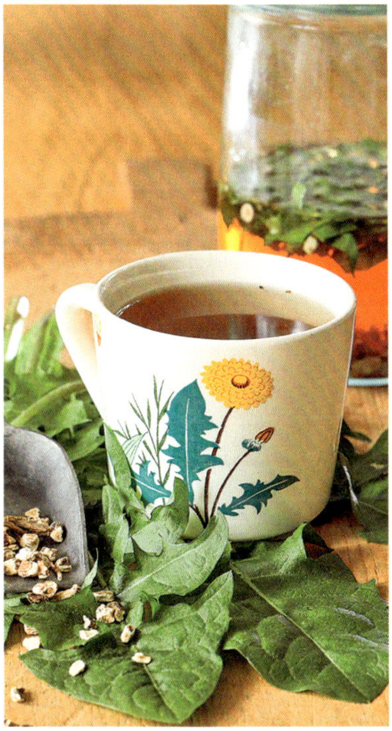

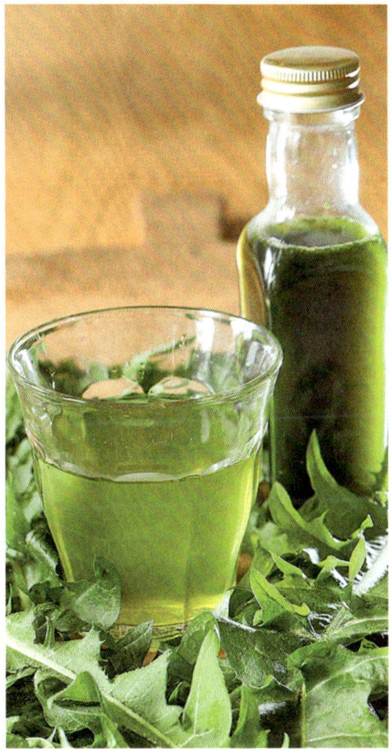

## Löwenzahntee

**Herstellung**
Für 1 Tasse Tee 2 EL frische (oder 1 EL getrocknete) Blätter und Wurzeln mit 200 ml heißem Wasser überbrühen. 7 Minuten abgedeckt ziehen lassen. Abseihen.
**Dosierung:** 3 bis 4 Tassen täglich vor den Mahlzeiten trinken.
Als Kur über 4 bis 6 Wochen anwenden, einmal oder mehrmals im Jahr.

## Löwenzahnfrischsaft

**Herstellung**
1 Handvoll gewaschene, grob geschnittene Blätter mit 100 ml Wasser pürieren. Durch ein Teesieb abseihen. Im Kühlschrank hält sich der Saft etwa 3 Tage, täglich frisch hergestellt enthält er allerdings mehr Wirkstoffe.
**Dosierung:** 3- bis 4-mal täglich 2 EL vor den Mahlzeiten einnehmen, unverdünnt oder in Wasser.

**Anwendung Tee und Saft**
- als vitalisierende Frühjahrskur
- zur Verdauungsförderung
- zur Anregung des Stoffwechsels
- bei Appetitlosigkeit
- zur Stärkung des Immunsystems
- bei Leber- oder Gallenerkrankung
- bei Stoffwechselkrankheiten
- bei Gelenkproblemen (begleitend)
- bei Hautproblemen (begleitend)

## Hautpflege-Blütenöl

**Herstellung**
1 gehäufte Handvoll frische Löwenzahnblüten klein zupfen. Ein Schraubglas damit zur Hälfte füllen. Bis oben hin mit Oliven- oder Sesamöl auffüllen. In der ersten Woche Deckel nur auflegen bzw. die Öffnung mit Gaze bedecken. Lichtabgewandt 2 bis 3 Wochen ziehen lassen, dabei die ersten Tage täglich umrühren, um Schimmelbildung zu vermeiden. Durch ein Teesieb abseihen und abfüllen. Kühl gelagert etwa 1 Jahr haltbar.

**Anwendung**
- bei trockener, rissiger, geröteter oder entzündeter Haut
- als muskelentspannendes Massageöl

## Gesichtswasser

**Herstellung**
4 EL frische, klein geschnittene Blätter mit 200 ml heißem Wasser aufbrühen. Eine Handvoll frische, klein gezupfte Blüten mit 150 ml heißem Wasser aufbrühen. Beide Tees 15 Minuten abgedeckt ziehen lassen. Abseihen. Beide Tees mischen. Das Gesicht damit abtupfen oder abwaschen. Das Gesichtswasser ist, im Kühlschrank aufbewahrt, 3 Tage verwendbar.
**Tipp:** Die abgeseihten Blüten kann man als entspannende Gesichtsmaske auflegen und 10 bis 15 Minuten einwirken lassen.

**Anwendung**
- bei trockener, rissiger, geröteter oder entzündeter Haut

Fotos: Heinz Duttmann

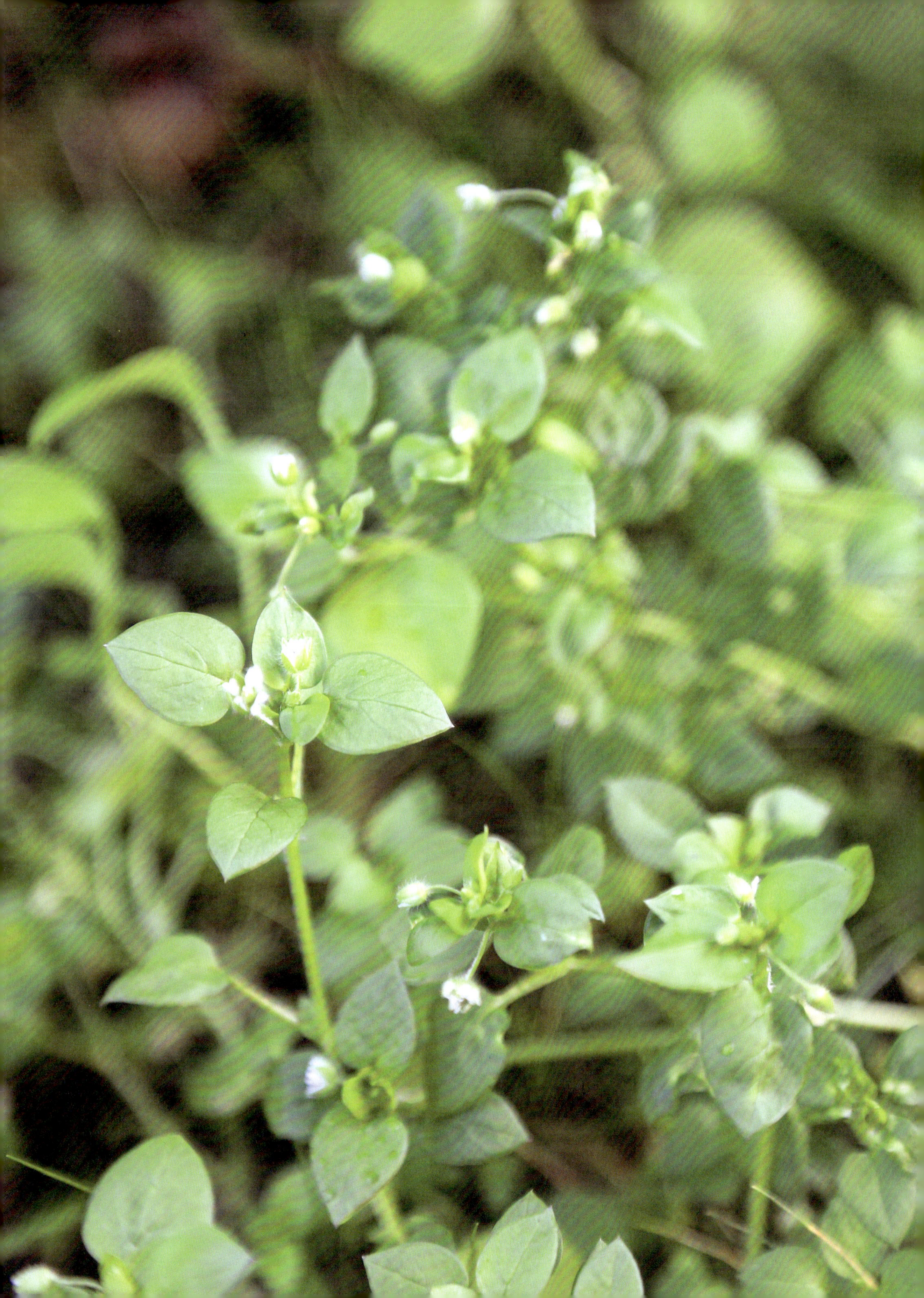

# Vogelmiere

Zartes Kraftpaket: Als vitalisierende Frühjahrskur leistet die unscheinbare Vogelmiere in der Hausapotheke gute Dienste.

Das frische Kraut lässt sich für Tees trocknen.

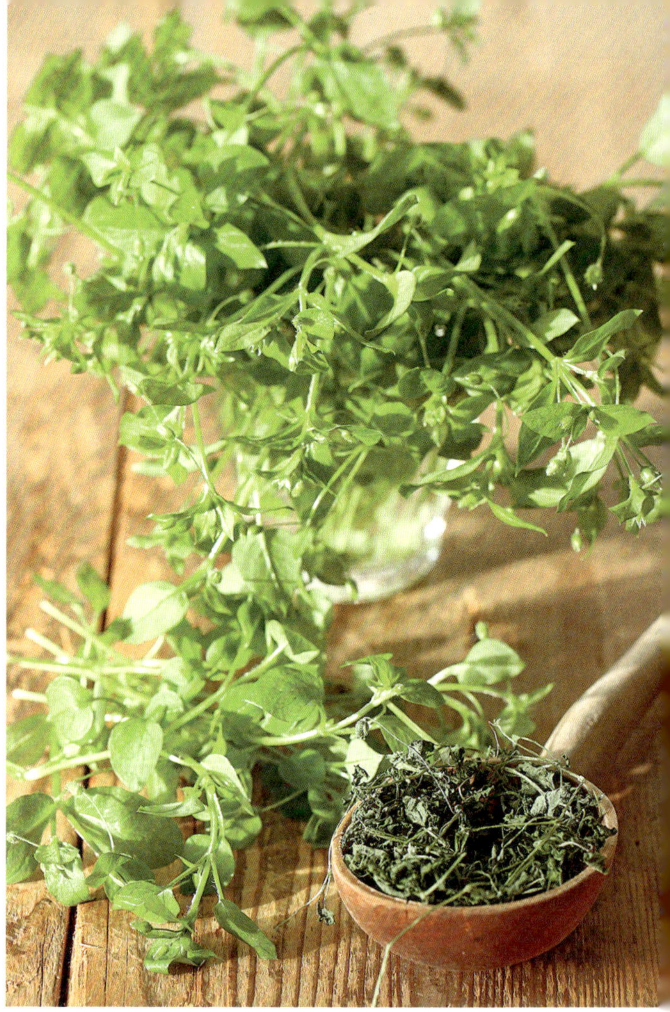

Vogelmiere kann man fast immer und fast überall entdecken. An Wegen, auf Wiesen und in Gärten überzieht es sogar im frostfreien Winter den Boden mit zartem Grün. Besonders im Frühling laden die frischgrünen, dichten Polster zur Ernte ein. Das vitalstoffreiche Wildkraut kann als Salat oder Gemüse, als grüner Smoothie oder Pesto von gesundheitlichem Nutzen sein. Vogelmiere ist gut bekannt als „ungebetener Gast" im Garten, aber weniger als Heilpflanze. Sie wurde jedoch lange in der Volksheilkunde innerlich und äußerlich angewandt. Ihre Inhaltsstoffe, allen voran die Saponine, wirken schleimlösend bei hartnäckigem Husten und lindernd bei Hautproblemen und Beschwerden des Bewegungsapparates. Vogelmiere steht ganzjährig zur Verfügung; sie kann aber auch, luftig ausgebreitet, getrocknet werden. Beim Sammeln verkehrsreiche Stellen und Hundespazierwege meiden.

## VITAMINREICHES WILDGEMÜSE

Vogelmiere auf dem Speiseplan entfaltet eine vitalisierende Wirkung bei „Frühjahrsmüdigkeit". Sie versorgt den Körper mit wichtigen Vitaminen wie A und C, die zusammen mit reichlich Mineralstoffen den Stoffwechsel anregen. 100 Gramm Vogelmiere würden den Tagesbedarf an Vitamin C (ca. 100 mg) decken. Vergleicht man sie beispielsweise mit Feldsalat, punktet sie mehrfach: mit viermal so viel Eisen, dreimal so viel Vitamin C und Magnesium sowie doppelt so viel Calcium. Essbar ist die ganze Pflanze. Die zarten Triebspitzen kann man wie Schnittsalat ernten. Am besten können die Wirkstoffe in Gerichten oder als Smoothie aufgenommen werden. Vogelmiere lässt sich unter jeden Salat mischen, schmackhaft und gesund sind Kräuterquark, -pesto oder -butter. Im Vergleich mit anderen Wildkräutern fällt ihr milder Geschmack auf: ähnlich wie Kopfsalat, jedoch aromatischer und etwas süßlich wie Mais oder junge Erbsen. Sie enthält keine Bitterstoffe wie zum Beispiel der Löwenzahn.

**Hinweis:** Aufgrund des hohen Saponingehaltes sollten Schwangere nicht zu große Mengen verspeisen.

## BEI HUSTEN

Bereits Pfarrer Kneipp (1821–1897) verordnete Vogelmiere bei Lungenleiden und als beruhigendes, schleimlösendes Mittel gegen Husten. Besondere Wirksamkeit hat Vogelmiere hier, wie zum Beispiel auch Schlüsselblumen und Feldsalat, durch die Saponine. Saponine lösen Schleim in den Bronchien und wirken gegen Bakterien.

## FÜR DIE HAUT ...

Die Saponine in der Vogelmiere, zudem Carotin und Kieselsäure, kommen auch der Haut zugute. Als Öl oder Salbe hilft Vogelmiere bei Schürfwunden, schlecht heilenden Wunden, leichten Verbrennungen, Hautreizungen und Erkrankungen wie Schuppenflechte und Neurodermitis. Leicht angedrücktes frisches Kraut kann als Breikompresse auf die betroffenen Stellen aufgelegt oder die Haut mit stark aufgebrühtem

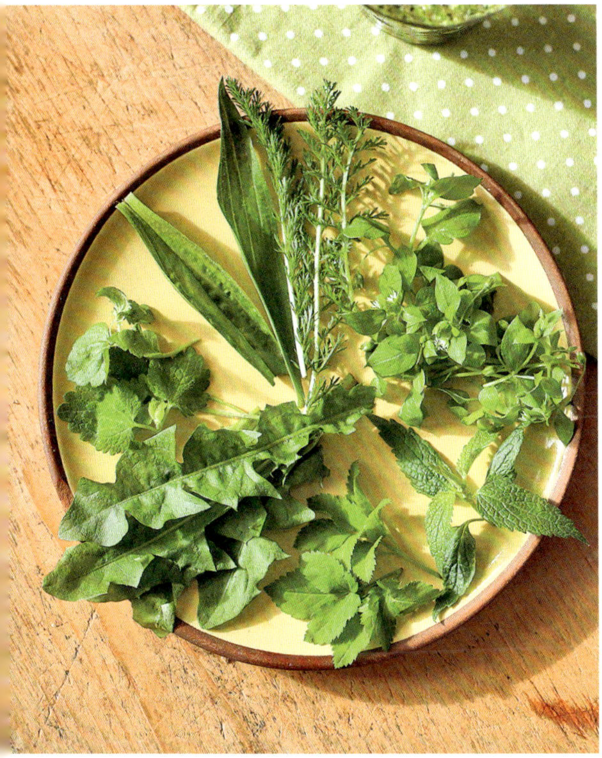

**In einen gemischten Wildkräutersalat passen neben Vogelmiere junge Blättchen von Brennnessel, Giersch, Löwenzahn, Gundermann, Spitzwegerich und Schafgarbe (im Uhrzeigersinn).**

Vogelmierentee behandelt werden. Dazu ein kleines Baumwolltuch mit dem Sud tränken, auf die betroffene Stelle legen und eventuell mit einer Mullbinde fixieren. Ebenso hilfreich ist ein juckreizstillender, entzündungshemmender Badezusatz: Für ein Vollbad mindestens sechs Handvoll frisches Kraut klein schneiden oder mörsern. Mit 1 Liter siedendem Wasser übergießen, 10 bis 15 Minuten ziehen lassen. Den Sud ins heiße Badewasser geben und 15 Minuten baden.

### ... UND FÜR DEN BEWEGUNGSAPPARAT

Vogelmiere wirkt entzündungshemmend und schmerzlindernd bei Muskel- und Gelenkschmerzen, Rheuma, Gicht und anderen Beschwerden des Bewegungsapparates. Auch hier sind Behandlungen mit Öl und Salbe, Einreibungen oder Umschläge möglich. Bei länger andauernden Beschwerden kann zusätzlich regelmäßig frisches Kraut gegessen werden, oder man nimmt die Tinktur auch innerlich ein (dreimal täglich zwischen den Mahlzeiten 10 bis 15 Tropfen in etwas Wasser).

Fotos: Heinz Duttmann (2), Julia Mensing

## Hellgrüne Polster

Die Vogelmiere *Stellaria media* ist bei uns eines der häufigsten Wildkräuter. Man findet den Bodendecker an feuchten, halbschattigen Stellen in Gärten und Parks, auf nährstoffreichen Äckern und Wiesen. Die stark verästelten, zarten Stängel werden etwa 40 cm lang und erreichen kriechend nur eine Wuchshöhe von etwa 10 cm. Die eiförmigen, spitz zulaufenden Blätter sitzen gegenständig am Stängel.

**Besonderer Stängel**

Durch eine feine einseitige Haarleiste am runden Stängel kann man die Vogelmiere von anderen Mierenarten wie der Sternmiere und ähnlich aussehenden Wildkräutern, z. B. Hornkraut, eindeutig unterscheiden. Die zweite Besonderheit: Beim Auseinanderreißen eines Stängels mit den Händen wird ein dehnbarer „Faden" in der Stängelmitte sichtbar. Dieses „Gummiband" ist jedoch bei jungen Pflanzen noch nicht ausgeprägt.

**Kleine Sternblüten**

Der Gattungsname *Stellaria* enthält das lateinische *stella* für Stern, bezugnehmend auf die sternförmigen weißen Blüten, die sich hauptsächlich von März bis Oktober zeigen. Auf den ersten Blick zählt man zehn Blütenkronblätter, tatsächlich sind es fünf, denn jedes Blatt ist bis fast zum Grund zweigeteilt. Vogelmiere verbreitet sich sehr schnell, eine Pflanze produziert etwa 10 000 Samen pro Generation. Die ganze Pflanze, inklusive der Samen in den Kapselfrüchten, ist bei Vögeln, vor allem Hühnern, als Futter beliebt. So entstanden Namen wie Hühnermiere und Hühnerbiss.

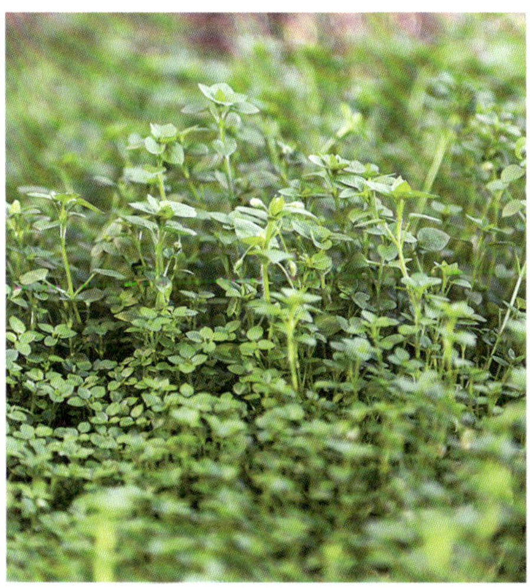

# Die Rezepte

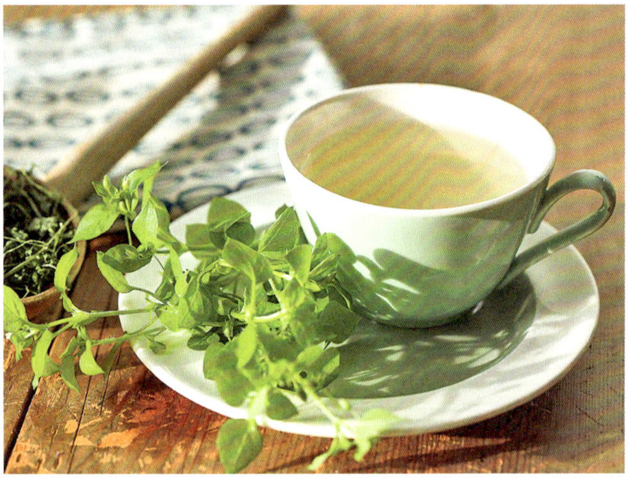

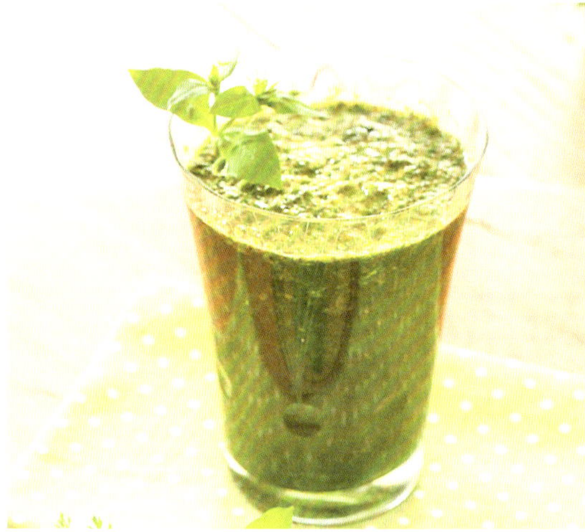

## Vogelmierentee

**Herstellung**
Für 1 Tasse Tee 1 Handvoll frisches Kraut klein schneiden oder besser mörsern. Vom getrockneten Kraut reichen 1 bis 2 TL. Mit 200 ml siedendem Wasser übergießen, 10 bis 15 Minuten abgedeckt ziehen lassen. Abseihen.

**Anwendung innerlich**
3-mal täglich 1 Tasse Tee trinken:
- bei festsitzendem Husten zur Schleimlösung

**Anwendung äußerlich**
Kompresse mit lauwarmem, mindestens zweimal durch einen feinen Papier-Teefilter filtriertem Tee auflegen:
- bei müden, gereizten Augen

## Grüner Smoothie

**Herstellung**
1 gute Handvoll frisches Kraut waschen. Mit 200 ml Apfelsaft (gemischt mit Wasser) und/oder Wasser pürieren. Um die fettlöslichen Inhaltsstoffe besser aus der Pflanze zu lösen, kann man einen Schuss Sahne oder Kokosmilch beifügen. Zur Geschmacksverbesserung ½ bzw. 1 Banane und/oder ½ Apfel sowie etwas Zimt mitpürieren. Auch die Mischung mit Brennnessel und Giersch ist schmackhaft: dann die Vogelmiere etwas reduzieren, sodass man insgesamt auf ca. 1½ Handvoll Kraut kommt.

**Anwendung**
Als Frühjahrskur 6 Wochen täglich 1–2 Gläser trinken.

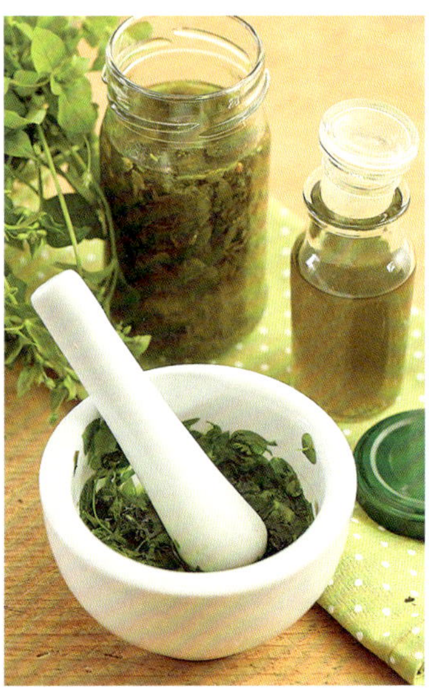

## Vogelmierentinktur

**Herstellung**
Etwa 2 Handvoll frisches Kraut waschen, gut trocknen und grob schneiden. Ein Schraubglas locker bis oben damit füllen. Herausnehmen und das Kraut portionsweise mit Doppelkorn im Mörser zerdrücken, bis Saft austritt. Zurück ins Glas geben und mit Alkohol auffüllen. Verschließen. 3–4 Wochen lichtabgewandt ziehen lassen, alle paar Tage umrühren. Durch ein feines Sieb abseihen. In Tropffläschchen füllen. Dunkel gestellt etwa 1 Jahr haltbar.

**Anwendung**
Tinktur 1:3 verdünnen (1 EL Tinktur auf 3 EL Vogelmierentee oder Wasser):
- bei Muskel- und Gelenkschmerzen als Einreibung

Bei länger andauernden Beschwerden zusätzlich 3-mal täglich zwischen den Mahlzeiten 10 bis 15 Tropfen in etwas Wasser einnehmen.

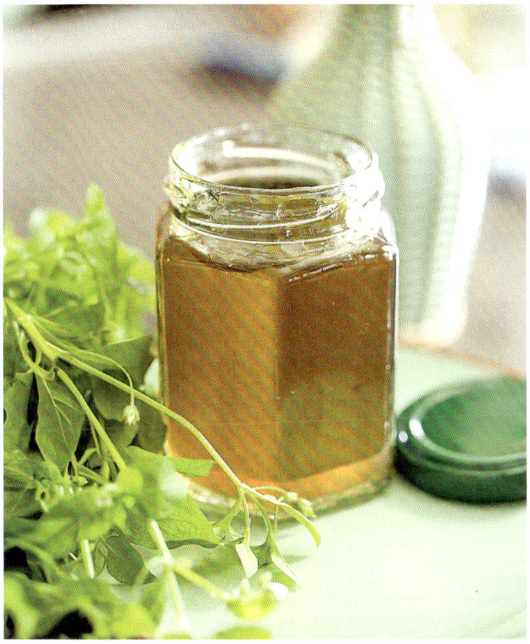

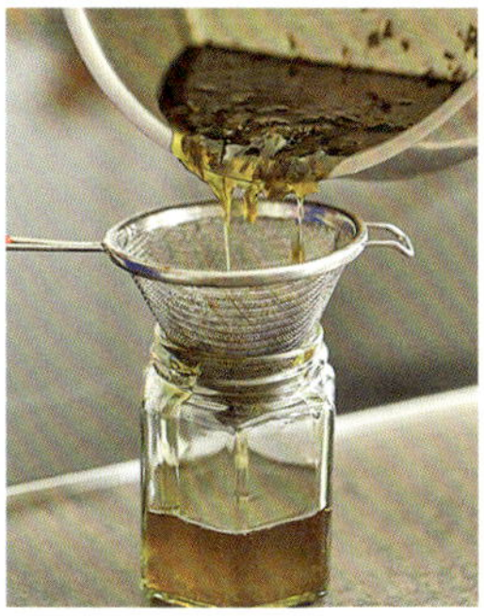

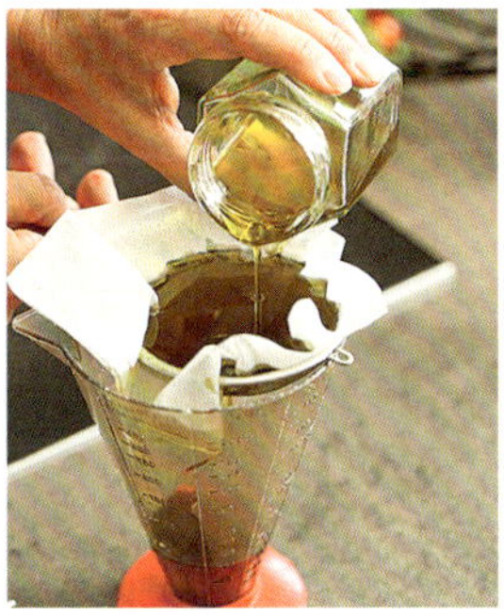

## Vogelmierenöl

**Herstellung**
1 gute Handvoll frisches Kraut waschen und gut trocknen (schleudern oder in einem Geschirrtuch trocken tupfen, alternativ nicht waschen), klein schneiden oder besser portionsweise mit etwas Öl mörsern. Mit etwa 150 ml Olivenöl in einem kleinen Topf kurz etwas mehr als handwarm erwärmen (etwa 50 Grad). Herunternehmen und über Nacht nur mit Gaze bedeckt stehen lassen.
Am nächsten Tag zwei- oder dreimal leicht erwärmen und durchrühren. Eine weitere Nacht mit Gaze bedeckt ziehen lassen. Wenn das Öl die ganze Zeit auf einem warmen Heizkörper steht, werden die Wirkstoffe noch besser gelöst und damit die Wirkung intensiviert.
Am 3. Tag das Öl wieder leicht erwärmen. Durch ein feines Sieb abseihen. Wiederholen, diesmal das Sieb mit einer Lage eines Papiertaschentuchs auslegen. Abfüllen. Im Kühlschrank etwa 1 Jahr haltbar.

**Tipp:** Das Öl kann zur Salbe weiterverarbeitet werden. Die Salbe zieht besser in die Haut ein und hinterlässt keinen Ölfilm.

Fotos: Heinz Duttmann

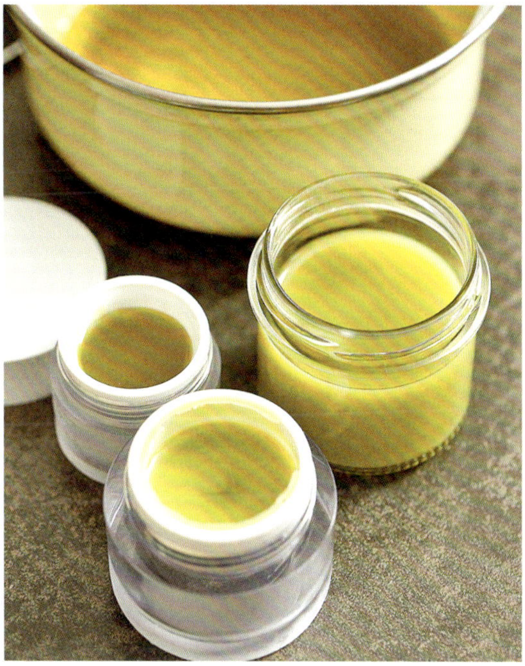

## Vogelmierensalbe

**Zutaten für ca. 120 ml Salbe**
100 ml Vogelmierenöl (Rezept links)
12 g Bienenwachs (aus der Apotheke, zerkleinert oder Pastillen)
12 g Wollwachs *(Adeps lanae,* aus der Apotheke) oder 15 g Sheabutter

**Herstellung**
Das Öl in einem kleinen Topf erwärmen. Das Bienenwachs darin schmelzen lassen, dann das Wollwachs oder die Sheabutter darin auflösen. In kleine, saubere Gefäße (Salbendosen oder Gläschen) gießen. Die Deckel erst nach dem Erkalten der Salbe aufschrauben. Im Kühlschrank etwa 1 Jahr haltbar.

**Anwendung Öl und Salbe**
- bei Schürfwunden, schlecht heilenden Wunden
- bei leichten Verbrennungen
- bei Juckreiz, Schuppenflechte, Neurodermitis
- bei Schmerzen im Bewegungsapparat Öl oder Salbe zusätzlich zur innerlichen und äußerlichen Anwendung der Vogelmieren-Tinktur auftragen

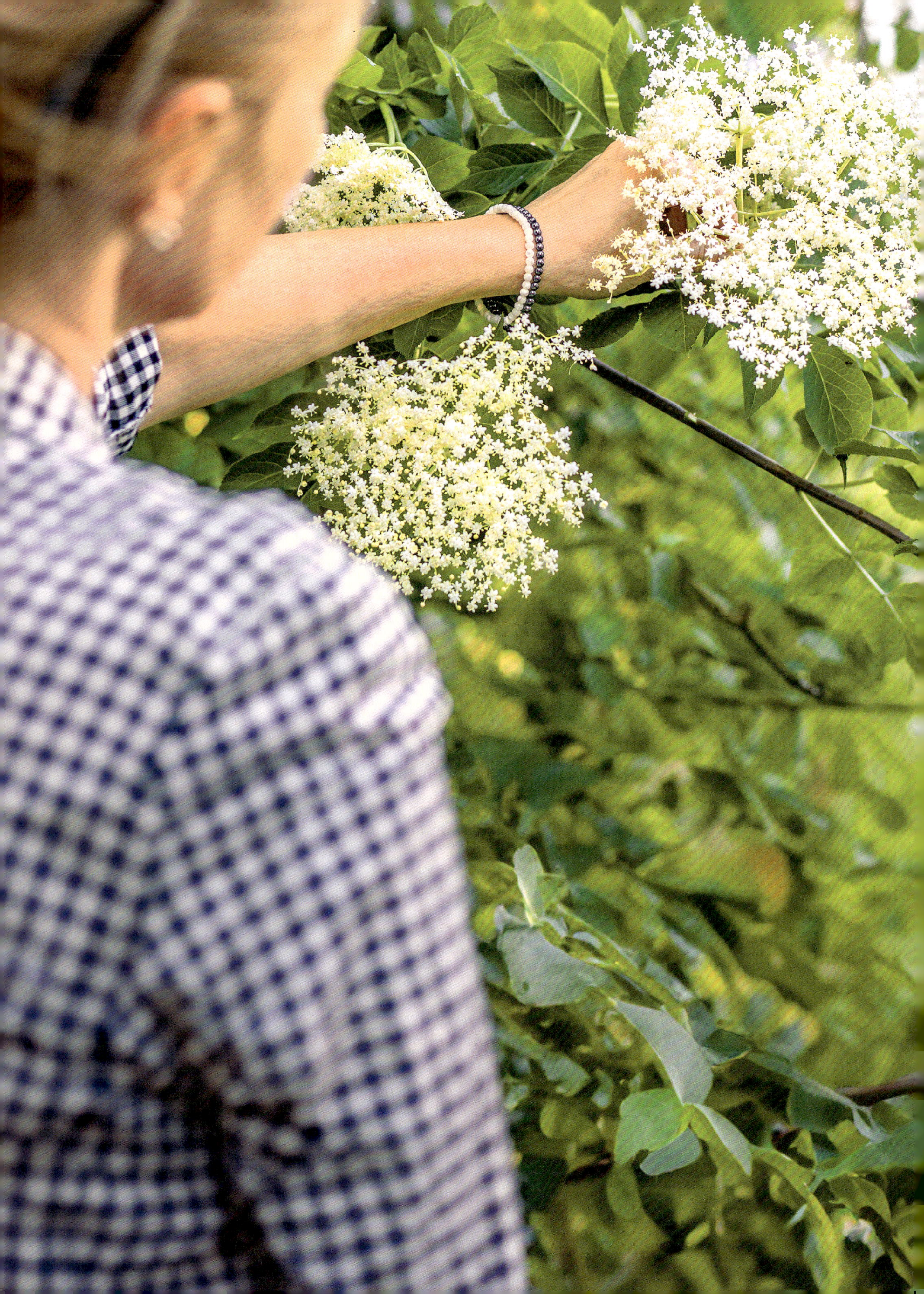

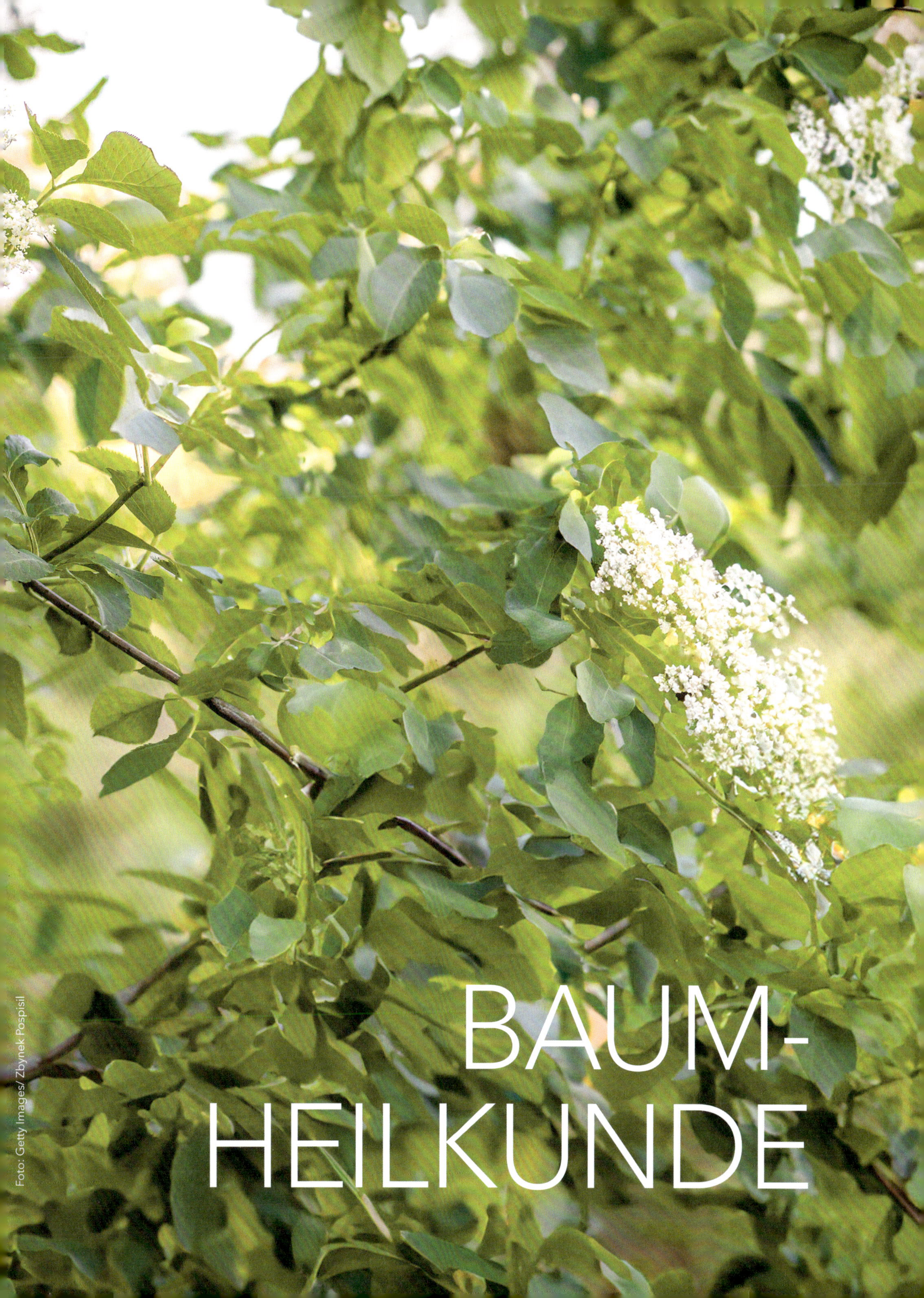

# BAUM-HEILKUNDE

Foto: Getty Images/ Zbynek Pospisil

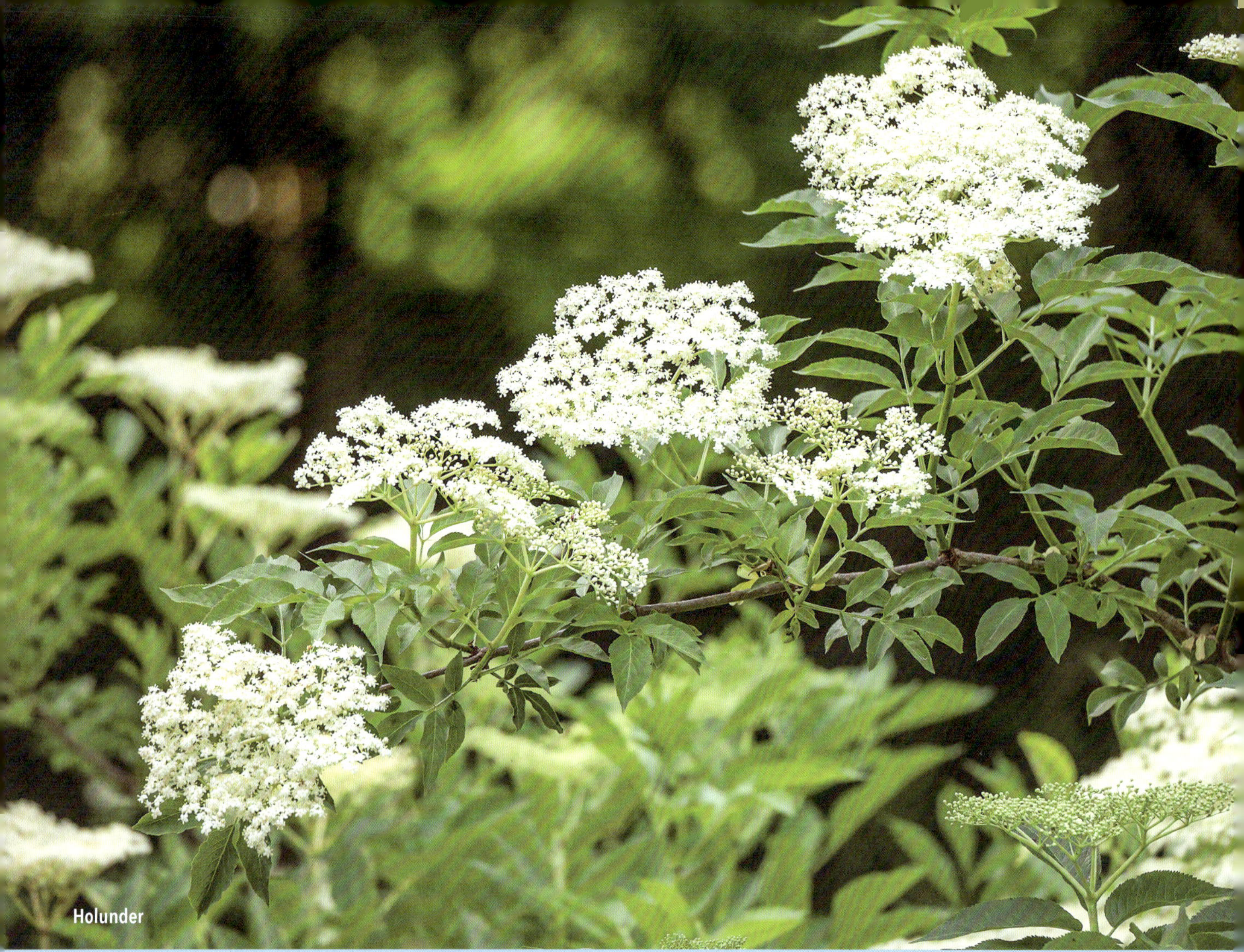
Holunder

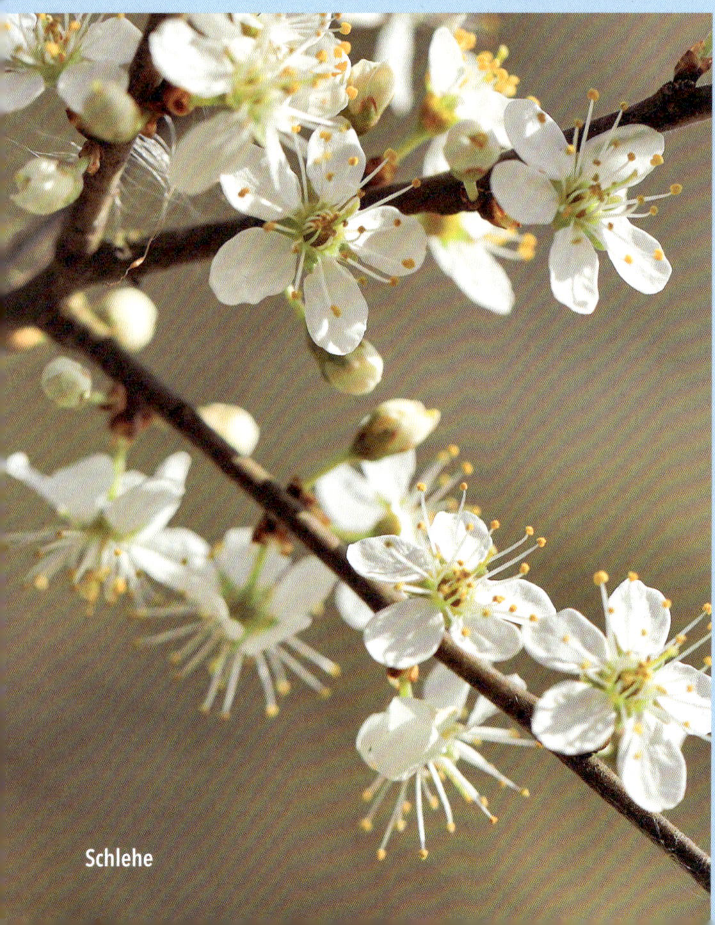
Schlehe

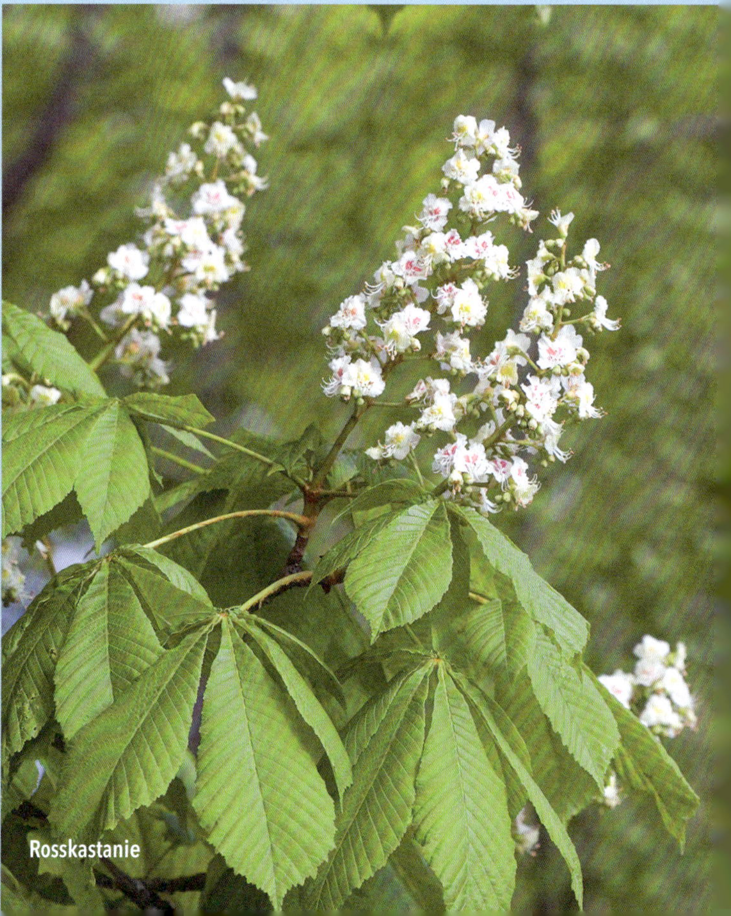
Rosskastanie

# Heilen mit Baumblüten

Vom Vorfrühling bis in den Sommer erfreuen uns Schlehe, Kastanie und Holunder mit ihren Blüten. Diese haben viele heilende Wirkungen.

Fotos: Frank Hecker, Heiko Bellmann/ Frank Hecker, Frank Hecker, Heinz Duttmann

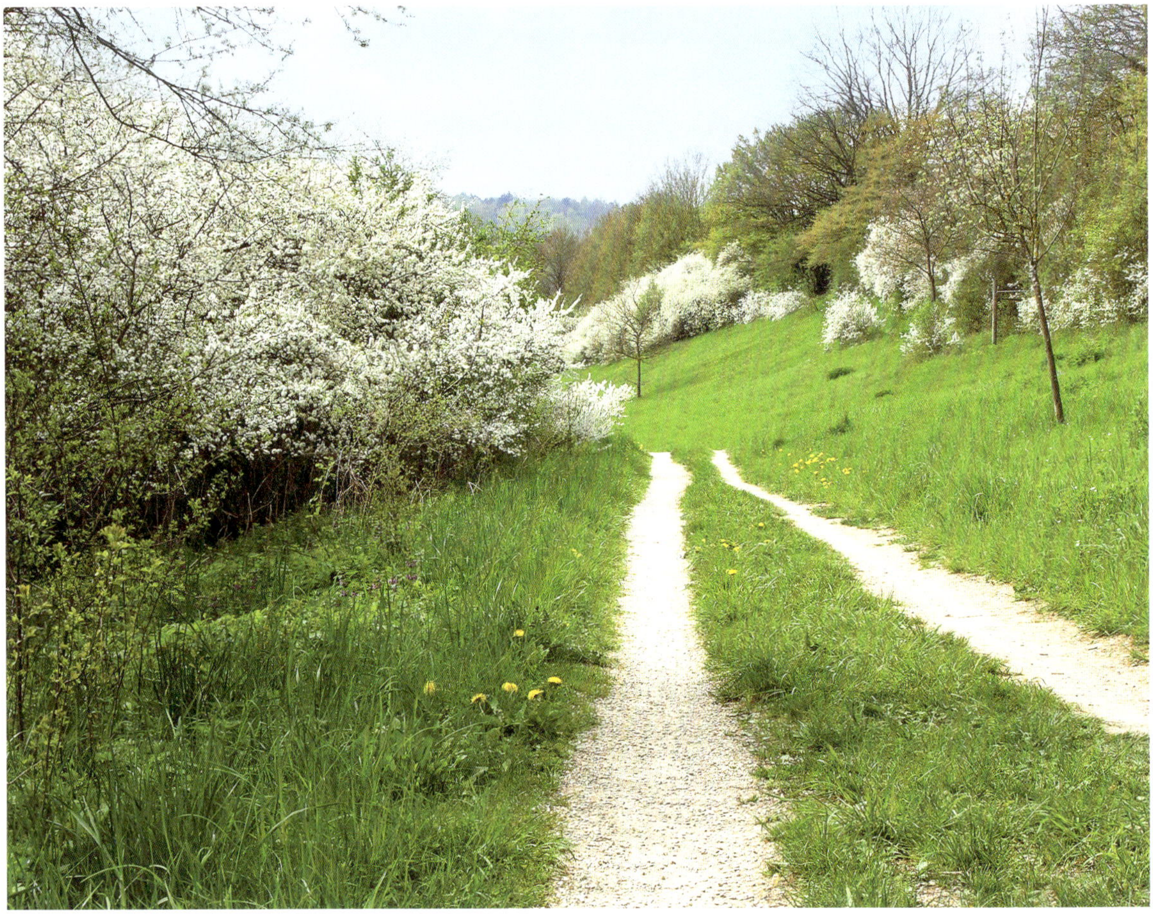

**Schon ab Februar zeigt die Schlehe, ab April der Weißdorn in wilden Hecken ihre Blütenpracht.**

Schlehen, Kastanien und Holunder sind hierzulande weit verbreitet. Im Februar entdeckt man erste zarte Baumblüten in der Natur, in Parks und Gärten – die der Schlehe. Ab April zeigt die Rosskastanie ihre Blüten, ab Ende Mai beginnt die Holunderblüte. Die wertvollen Inhaltsstoffe dieser Blüten können wir zur Stärkung der Gesundheit und für Heilzwecke nutzen. In heißem Wasser als Tee oder in Alkohol als Tinktur werden die Wirkstoffe gelöst.

## FRISCHE BLÜTEN PFLÜCKEN

Je nach Witterung und Standort beginnt die Blütezeit früher oder später im Jahr. Der Blühbeginn kann um einige Wochen schwanken. Für die Heilrezepte sollte man möglichst Blüten aus dem eigenen Garten verwenden und dabei ausreichend Blüten stehen lassen: für Insekten und damit sich Früchte bilden können. Zum Pflücken eignet sich am besten ein trockener, sonniger Vormittag. Die Blüten sollen gerade frisch aufgeblüht sein und noch keine braunen Stellen aufweisen. Dann ist ihr Wirkstoffgehalt am höchsten. Die Ernte kommt in einen luftigen Korb oder in Papier-, nicht in Plastiktüten. Die Blüten müssen nicht gewaschen werden.

## TROCKNEN FÜR DEN VORRAT

Die frischen Blüten werden direkt genutzt oder zu Pflanzen-Präparaten verarbeitet. Für eine spätere Verwendung legt man sie zum Trocknen unzerkleinert im Schatten auf einem Baumwolltuch aus. Vorher trennt man die dicken Stängel der Holunder- und Kastaniendolden ab. Die zarten Blüten trocknen rasch durch. In gut schließende Schraubgläser füllen und dunkel stellen, zum Beispiel in einen Schrank. So aufbewahrt bleibt der Teevorrat bis zur Erntezeit des nächsten Jahres verwendbar.
Wer nicht selbst sammeln möchte: Die Baumblüten sind auch im Kräuterhandel, in Apotheken und zum Teil in Drogerien erhältlich.

# SCHLEHE

Frühlingsbotin mit Heilkraft

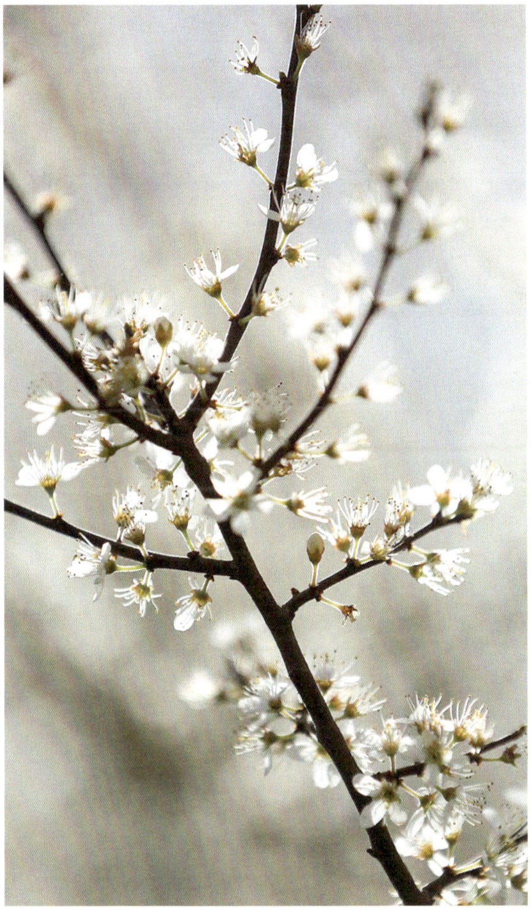

**Erst erscheinen die Blüten, die Blätter treiben später aus.**

Der reiche Blütenbestand der Schlehe *Prunus spinosa* erscheint vor dem Blattaustrieb. Im Vorfrühling hüllen sich die Büsche in weiße Blütenwolken mit mandelartigem Duft. **Wo und wann sammeln?** Die Dornbüsche säumen den Weges-, Feld- und Waldrand, oft in gemischten Hecken. Die Blütezeit ist Ende Februar bis Anfang April.
**Wie wirken Schlehenblüten?** Schlehen werden vor allem als Stärkungsmittel und als mildes Abführmittel genutzt. Die Blüten enthalten unter anderem verschiedene Flavonoide, Triterpene und Steroide sowie Spuren von ätherischem Öl.

# Rezept

## Schlehenknospentinktur

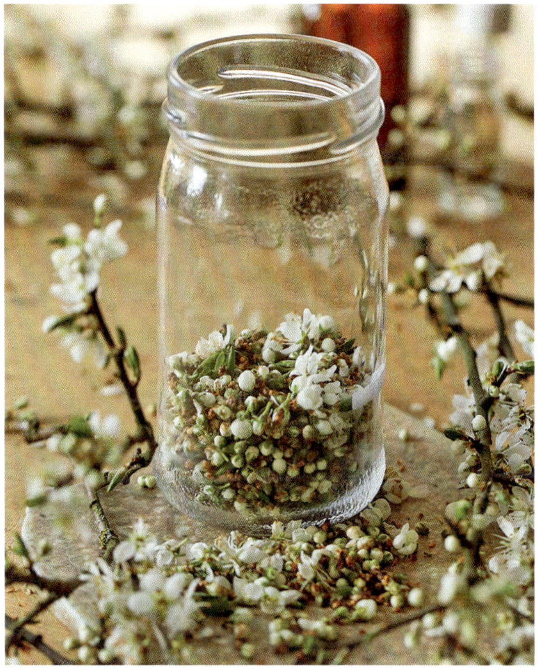

**Herstellung**
1 Handvoll Schlehenknospen und frisch erblühte Blüten in ein Schraubglas geben. Die Füllhöhe mit einem Filzstift markieren (= 1 Volumenanteil). Knospen und Blüten herausnehmen. Im Mörser anquetschen, damit die Wirkstoffe besser ausgezogen werden. Zurück ins Glas füllen. Mit zwei Volumenanteilen Doppelkorn auffüllen und verschließen. 4 Wochen lichtabgewandt ziehen lassen, anfangs alle paar Tage umrühren. Abseihen und in Tropffläschchen füllen. Dunkel aufbewahrt etwa 1 Jahr haltbar.

**Anwendung innerlich**
1- bis 3-mal täglich zwischen den Mahlzeiten 5 bis 10 Tropfen einnehmen. Kurmäßig 3 Wochen anwenden, dann mindestens 1 Woche pausieren:
- als Aufbaumittel bei Erschöpfung, in der Rekonvaleszenz, nach Atemwegsinfekten
- bei Überforderung und Nervenschwäche
- bei Stuhlverstopfung
- bei Verkrampfungen im Verdauungstrakt
- bei Arteriosklerose (begleitend)
- schweiß- und harntreibende Wirkung
- fiebersenkende Wirkung

**Anwendung äußerlich**
als Auflage mit verdünnter Tinktur (1 Teil Tinktur, 3 Teile Wasser/Tee):
- bei Hautausschlag

# ROSSKASTANIE

Die Blüten stärken das Venen- und Gefäßsystem.

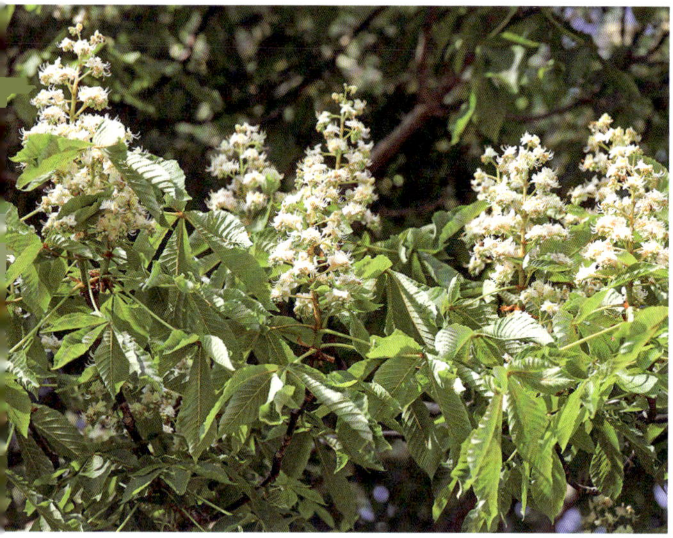

Bis zu 100 Blüten wachsen an den aufrechten Rispen.

Bis 30 Zentimeter groß sind die aufrecht stehenden Blütenkerzen der Rosskastanie *Aesculus hippocastanum*. Eine solche Rispe besteht aus bis zu hundert Einzelblüten.

**Wo und wann sammeln?** Kastanien sind beliebte Park- oder Alleenbäume. Sie blühen ab Mitte/Ende April bis in den Juni. Geerntet werden die ganzen Blütenstände. Die Blüten nach dem Trocknen von den Rispen zupfen.

**Wie wirken Kastanienblüten?** Das Haupteinsatzgebiet der Kastanienblüten – und auch der Früchte – ist das Venen- und Gefäßsystem: Sie kräftigen die Venen und fördern deren Elastizität. Die Blüten enthalten unter anderem Triterpensaponine, Gerbstoffe, Flavonoide sowie Cumarine wie Aesculin und Aesculetin.

## Rezepte

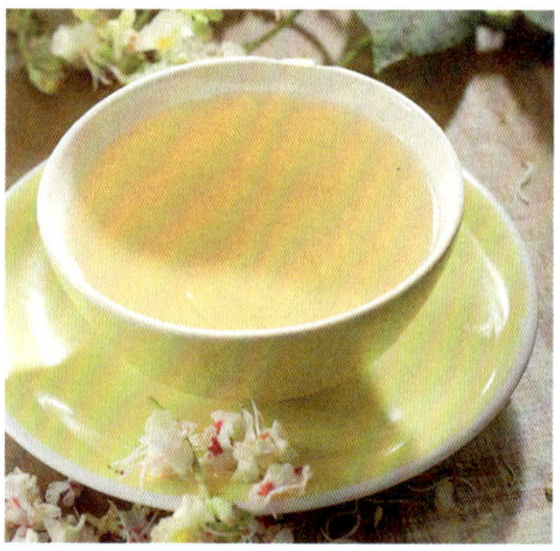

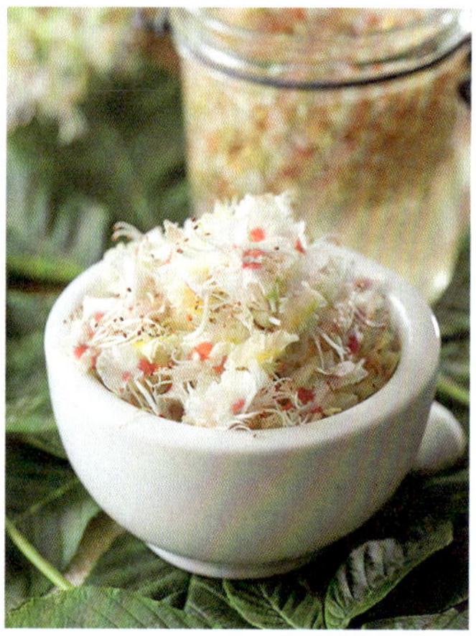

### Kastanienblütentee

**Herstellung**

2 EL frische (oder 1 EL getrocknete) Blüten mit 250 ml siedendem Wasser übergießen. 8 bis 10 Minuten abgedeckt ziehen lassen. Abseihen.

**Dosierung:** 3 Tassen täglich trinken

### Kastanienblütentinktur

**Herstellung**

Ein Schraubglas locker mit frischen Blüten füllen. Die Blüten herausnehmen, mörsern oder klein schneiden und zurück ins Glas geben. Mit Doppelkorn bis oben hin auffüllen und verschließen. Lichtabgewandt 4 Wochen ziehen lassen, dabei anfangs alle 2 Tage umrühren. Abseihen und in Tropffläschchen füllen. Dunkel aufbewahrt etwa 1 Jahr haltbar.

**Dosierung:** 3-mal täglich 10 bis 20 Tropfen

**Anwendung äußerlich**

Mit der doppelten Menge Wasser oder Kastanienblütentee verdünnt als Einreibung oder Auflage bei

- Venenschmerzen, Krampfadern
- geschwollenen und müden Beinen (begleitend)
- Bluterguss, Sportverletzungen
- Muskel- oder Gelenkschmerzen
- Hämorrhoiden

**Anwendung innerlich von Tee und Tinktur, wobei die Tinktur stärker wirkt**

• zur sanften Venenpflege • bei Husten; dem Tee eventuell zusätzlich 10 bis 20 Tropfen Kastanienblütentinktur als Schleimlöser zugeben • zur Entspannung und Schlafförderung • entzündungshemmend und zellschützend

# HOLUNDER

Wohltuend bei Erkältungen

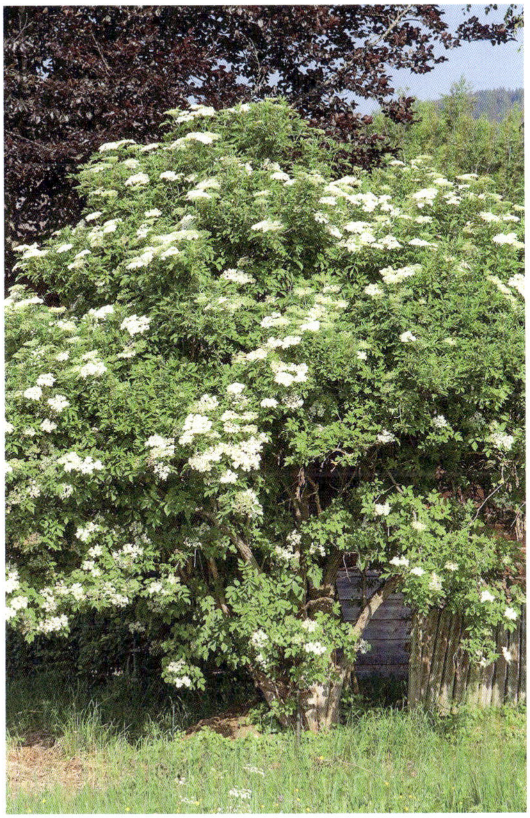

**Der Holunder gilt als Heil- und Schutzpflanze.**

An alten Höfen oder Scheunen steht häufig ein Holunderbusch. Der Schwarze Holunder *Sambucus nigra* galt lange als Allheilmittel. Von der Blüte bis zur Wurzel nutzte man früher die „Hausapotheke" direkt vor der Tür. Heute werden nur noch die Blüten und im Herbst die Holunderbeeren verwendet.

**Wo und wann sammeln?** Holunder wächst am Wegesrand, in Hecken, Parks und Gärten. Die Blütezeit erstreckt sich von Mai bis Juni. Es werden die ganzen Dolden geschnitten.

**Wie wirken Holunderblüten?** Holunderblüten sind – wie auch Lindenblüten – ein Klassiker bei Erkältungskrankheiten. Die Blüten enthalten unter anderem viele Flavonoide, außerdem Chlorogensäure, Triterpene sowie Gerb- und Schleimstoffe.

Fotos: dpa/ picture alliance/ Caro Sorge, AdobeStock/ Manfred Ruckszio, Heinz Duttmann (3)

## Rezept

### Holunderblütentee

**Herstellung**

2 EL frische (oder 1 EL getrocknete) Blüten mit 250 ml siedendem Wasser übergießen. 8 bis 10 Minuten abgedeckt ziehen lassen. Abseihen.

**Anwendung innerlich**

Täglich 3 Tassen Tee trinken:

- zur Stärkung der Abwehrkräfte
- um bei Schnupfen und Husten Sekrete besser nach außen zu befördern
- bei akuten Infekten für eine „Schwitzkur" (s. unten)
- Die harntreibende Wirkung unterstützt bei der Ausscheidung unerwünschter Stoffwechselprodukte, bei rheumatischen Beschwerden und Hautunreinheiten.

**Anwendung äußerlich**

Konzentrierter Tee mit der doppelten Menge Blüten:

- als Badezusatz beruhigend und schlaffördernd
- als Umschlag oder Waschung bei unreiner oder rauer Haut

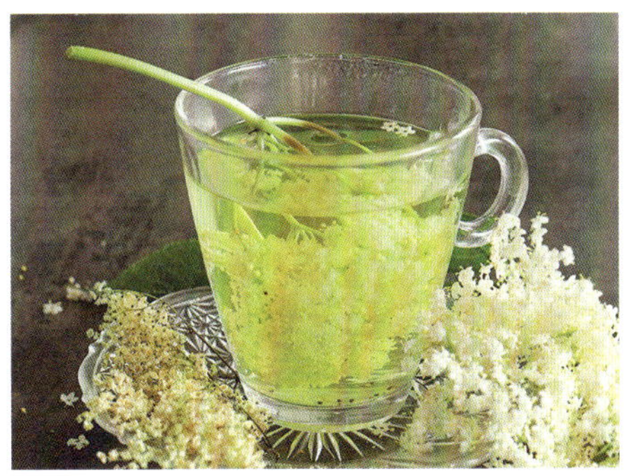

### Schwitzkur mit Holunder- oder Lindenblüten

Bei ersten Erkältungssymptomen eignen sich Holunder- und Lindenblüten für einen „Schwitztee". Diese Überwärmung des Körpers bei Infekten ist ein altes, wirksames Hausmittel: Starken Tee aus der doppelten Menge Blüten (Holunder, Linde oder gemischt) zubereiten und möglichst heiß trinken. Die Wirkung lässt sich verstärken mit Lindenblüten-Honig und einem 10-minütigen Wannen- oder Fußbad mit Linden- und/ oder Holunderblüten. Den Infekt schwitzt man dann unter der warmen Bettdecke aus.

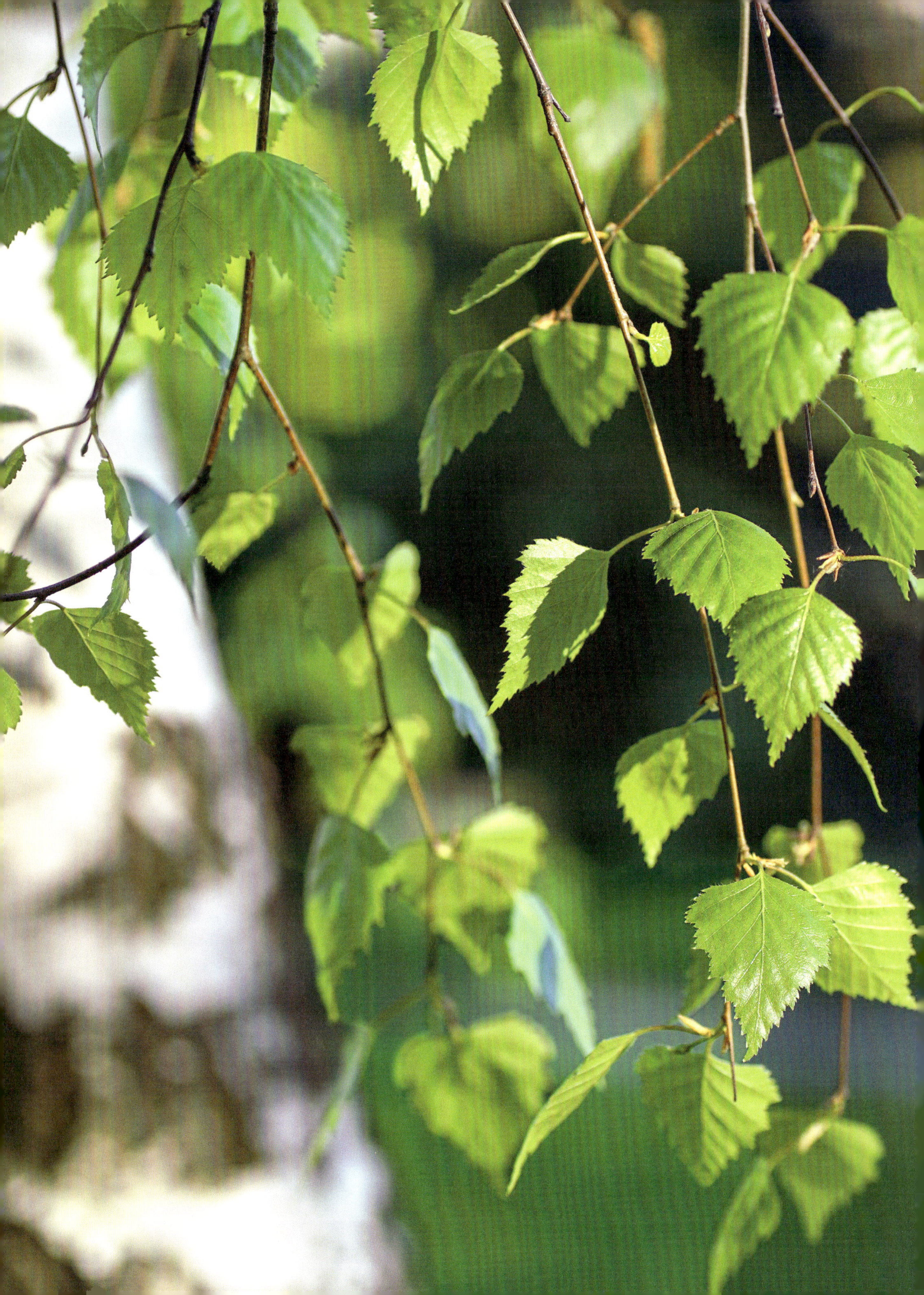

# Birke

Junge Birkenblätter und das Birkenwasser werden schon lange in der Naturheilkunde genutzt.

Foto: AdobeStock/ Laura Pashkevich

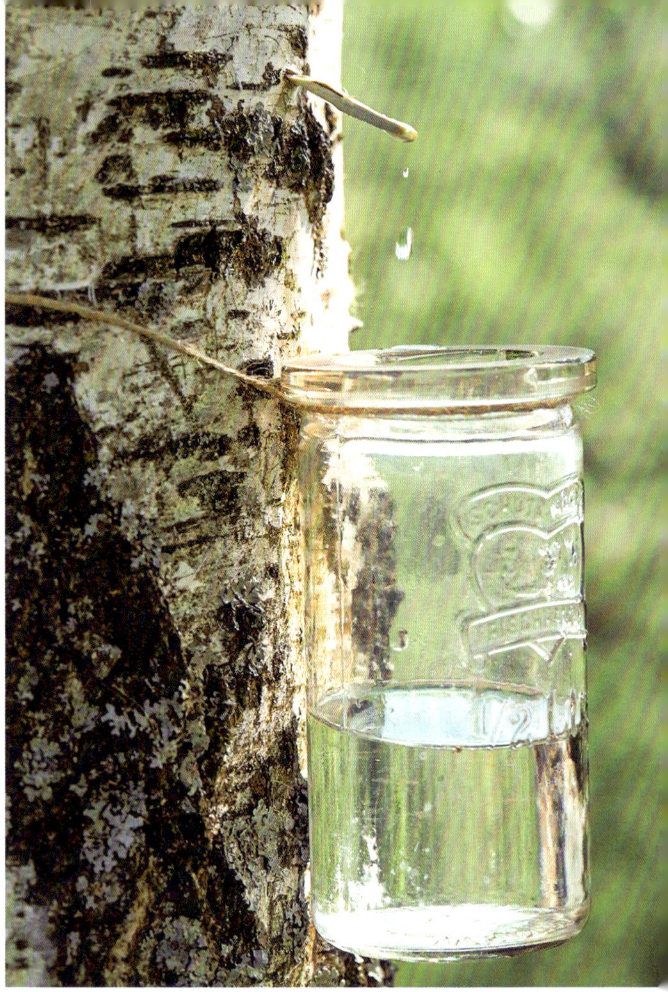

Vor dem Blattaustrieb kann das nährstoffreiche Birkenwasser „abgezapft" werden. Es wird getrunken oder äußerlich angewandt.

Sie ist eine auffällige Erscheinung: schlank und hochgewachsen. Mit ihrer Gestalt und ihrer weißen Rinde hebt sich die Birke von anderen Bäumen ab.

## DAS MAIEN DER BIRKE

Die frisch belaubte Birke ist Frühlingsbotin, Symbol für das Erwachen der Natur, für Jugend und Anmut. Nach altem Brauch verwendet man noch heute das biegsame Birkengrün als festlichen Schmuck bei Maifeiern und Volksfesten. Vom Monat Mai wurde das heute ungebräuchliche Wort „Maien" abgeleitet. Maien nannte man früher die ersten grünen Zweige, ursprünglich die der Birke. Auch den Vorgang des Grünens und Austreibens nennt man Maien: Im Mai steigt der Saft in den Bäumen und treibt das Laub aus.

## DIE BLÄTTER PFLÜCKEN

Birkenblätter enthalten als Hauptwirkstoffe Flavonoide, Saponine und Gerbstoffe, die entzündungshemmend und teils antimikrobiell wirken, dazu Vitamin C, Mineralstoffe und Spurenelemente. Die jungen, leicht klebrigen Blätter sind essbar. Sie lassen sich einfach von den Zweigen streifen und wachsen früh im Jahr sogar wieder nach. Bis Anfang Juli können auch die älteren, festen Blätter frisch verwendet oder getrocknet werden. Es sollte immer baumschonend gepflückt werden, das heißt, es werden nur so viele Blätter genommen, dass der Baum keinen Schaden nimmt.

## GESUNDES BIRKENWASSER

Die Birke besitzt einen großen, flachen Wurzelteller, mit dem sie nicht nur aus der Tiefe, sondern auch aus oberen Bodenbereichen reichlich Wasser und Nährstoffe aufnehmen kann. In ihrem Inneren, im sogenannten Splintholz, transportiert sie das Wasser für den Blattaustrieb Richtung Baumkrone. Je nach Witterung zwischen Mitte März und Mitte Mai öffnen sich die Knospen.

Das Abzapfen des Birkenwassers einige Wochen vor dem Blattaustrieb war jahrhundertelang bei uns Tradition. Um zu prüfen, ob die Zeit für das Anzapfen des Baumes gekommen ist, knickt man ein Ästchen an. Stehen die Zweige „im Saft", zeigen sich bald die ersten Tropfen.

## ZAPFSTELLE AM BAUM

Wer eine Birke im Garten hat, kann das austretende Wasser auffangen. Geeignet ist jede Birke; Größe und Umfang spielen nur für die Wassermenge eine Rolle. So bringt man eine „Zapfstelle" an: In etwa 1 Meter Höhe schneidet man mit einem spitzen Messer schräg von unten etwa 1 bis 2 Zentimeter unter die Borke bis in das Splintholz. Dann spitzt man ein Ästchen von 5 bis 10 Zentimeter Länge flach an, steckt es in den Einstich und schlägt es fest. Das Wasser im Inneren steht unter Druck, sodass die Tropfen entlang des „Zapfhahns" herausfließen.
Das Birkenwasser wird in einem am Stamm befestigten Gefäß aufgefangen, das mit einem dünnen Tuch vor Insekten und Schmutz geschützt werden kann. Etwa 1 Liter Birkenwasser

## Frischen Schwung nach dem Winter schenkt eine Frühjahrskur mit Birkenwasser oder -tee.

lässt sich auf diese Weise an einem Tag gewinnen. Am nächsten Tag zieht man das Stöckchen heraus und drückt die Rinde über der kleinen Schnittwunde an, sie schließt sich wieder. Das Birkenwasser hält sich etwa 2 Tage im Kühlschrank, man kann es auch portionsweise einfrieren.
**Hinweise:** Das Anzapfen ist nur auf eigenem Grundstück gestattet. Gezapft werden sollte nur, wenn es im Winter und Frühjahr genug Niederschläge gegeben hat, ansonsten braucht die Birke ihre Ressourcen selbst. Ein Baum sollte nur alle zwei Jahre angezapft werden. Die Rinde über der Schnittwunde ist wichtig, damit sich weder Pilze noch Bakterien in die Schnittwunde setzen.

### FRÜHJAHRSKUR MIT BIRKENWASSER

Birkenwasser enthält Trauben- und Fruchtzucker, organische Säuren, Mineralstoffe, Spurenelemente, Antioxidantien und Eiweiß. Leicht süßlich erinnert er an frisches Quellwasser.
Bei einer Kur trinkt man über 2 bis 3 Wochen täglich pur oder gemischt 2 bis 3 kleine Gläser Birkenwasser oder 3 bis 4 Tassen Tee aus Birkenblättern. Wegen der entwässernden Wirkung reichlich Wasser dazu trinken.
Birkenblätter und -wasser enthalten harntreibende Substanzen wie Kalium, Flavonoide und Saponine. Sie regen Nieren und Blase an. Dies lässt sich zur Vorbeugung und begleitenden Behandlung von Harnwegsinfekten und Nierengrieß nutzen. Die „Ausleitung" unterstützt bei Rheuma, Gicht, Haut- oder Haarproblemen.
**Hinweis:** Wer an Ödemen, Nieren- oder Herzinsuffizienz oder Birkenpollenallergie leidet, sollte die Birke nicht innerlich nutzen.

### FÜR HAUT UND HAARE

Tee und Birkenwasser können auch zur Haut- und Haarpflege genutzt werden: bei trockener oder unreiner Haut als Getränk, Gesichtswasser oder Kompresse. Mit verdünntem Tee oder Wasser lassen sich Spülungen für glänzendes Haar machen, eventuell mit Apfelessig gemischt.

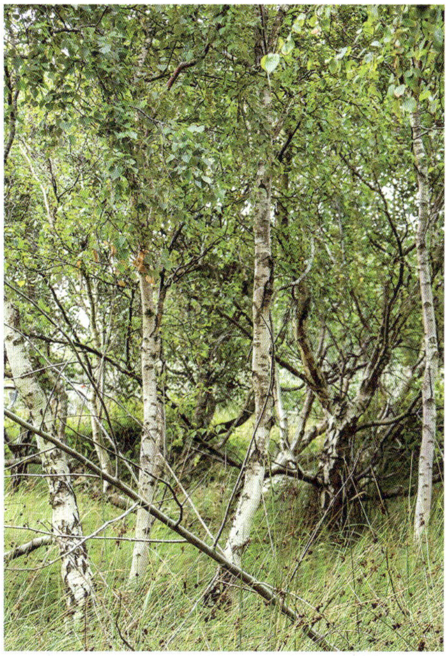

## Aus dem Norden

Skandinavien und Sibirien sind die eigentliche Heimat der Birke. Die bei uns weit verbreitete Hängebirke *Betula pendula* wird auch Weiß-, Warzen- oder Sandbirke genannt. Daneben gibt es die seltenere Moorbirke *Betula pubescens*. Man findet Birken allein stehend auf Waldlichtungen und Brachland oder als Alleen gepflanzt. Das anspruchslose Pioniergehölz gedeiht fast überall.
Die rundlich-ovalen bis dreieckigen Blätter mit den gezackten Rändern sind zunächst frischgrün und werden dann dunkler. Im Frühjahr sondern sie ein klebriges, harziges Sekret ab, das nach Balsam duftet.
Die eiförmigen Birkenknospen finden sich wechsel- und endständig am Zweig. Von Juli bis September reifen die kleinen, beidseitig geflügelten Früchte.

# Die Rezepte

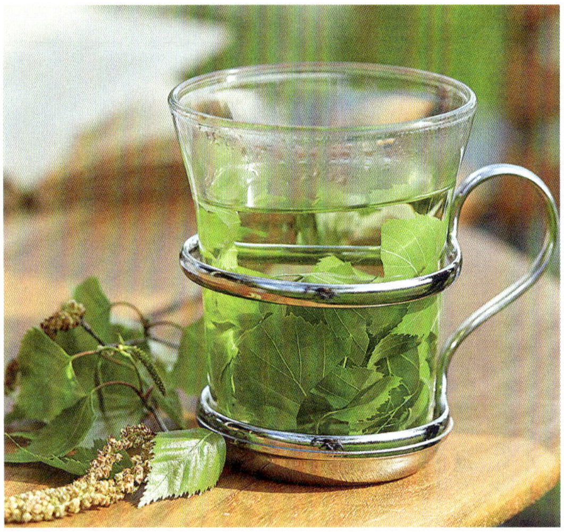

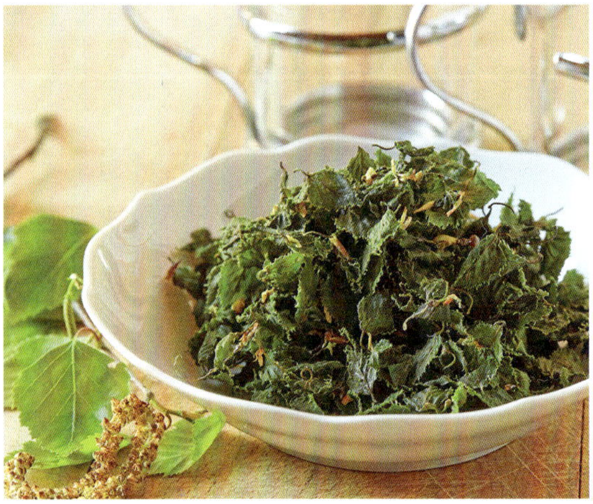

**Als Tee haben Birkenblätter entwässernde und ausleitende Wirkung. Für den Vorrat werden die Blätter getrocknet.**

## Birkenblättertee

**Herstellung**
Für einen Tee pflückt man die jungen hellgrünen, weichen Blätter. 2 EL frische (oder 1 EL getrocknete) Blätter mit Knospen mit 250 ml heißem Wasser überbrühen. Etwa 15 Minuten abgedeckt ziehen lassen. Abseihen. Der Tee schmeckt herb-aromatisch, fruchtig und leicht bitter.

**Anwendung**
Als Frühjahrskur 2 bis 3 Wochen täglich 3 bis 4 Tassen trinken.

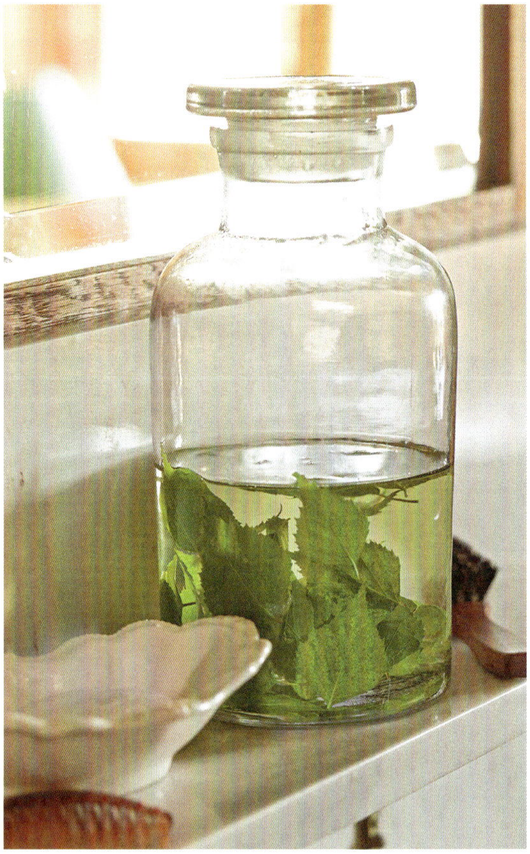

## Birkenhaarwasser

**Zutaten**
5 EL Birkenblätter
2 EL Brennnesselblätter
2 EL Rosmarin
500 ml Doppelkorn

**Herstellung**
Die Blätter und Nadeln können frisch oder getrocknet verwendet werden. Diese grob zerkleinern. In einem Schraubglas mit dem Alkohol übergießen und verschließen. 3 Wochen lichtabgewandt ziehen lassen, alle 2 bis 3 Tage umrühren. Abseihen und abfüllen. Dunkel gestellt etwa 1 Jahr haltbar.

**Anwendung**
Die Tinktur 1:1 mit stillem Mineralwasser mischen. Regelmäßig die Kopfhaut damit massieren:
- zur Stärkung der Haarwurzeln
- bei Schuppen

Für das Öl können auch besonders hautpflegende Öle wie Mandel-, Weizenkeim- oder Aprikosenkernöl verwendet werden.

## Birkenpflegeöl

**Zutaten**
2 Handvoll frische Birkenknospen und -blätter
3 EL frischer Rosmarin
250 ml kalt gepresstes Olivenöl
nach Belieben ca. 15 Tropfen ätherisches Zitronenöl

**Herstellung**
Knospen und Blätter grob gehackt in ein Schraubglas geben und mit Olivenöl bedecken. Deckel nur auflegen bzw. Öffnung mit Gaze bedecken. Lichtabgewandt 3 bis 4 Wochen bei Zimmertemperatur ziehen lassen, dabei täglich umrühren. Durch ein feines Sieb abseihen. Nach Belieben einige Tropfen Zitronenöl zugeben. Abfüllen. Kühl gelagert etwa 1 Jahr haltbar.

**Anwendung**
Das Birkenöl versorgt die Haut mit Nährstoffen und zellschützenden Antioxidantien, das frisch duftende Zitronenöl hat zudem einen leicht antibakteriellen, zusammenziehenden Effekt.
- wirkt hautpflegend und -straffend
- bei rissigen oder entzündeten Hautstellen und Abschürfungen
- bei Muskel- und Gelenkbeschwerden – abschwellend, entzündungshemmend und durchblutungsfördernd
- bei hormonell bedingten Wasseransammlungen im Oberschenkel- und Bauchbereich – entstauend

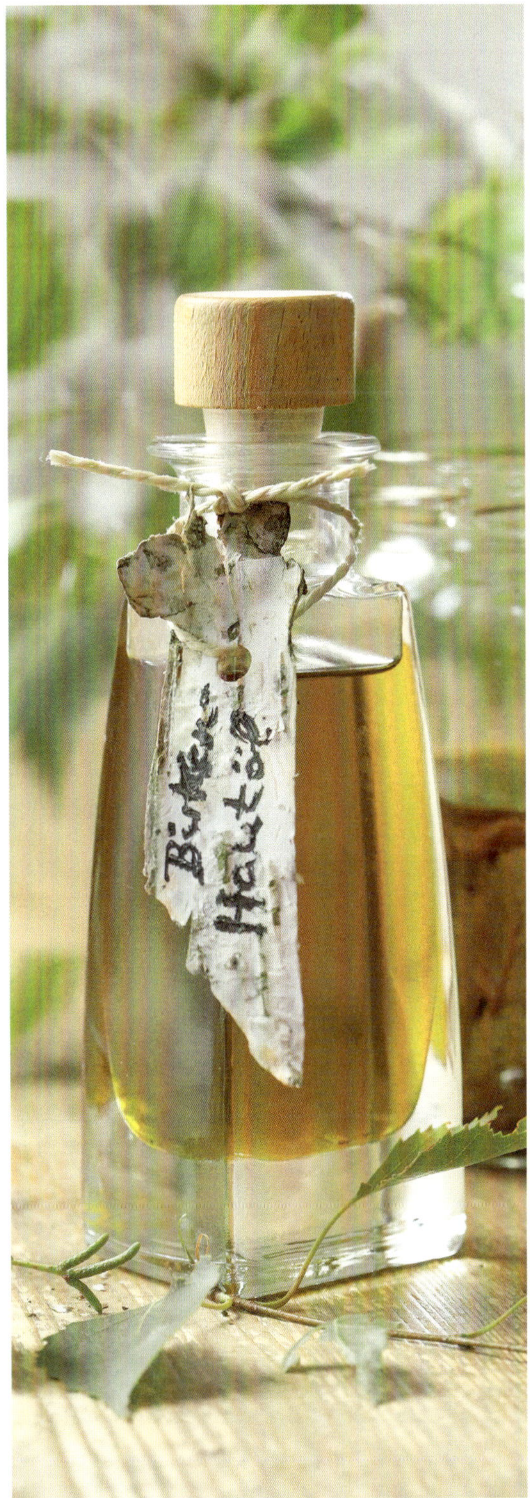

Fotos: Roland Krieg (2), Heinz Duttmann, Roland Krieg

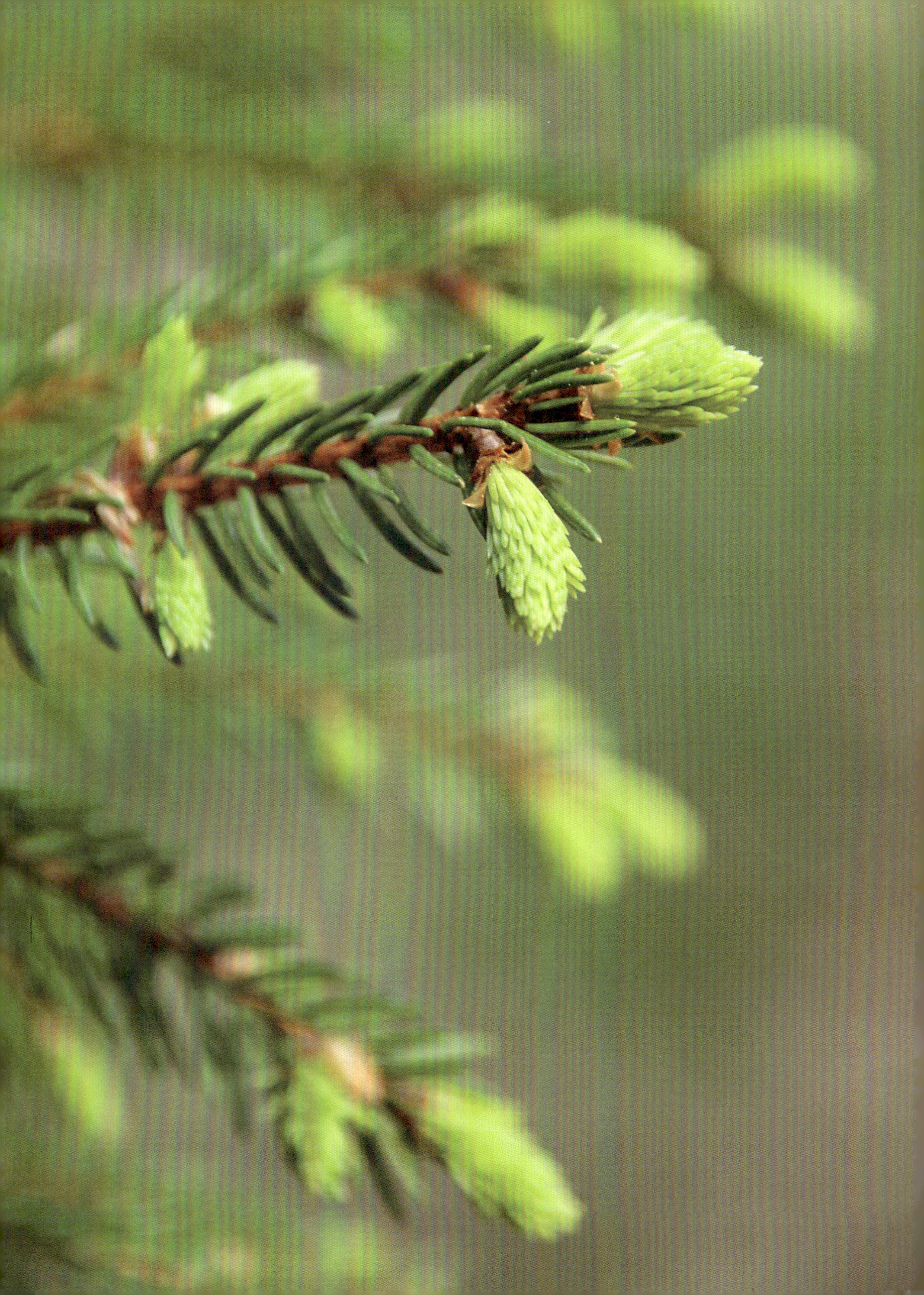

# Fichtensprossen

Aus jungen Fichtensprossen stellen wir Franzbranntwein her – ein bewährtes Einreibemittel bei Rückenschmerz und Muskelkater.

Foto: Flora Press/ Christine Ann Föll

Bei Franzbranntwein handelt es sich um einen alkoholischen Auszug.

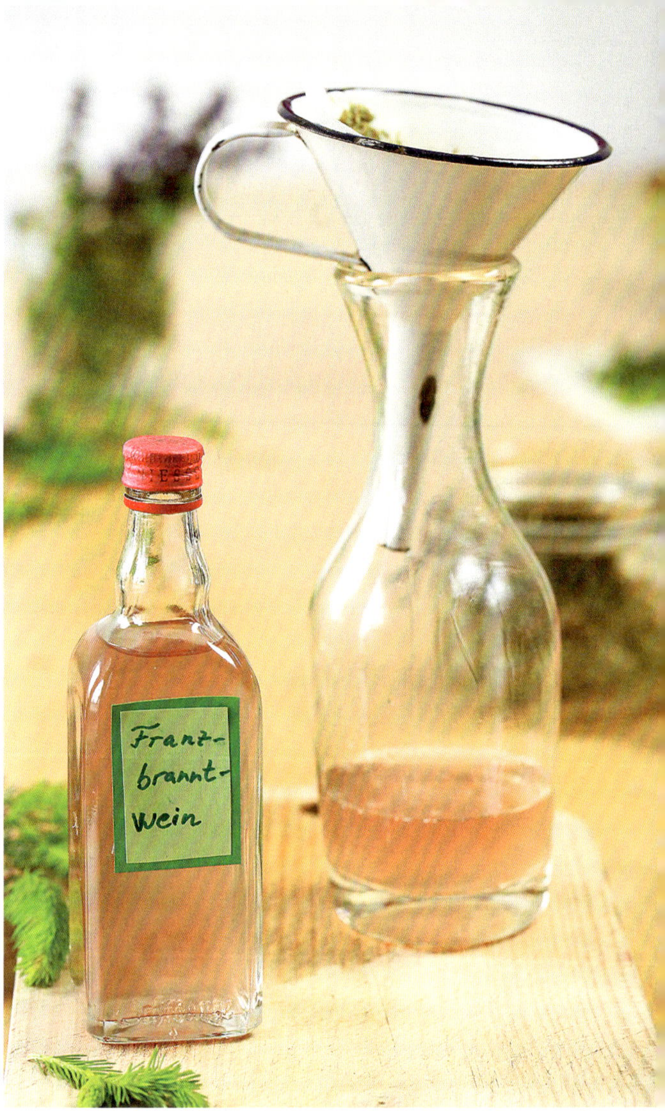


An den Nadelbäumen fallen im Frühjahr die leuchtend grünen Triebspitzen ins Auge. Die frischen Sprossen heben sich vom dunklen „Tannengrün" der alten Nadeln ab und sind nicht pieksig, sondern weich, biegsam und saftig. Wer mag, kann jetzt beim Waldspaziergang von den Fichten „naschen"; die jungen Sprossen sind genießbar und sogar Vitamin-C-reich. Die Hauptinhaltsstoffe ätherisches Öl, Harz und Gerbstoffe fördern die Durchblutung und helfen bei Erkältungskrankheiten.
Schon vor 200 Jahren wurden junge Triebe zu Heilzwecken in Alkohol ausgezogen. Eine „Arzneymittellehre" von 1816 beschreibt die Herstellung einer Fichtensprossen-Tinktur: „Drey Pfund Franzbranntwein werden über ein Pfund Fichtenknospen bis zur Hälfte abgezogen. Ein kräftiges äusseres Mittel."

## HAUSMITTEL FRANZBRANNTWEIN

Seit Generationen gehört Franzbranntwein zur Grundausstattung vieler Hausapotheken. Die Rückenmuskulatur ist sein Haupteinsatzgebiet, aber auch anderen Körperbereichen tut er gut. Bei Rückenschmerz und Hexenschuss wird das Einreibemittel aufgetragen und eingeklopft. Nach harter Gartenarbeit, bei Zerrungen und Prellungen entspannt Franzbranntwein die Muskulatur und nimmt Entzündungen aus schmerzenden Gelenken. Eine Massage vor einer langen Wanderung kann einem Muskelkater vorbeugen. Wenn sich ein Kind beim Toben den Fuß verstaucht, kommt er zum Einsatz. Auch Abschürfungen und Schrammen am Knie kann der Branntwein desinfizieren.
Ein leichtes Brennen und eine belebende Kühle zeigen die verstärkte Durchblutung der Haut an. Waschungen an heißen Tagen vermindern die Schweißbildung und werden auch in der Altenpflege oftmals gewünscht.

### ❖ UNSER TIPP ❖

*Bei empfindlicher Haut sollten kleine Abschürfungen oder Schrammen mit verdünntem Franzbranntwein desinfiziert werden. Dazu 2 bis 3 Teile Wasser mit 1 Teil Franzbranntwein mischen.*

Bei empfindlicher Haut wird der alkoholische Pflanzenauszug mit Wasser verdünnt. Um das Austrocknen der Haut zu verhindern, trägt man anschließend eine fettreiche Salbe oder Öl auf. In den verschiedenen „Franzbranntwein"-Produkten sind durchblutungsfördernde ätherische Öle enthalten, gelöst in hochprozentigem Alkohol. Verwendet werden vor allem Fichtennadelöl, Latschenkiefernöl, Kampfer und Menthol. Kampfer bzw. Campher ist ein medizinischer Wirkstoff, der aus dem Holz des Kampferbaums *Cinnamomum camphora* gewonnen wird. Menthol wird aus dem ätherischen Öl der Pfefferminze gewonnen. Menthol kam Ende des 19. Jahrhunderts aus Fernost nach Europa und wurde bald für seine pharmazeutische und kühlende Wirkung bekannt.

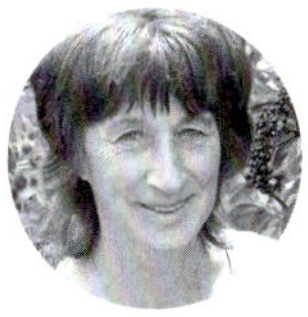

„Franzbranntwein verschafft strapazierten Muskeln und Gelenken nach anstrengender Gartenarbeit wohltuende Erholung."

Ellen Huber

## SPROSSEN PFLÜCKEN

Wenn die zarten braunen Hüllen von den jungen Fichtenknospen abgefallen sind, können diese für Tinkturen und andere Zubereitungen gepflückt werden. Die meisten Wirkstoffe sind nach ein paar wärmeren, sonnigen Tagen enthalten. Die beste Tageszeit zum Pflücken ist der späte Vormittag. Man nimmt jeweils nur ein, zwei Triebspitzen von einem Zweig, damit der Baum weiter wachsen kann.

**Hinweis:** Da die Spitzen der giftigen Eibe zeitgleich austreiben, sind beim Sammeln der Fichtenspitzen Sorgfalt und gute botanische Kenntnisse erforderlich. Unterscheiden lassen sich die Bäume unter anderem an ihren Nadeln. Diese sind bei der Eibe weicher, breiter und auch flacher, während die älteren Nadeln der Fichte spitz sind und stechen.

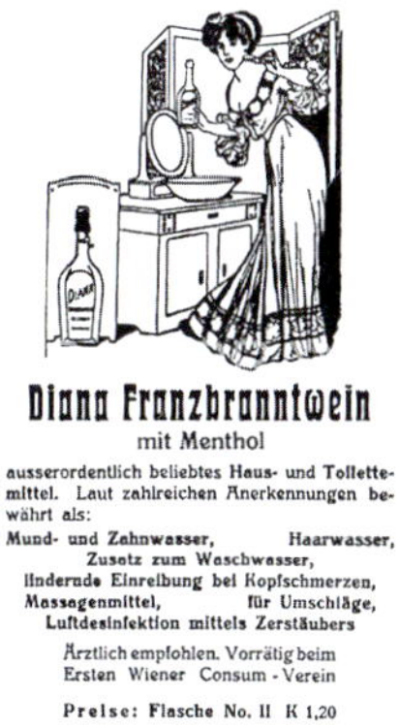


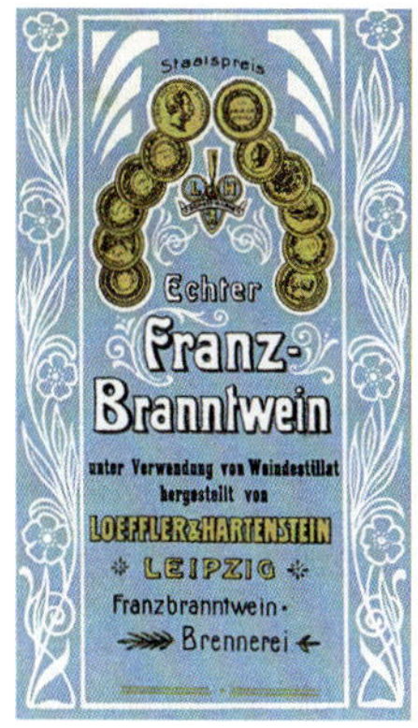


**Links: Laut dieser Reklame von 1912 hat sich das „Haus- und Toilettemittel" bereits bewährt. Diana Franzbranntwein gibt es in Österreich seit 1897. Rechts: Ein Flaschenetikett des prämierten Franz-Branntweins der Leipziger Weinbrennerei „Loeffler & Hartenstein", um 1900.**

## Franzbranntwein

### Vom feinen Weinbrand ...

In Deutschland stellte man seit dem 15. Jahrhundert Branntwein aus Getreide her, auch Kornbranntwein, Kornbrand oder Korn genannt. Im Unterschied dazu destillierten weinreiche Länder wie Frankreich, Portugal und Spanien Branntwein aus Trauben, aus Trester und sonstigen Weinresten (Weinbrand, Weingeist oder Spiritus genannt). „Franzbranntwein" war früher die allgemeine Bezeichnung für Weinbrand, denn Frankreich war bekannt für seine hochwertigen Sorten; die geschätztesten waren Armagnac und Cognac. Die Bezeichnung „Franzbranntwein" entstand durch das Zusammenziehen der beiden Wörter französischer Branntwein.

### ... zu Omas Einreibemittel

Parallel zur feinen Ware wurden auch Branntweine schlechterer Qualität zu medizinischen Zwecken, zur Schmerzlinderung und Desinfektion produziert. In „Meyers Konversations-Lexikon" von 1888 konnte man lesen: „Franzbranntwein dient als Getränk, geringere Sorten werden auch zu Einreibungen benutzt." Inzwischen hat sich das Durcheinander von Begrifflichkeiten rund um den Franzbranntwein geklärt: Wer heute von „Franzbranntwein" spricht, meint stets das inzwischen bewährte pharmazeutische Hausmittel.

Fotos: Heinz Duttmann, Privat, Hersteller/ Diana mit Menthol, Stadtgeschichtlichen Museum Leipzig/ Franzbranntwein

# Die Rezepte

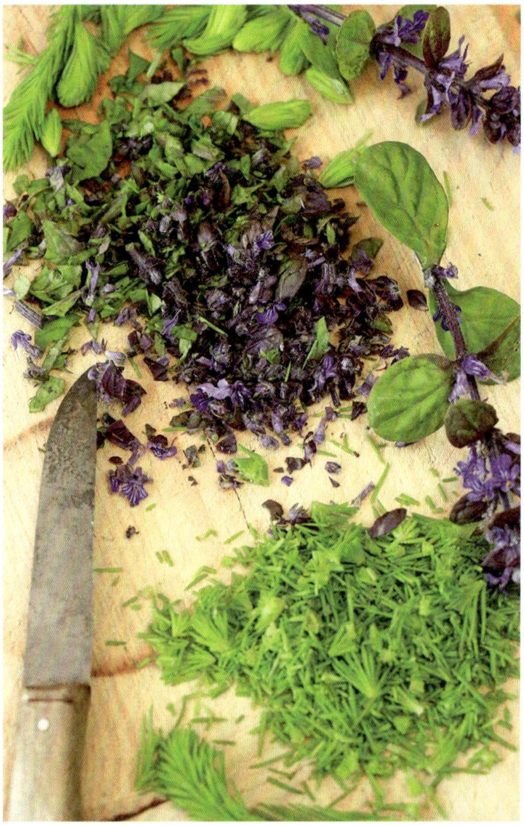

Mit jungen Fichtensprossen, Günselkraut und Alkohol wird der „Franzbranntwein zum Einreiben" angesetzt. Er hilft bei Beschwerden des Bewegungsapparates.

## Franzbranntwein zum Einreiben

**Herstellung**
Etwa 100 g (4 Handvoll) frische Fichtensprossen und 15 Stängel (2 Handvoll Kraut und Blüten) frischen Kriechenden Günsel fein schneiden und mörsern. In ein 500-ml-Schraubglas geben. Mit Doppelkorn auffüllen (60–70%iger Alkohol aus der Apotheke zieht die Wirkstoffe besser aus, ist aber auch deutlich teurer) und verschließen. Lichtabgewandt etwa 4 Wochen ziehen lassen. Weitere Zubereitung wie bei der Tinktur aus Sprossen (rechts). Dunkel aufbewahrt etwa 1 Jahr haltbar.

**Anwendung**
Diese Kombination empfiehlt sich bei Arthritis, Arthrose und anderen Beschwerden des Bewegungsapparates. Günsel hat eine festigende Kraft auf die Knochen und das Unterhautgewebe sowie stark entzündungshemmende Eigenschaften.

**Tipp**: Wer keinen Günsel findet, kann die Fichtensprossen mit einer anderen Pflanze unterstützen:

- **Vogelmiere** (etwa 1 Handvoll Kraut) wirkt aufgrund der Saponine schmerzlindernd und entzündungshemmend bei Beschwerden des Bewegungsapparates.
- **Gänseblümchen** (etwa 1 Handvoll Blätter und Blüten) helfen bei stumpfen Verletzungen von Muskeln und Gelenken.
- 2 EL vorzugsweise frischer gehackter **Rosmarin** oder zerdrückte **Wacholderbeeren** fördern die Durchblutung.

## Badezusatz mit Fichte

**Herstellung und Anwendung**
Für einen Badezusatz etwa 4 Handvoll frische, grob geschnittene Nadeln über Nacht in einem Topf Wasser einweichen. Dann etwa 30 Minuten zugedeckt köcheln. Abseihen und den duftenden „Nadelwald-Sud" dem Badewasser zugeben. Etwa 15 Minuten im warmen Bad die aufsteigenden Dämpfe einatmen:

- zur Befreiung der Atemwege
- zur Entspannung der Muskulatur
- wirkt durchblutungsfördernd

**Tipp:** Für den Badezusatz können „alte" Nadeln genauso gut verwendet werden.

## Fichtensprossentee

**Herstellung**
1 TL frische, fein geschnittene Sprossen mit 250 ml siedendem Wasser aufgießen. 5 Minuten abgedeckt ziehen lassen, abseihen.

**Anwendung**
3-mal täglich eine Tasse trinken:

- bei Husten, Bronchitis
- bei Frühjahrsmüdigkeit

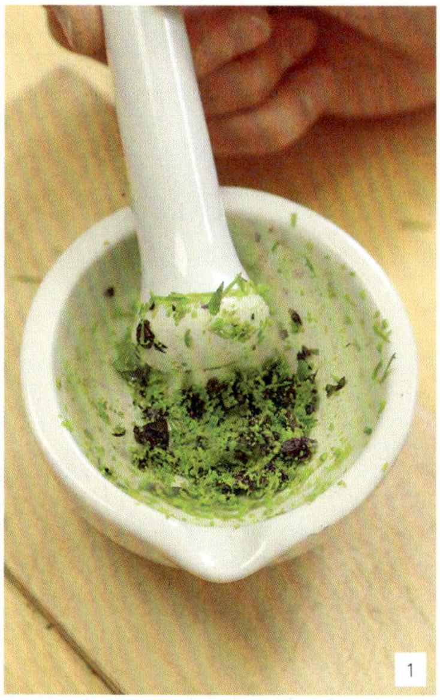

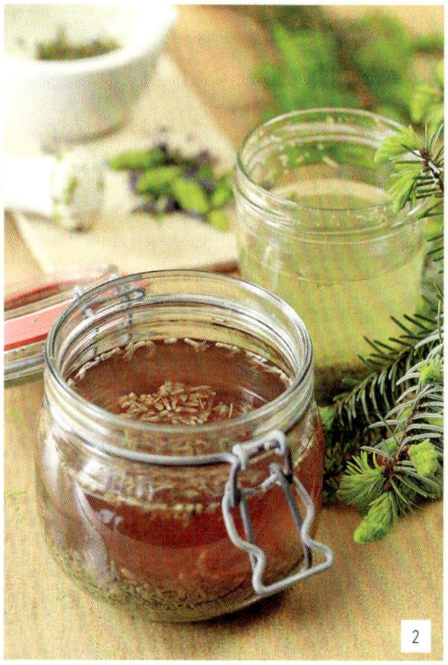

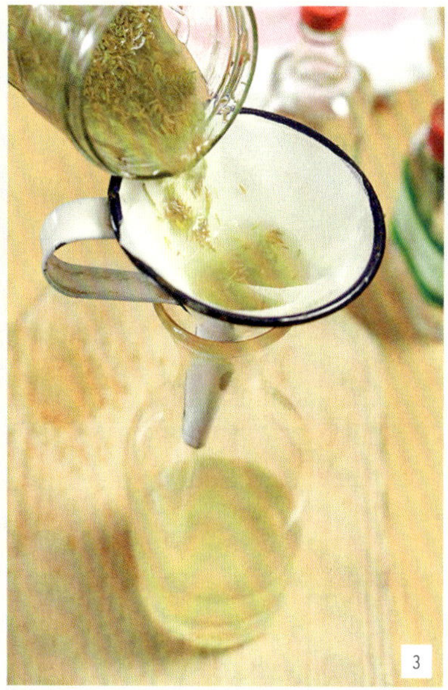


## Fichtensprossentinktur

**Herstellung**

Für ein 250-ml-Glas benötigt man rund 100 g Fichtensprossen (etwa 4 Handvoll) und Doppelkorn. 60–70%iger Alkohol aus der Apotheke zieht die Inhaltsstoffe besser aus, ist aber auch deutlich teurer.

Die Sprossen säubern und fein schneiden. In kleinen Portionen kräftig mörsern, bis Saft austritt (1). Pflanzenteile in ein Schraubglas geben. Den Mörser mit Alkohol ausspülen und den Alkohol zur Tinktur geben, um den Zellsaft optimal zu nutzen. Das Glas bis oben hin mit Doppelkorn auffüllen, sodass alles vollständig bedeckt ist (2).
Gut umrühren, dann das Glas verschließen. Lichtabgewandt 4 bis 6 Wochen ziehen lassen. Die ersten 2 Wochen jeden 2. Tag sorgfältig umrühren, später genügt ein- bis zweimal pro Woche.
Durch einen Papier-Teefilter abseihen, um Schwebstoffe zu entfernen (3). In eine Flasche füllen. Dunkel aufbewahrt etwa 1 Jahr haltbar.

**Anwendung**

Eine Tinktur nur mit Fichtensprossen ist wegen der reichlich vorhandenen ätherischen Öle ideal bei Atemwegserkrankungen. Sie wirkt keimreduzierend und schleimlösend bei Erkältung, Husten und Bronchitis.

**Innerlich**

- bei Erkältung 3-mal täglich 1 TL Tinktur in 250 ml mäßig warmen Tee (z. B. Linde oder Kamille) geben

**Äußerlich**

- als Badezusatz bei Erkältung, Muskelkater, Rheuma und Gicht 4 EL Tinktur (oder Franzbranntwein) ins heiße Wasser geben
- als Inhalation (siehe Kasten rechts)

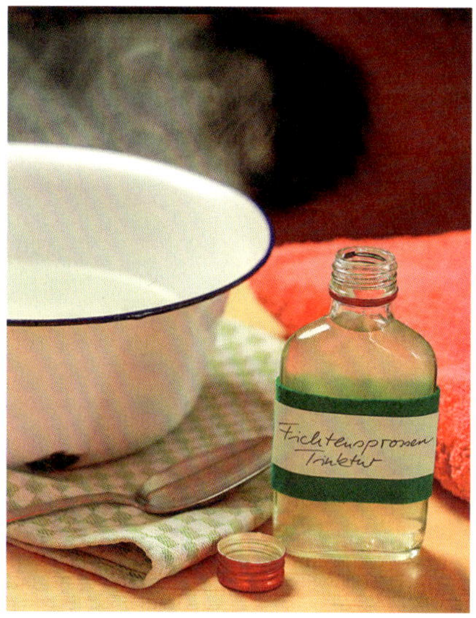


## Inhalation

Eine Inhalation macht Nase und Bronchien frei und stillt den Hustenreiz. Von der Tinktur 1 EL in einen mit heißem Wasser gefüllten Inhalator geben. Oder 1 EL auf 300 ml heißes Wasser in eine kleine Schüssel geben. Mit dem Handtuch über Kopf und Schüssel inhalieren, 2- bis 3-mal täglich etwa 5 Minuten. Auch für Kinder ab 3 Jahren geeignet; hier ist ein Inhalator am sichersten.

Fotos: Heinz Duttmann

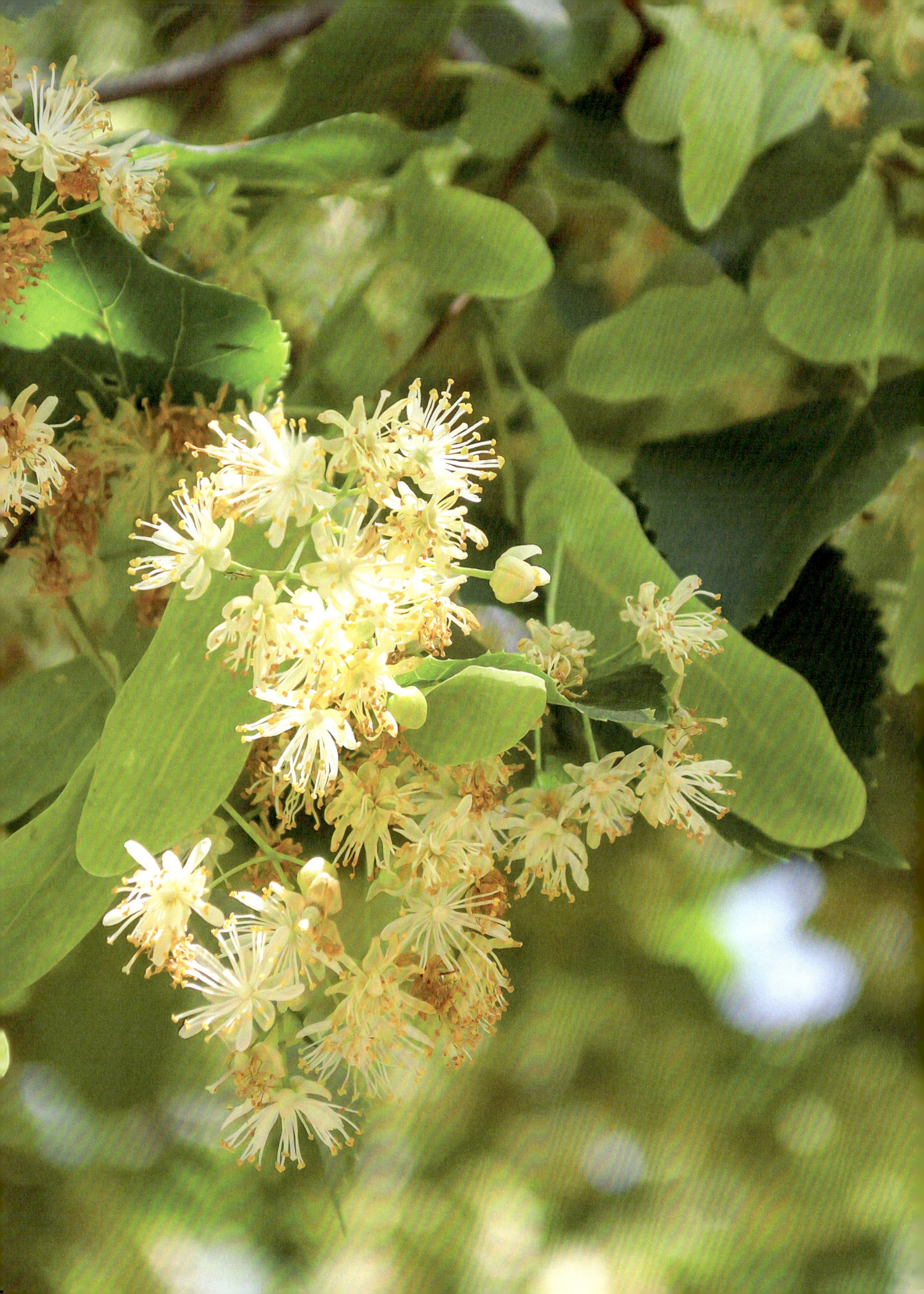

# Linde

Der süßlich-betörende Duft der Lindenblüten gehört zum Sommer. Ein Lindenblütentee bei Erkältung ist ein Klassiker unter den Hausmitteln.

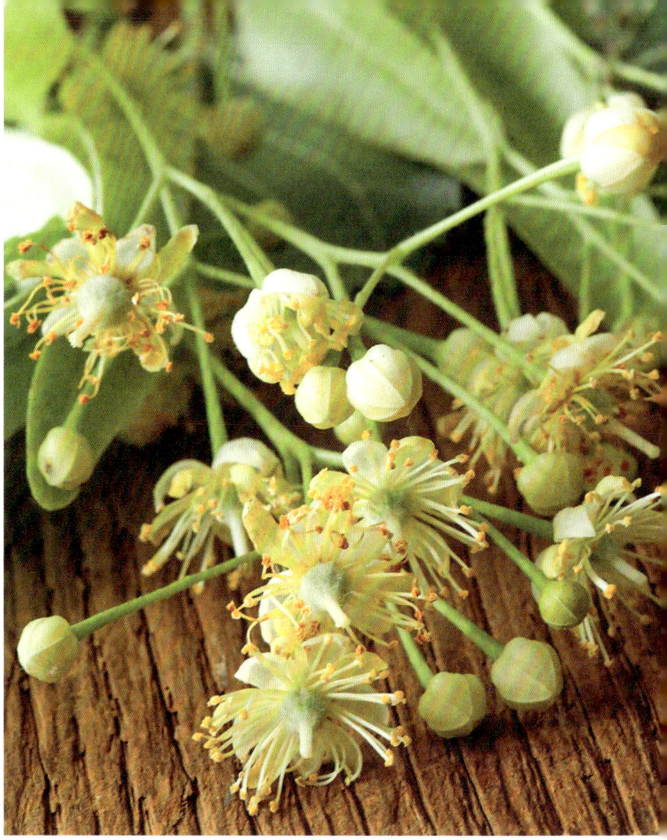

**Die gelb-weißlichen Lindenblüten haben einen leicht honigartigen Geschmack.**

Die Linde steht dem Menschen nahe, sie ist Naturdenkmal und Kulturgut. Bis zu tausend Jahre alt kann der mächtige Baum werden. Früher pflanzte man häufig einzelne Linden als Dorf- und Hoflinde oder als Orientierungshilfe in der Landschaft. Mittelpunkt des gesellschaftlichen Lebens war die Linde schon im Mittelalter: Unter der Dorflinde traf man sich, um Neuigkeiten auszutauschen und Geschäfte abzuschließen, sie diente als „Gerichtsbaum" und als „Tanzlinde".
Die Linde prägt heute Orts- und Familiennamen, nach ihr benannt wurde der Berliner Prachtboulevard „Unter den Linden" und die Fernsehserie „Lindenstraße". Und wer wäre noch nicht in einem Gasthaus „Zur Linde" eingekehrt?

## BLÜTEN FÜR DIE HAUSAPOTHEKE

Von alters her werden auch die Heilkräfte der Linde sehr geschätzt. Husten und Schnupfen „lindert" das Naturheilmittel zuverlässig. Lindenblüten pflückt man im Sommer und trocknet sie für die Erkältungszeit. In der Regel beginnt die Blütezeit der Sommerlinde Mitte Juni, die der Winterlinde Ende Juni. Das Zeitfenster für die Ernte ist dabei recht klein: Spätestens vier Tage nach dem Erblühen pflückt man die Blütenstände mitsamt des pergamentartigen Hochblatts. Ab Anfang Juni sollte man deshalb „seine" ausgewählte Linde, die nicht an einem verkehrsreichen Ort stehen sollte, im Auge behalten.
An einem trockenen, sonnigen Vormittag ist der Wirkstoffgehalt in den Blüten am höchsten. Die Blüten werden im luftigen Korb gesammelt. Zu Hause auf einem Tuch ausgebreitet, trocknen sie rasch. Sie werden unzerkleinert in gut schließenden Dosen oder Gläsern dunkel aufbewahrt. Ihre Wirksamkeit nimmt relativ schnell ab, deshalb pflückt man nur einen Jahresvorrat Lindenblüten.

## BEI ERKÄLTUNG UND HUSTEN

Heute ist die Wirksamkeit von Lindenblüten *Tiliae flos* bei Erkältungskrankheiten und trockenem Reizhusten wissenschaftlich anerkannt. Lindenblütentee wirkt schweißtreibend, fiebersenkend und beruhigend. Wer durchnässt oder durchgefroren nach Hause kommt, hat gute Chancen, mit zwei oder drei Tassen Lindenblütentee eine Erkältung zu verhindern. In Zeiten besonderer Ansteckungsgefahr kann er bereits prophylaktisch zur Stärkung der Abwehrkraft getrunken werden.
Die Blüten enthalten viele Schleimstoffe (etwa 10 Prozent), Flavonoide, Gerbstoffe und ätherisches Öl, unter anderem Farnesol, Geraniol und Eugenol, die den Geruch und Geschmack prägen. Die Schleimstoffe legen sich als Schutzschicht auf die gereizte Schleimhaut in Mund und Rachen und lindern Reizhusten. Zusammen mit den Flavonoiden wirken sie krampflösend und entzündungshemmend. Flavonoide und ätherisches Öl wirken schweißtreibend, Gerbstoffe zusammenziehend und entzündungshemmend.
Das enthaltene ätherische Öl Farnesol wird übrigens in vielen Deodorants verwendet, es kann

❖ UNSER TIPP ❖

*Honig lindert Halsschmerzen und Hustenreiz, indem er einen Schutzfilm auf Hals und Rachen legt. Besonders hilfreich ist Lindenblütenhonig bei fiebrigen Erkrankungen.*

die Bakterienbildung minimieren und verhindert, dass Schweiß in unangenehmen Körpergeruch umgewandelt wird.

### WEITERE VERWENDUNG

Auch außerhalb der Erkältungszeit lassen sich die Lindenblüten nutzen. Sie entspannen, helfen bei Nervosität, Schlafproblemen und Erschöpfung. Der Tee ist mild und riecht gut, weshalb viele Kinder ihn mögen. Für unruhige Säuglinge und Kinder sind ein Lindenblütentee oder -bad gut geeignet. Eine selbst gemachte beruhigende Lindenblüten-Limo können Kinder auch zur Schule mitnehmen.

### HONIG AUS NEKTAR

Die Linde ist eine wichtige Bienenweide. Bienen sammeln neben dem Blütennektar auch Honigtau von den Blättern. Man unterscheidet deshalb zwei Sorten der Tracht: Lindenblütenhonig wird von den Bienen „klassisch" aus Blütennektar erzeugt. Als reiner Sortenhonig ist Lindenblütenhonig selten, denn er ist nur in zusammenhängenden Lindenwäldern zu gewinnen. Er enthält meistens auch etwas Nektar aus anderen Blüten. Lindenblütenhonig ist bernsteinfarben, die Konsistenz eher flüssig, und er hat ein kräftiges, etwas mentholartiges Aroma.

### HONIGTAU

Der dunklere „Lindenhonig" ist eine Mischung aus Honigtau (siehe unten stehenden Absatz) und Blütenhonig. Je nach Mischungsverhältnis variiert seine Farbe von beige-gelblich bis hellbraun. Der Geschmack ist kräftig, malzig bis fruchtig, die Konsistenz flüssig bis kristallin. Hinter der Bezeichnung „Honigtau" verbirgt sich die zuckerhaltige Ausscheidung von Blattläusen, die typischerweise die Linde zur Hauptblütezeit besiedeln. Die Läuse saugen den Pflanzensaft aus den Blättern, verwerten das Eiweiß und scheiden überschüssige Zuckerstoffe aus. Der klebrige Saft tropft dann von den Blättern herab.

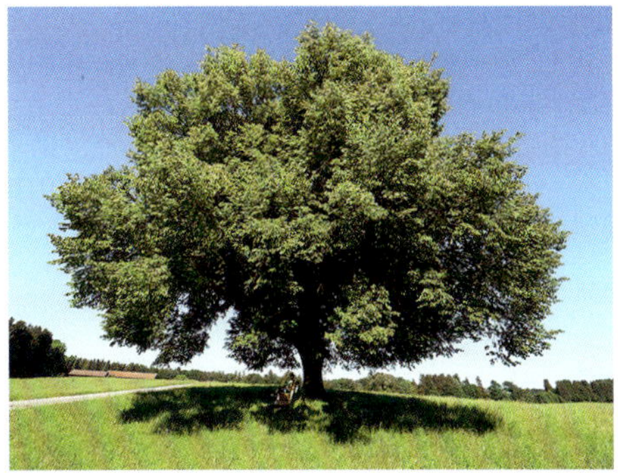

## Sommer- und Winterlinde

Bei uns sind zwei Lindenarten heimisch: die Sommerlinde *Tilia platyphyllos* (Bild oben) und die Winterlinde *Tilia cordata*. Beide Arten sind gleichermaßen heilkundlich zu verwenden. Reine Lindenwälder sind selten. Der Colbitzer Lindenwald bei Magdeburg ist mit 220 Hektar der größte geschlossene Lindenwald Europas. Beide Arten sind stattliche Bäume mit ausladender Krone und herzförmigen, gesägten Blättern. Sie können bis zu 1000 Jahre alt werden und bereits im Alter von 10 bis 20 Jahren Blüten bilden. Bis zu 60 000 Blüten entwickelt eine große Linde. Mit dem Blütenstand ist ein einzelnes längliches Hochblatt verwachsen, das im Herbst als Flugsegel dient. Fallen die Samen herab, drehen sie sich wie kleine Propeller.

**Beide Arten unterscheiden**

Mit bis zu 30 Meter Höhe überragt die Sommerlinde die Winterlinde. Ihre Blätter sind bis 12 cm lang, beidseitig samtig behaart und gleichmäßig grün. Die Blätter der Winterlinde sind kleiner (bis 7 cm), ledrig glänzend und die behaarte Unterseite ist heller, bläulich-grün. Die Bärtchen in den Achseln der Blattnerven sind bei der Sommerlinde weiß, bei der Winterlinde rötlich-braun.
Die Blütenstände der Sommerlinde bestehen aus 2 bis 5 weißlich-grünen Blüten, die der Winterlinde aus bis zu 15 gelblich-grünen Blüten. Die kugeligen Früchte (Nüsschen) der Sommerlinde sind größer, dicht behaart und holzig, die der Winterlinde kleiner, kahl und zerdrückbar.

**Lindenholzkohle**

Das Holz der Linde hat ebenfalls einen medizinischen Nutzen. Pulverisierte Lindenholzkohle *Ligni tiliae carbo pulveratus* ist ein bewährtes Mittel bei Magenverstimmung und Durchfall.

Fotos: Heinz Duttmann, mauritius images/ Josef Kuchlbauer

# Die Rezepte

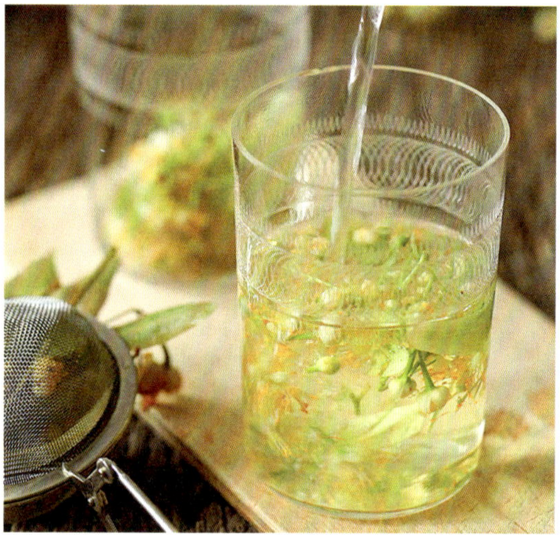

## Lindenblütentee

**Herstellung**
2 TL frische oder 1 TL getrocknete Lindenblüten mit 250 ml heißem Wasser aufgießen. Etwa 10 Minuten abgedeckt ziehen lassen. Abseihen.

**Anwendung innerlich**
- zur Vorbeugung und bei einer leichten Erkältung 3-mal täglich 1 Tasse Tee mäßig heiß trinken (kurmäßig nicht länger als 3 bis 4 Wochen)
- als Schwitzkur bei akuten Infekten Tee mit doppelter Menge Blüten aufbrühen, sehr heiß trinken

**Anwendung äußerlich**
Abgekühlter Tee kann genutzt werden als:
- kühlende Kompresse bei Juckreiz oder leichtem Sonnenbrand
- Gesichtswasser bei unreiner oder gereizter Haut
- Spülung nach der Haarwäsche: Der Tee macht die Haare geschmeidig und pflegt die Kopfhaut.

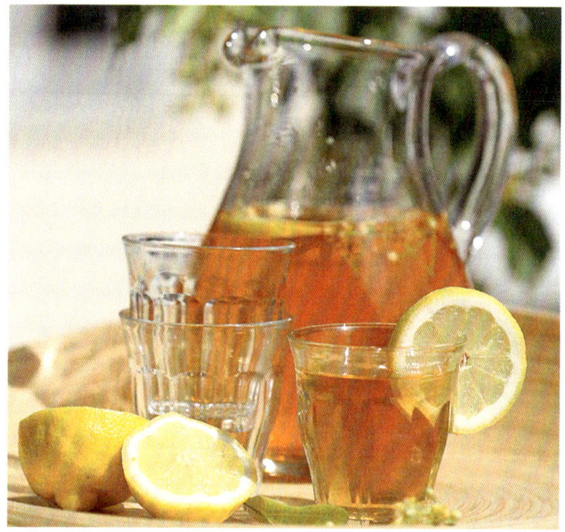

## Lindenblüten-Limonade

**Zutaten für ca. 1,5 Liter**
1–2 Handvoll frische Lindenblüten
500 ml Apfelsaft
Saft von 1–2 Zitronen
1–2 EL Lindenblütenhonig

**Herstellung und Anwendung**
Die Blüten grob schneiden, in einen Topf geben und mit 1 Liter kaltem Wasser kurz aufkochen. Über Nacht abgedeckt ziehen lassen, dabei kann sich der Auszug rötlich färben. Am Morgen abseihen. Der Sud ist bereits schmackhaft, leicht honigartig und kann auch pur getrunken werden. Als Limonade mit Apfelsaft gemischt sowie mit Zitronensaft und Honig abgeschmeckt, ist die Limonade ein erfrischender Genuss. Gekühlt 2 Tage haltbar.

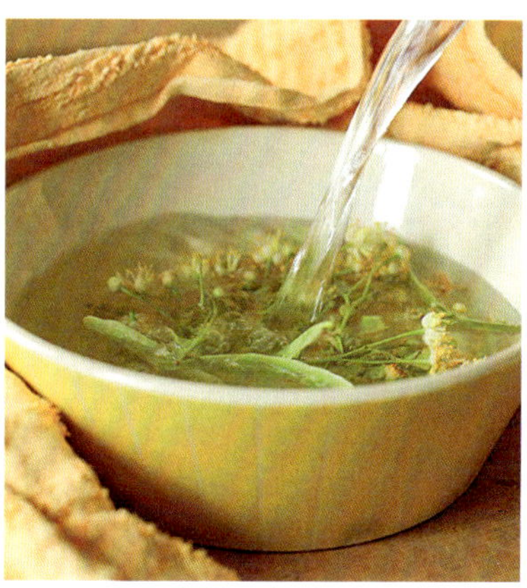

## Inhalieren mit Lindenblüten

*Bei Husten und Schnupfen lindern Inhalationen mit Lindenblüten die Beschwerden.*

**Herstellung und Anwendung**
6 EL frische oder 3 EL getrocknete Blüten in einer Schüssel mit 250 ml heißem Wasser übergießen. Ein Handtuch über den Kopf legen und die aufsteigenden Dämpfe inhalieren. 3-mal täglich durchführen. Bei Kindern ist aufgrund der Verbrühungsgefahr die Verwendung eines Inhalators ratsam.

Die Lindenblüten-emulsion ist eine Wohltat für empfindliche, trockene und strapazierte Haut.

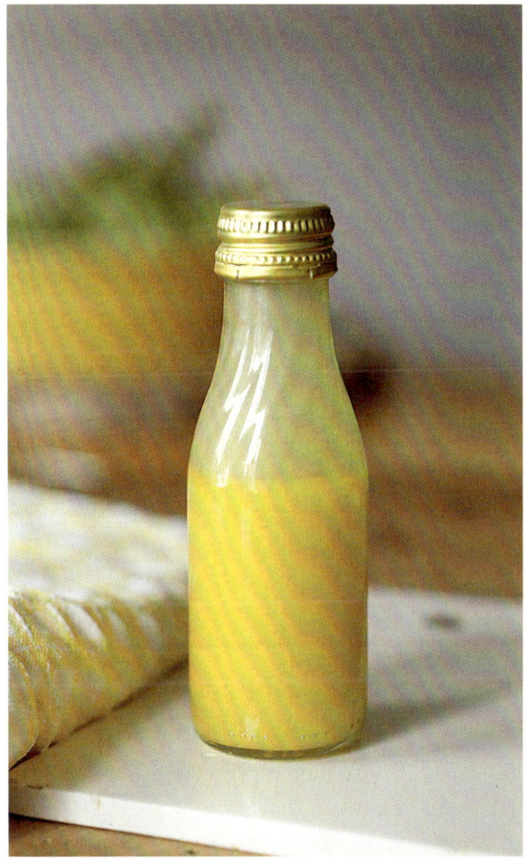

## Körperemulsion

**Herstellung**
Die Emulsion besteht aus einer Öl-Tee-Mischung (2 Teile Öl/1 Teil Tee). Sie wird stets frisch für einige Tage hergestellt.

**Herstellung der Basis:** Zuerst stellt man einen Lindenblüten-Ölauszug her: Die Blüten grob klein schneiden. Ein 200-ml-Schraubglas zur Hälfte mit frischen oder zu einem Drittel mit getrockneten Blüten füllen. Mit Mandel- oder Jojoba-Öl aufgießen (1). Deckel nur auflegen bzw. Öffnung mit Gaze abdecken (2). 1 Woche lichtabgewandt bei Zimmertemperatur ziehen lassen, dabei täglich umrühren. Abseihen (3).
Kühl gelagert etwa 1 Jahr haltbar.

**Herstellung der Emulsion:** Zuerst für einen Tee 2 EL frische oder 1 EL getrocknete Lindenblüten mit 50 ml siedendem Wasser aufgießen, 15 Minuten ziehen lassen. Abseihen und abkühlen lassen. Dann 2 EL Tee mit 6 EL des Ölauszugs in ein Fläschchen geben und verschütteln (4).
Die Emulsion hält sich verschlossen nur 2 bis 3 Tage im Kühlschrank, denn der Tee kann schnell verkeimen. Kurz vor der Anwendung das Fläschchen schütteln, um die beiden Komponenten zu mischen.

**Anwendung**
- zur Pflege empfindlicher, gereizter oder reifer Haut
- beruhigend, entspannend, zusammenziehend
- durchblutungsfördernd, zellerneuernd
- leicht keimhemmend
- zur Kühlung erhitzter, entzündeter Haut

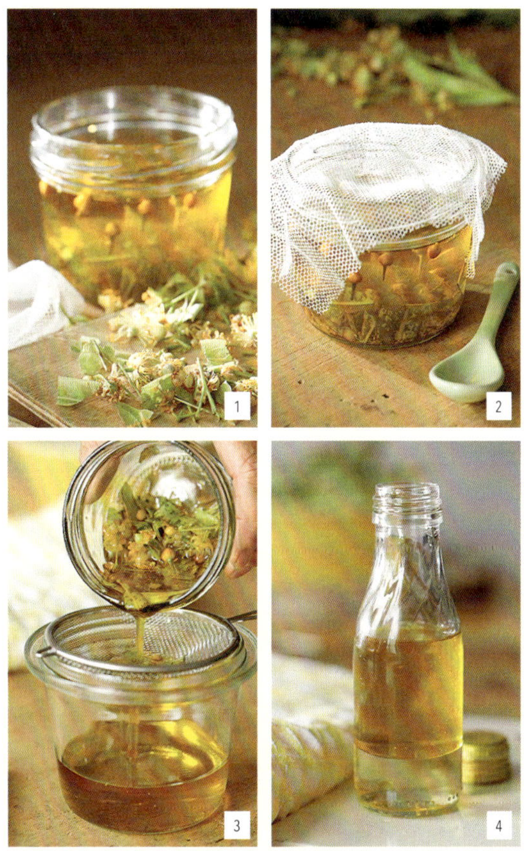


Fotos: Heinz Duttmann

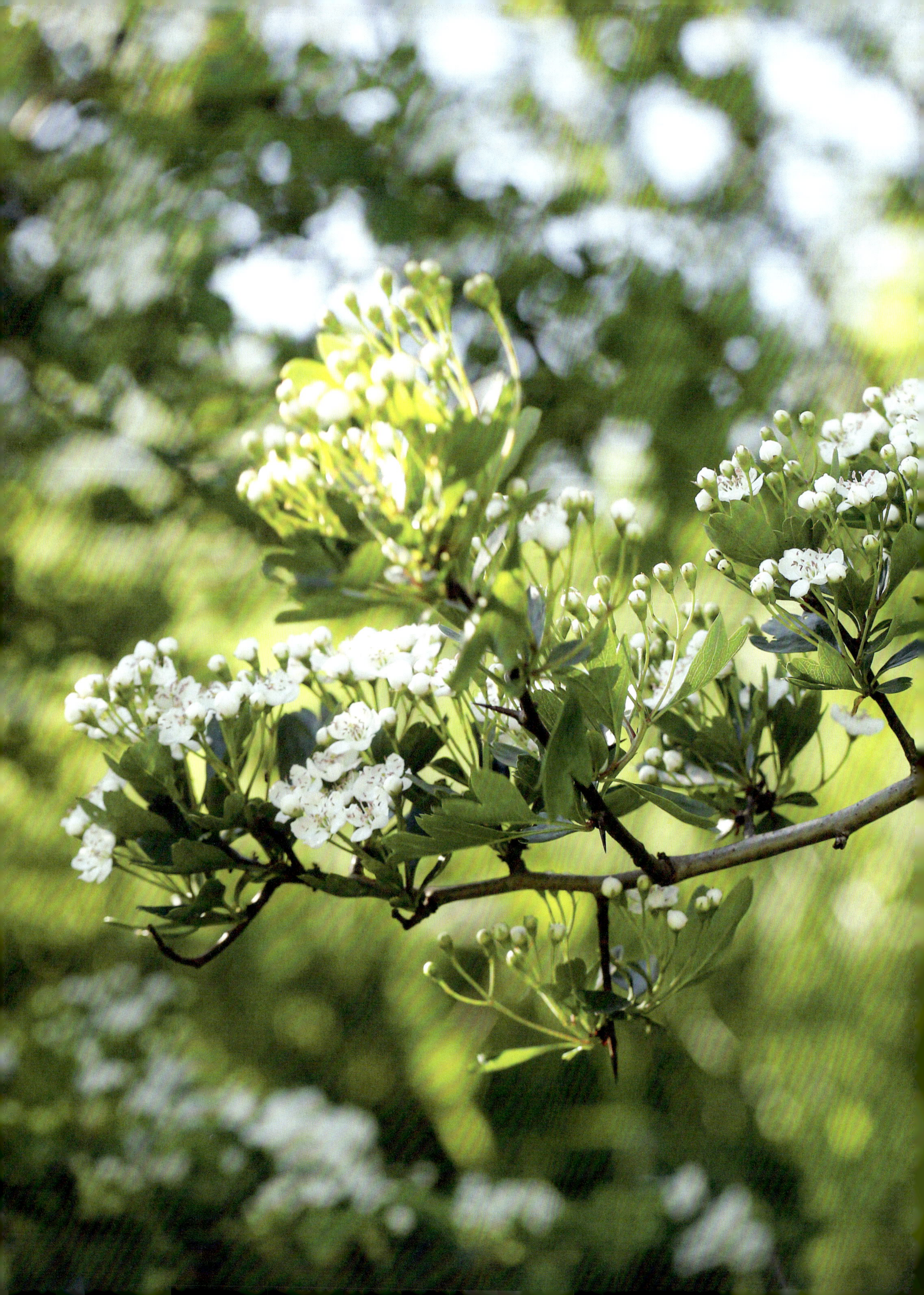

# Weißdorn

Weißdorn ist die Pflanze für alle Herzensangelegenheiten. Die Wirkstoffe aus Blättern und Blüten stärken das Herz-Kreislauf-System.

Foto: Heinz Duttmann

# Ab April werden die Blüten des Weißdorns geerntet.

Der dichte Blütenbehang und die stacheligen Zweige gaben dem Weißdorn seinen Namen. Je nach Region wird Weißdorn auch Hagedorn, Heckendorn, Hageapfel oder Hägele genannt. Das mittelhochdeutsche „Hages" bedeutet Dorngebüsch oder Umzäunung und weist auf die Verwendung des sparrigen Gehölzes als Weidegrenze und als Windschutz auf Ackerflächen.
Im Spätsommer reifen die Beerenfrüchte. Sie sind essbar, schmecken jedoch mehlig. Wenn einst die Getreideernte schlecht ausfiel, wurden die kleinen roten Beeren getrocknet, gemahlen und dem Mehl beigemischt. So entstanden weitere Namen wie Mehlbaum, Mehlbeerbusch oder Mehlbeere. Heute sind die Früchte Winternahrung für Vögel und andere Tiere.
Der botanische Gattungsname *Crataegus* (griechisch *krataios*: stark, fest) bezieht sich auf das harte Holz des Weißdorns. Aus ihm wurden traditionell Messer- und Werkzeuggriffe, Heugabeln und Spazierstöcke hergestellt. Weißdorne wachsen fast überall in Europa, weltweit gibt es Hunderte Arten. Bei uns sind der Eingriffelige Weißdorn *Crataegus monogyna* und der Zweigriffelige Weißdorn *Crataegus laevigata* heimisch (siehe rechts). Beide Wildarten sind heilkräftig.

### WEIßDORN ALS HEILMITTEL

Weißdorn ist die Arzneipflanze für das Herz. Er kann bei bestehenden Beschwerden, aber auch vorbeugend eingesetzt werden. Arzneilich verwendet werden die Weißdornblätter mit Blüten *Crataegi folium cum flore*. Sie enthalten zwei wirksame Inhaltsstoffe: oligomere Procyanidine und Flavonoide. Diese wirken beruhigend, durchblutungsfördernd, zellschützend (antioxidativ) und gefäßerweiternd.
Verschiedene Zubereitungsformen sind in Apotheken, Drogerien und Reformhäusern frei verkäuflich erhältlich: Frischpflanzensaft, Tee, Tropfen, Tabletten und Kapseln mit hochkonzentriertem Trockenextrakt. Weißdorn sollte mehrere Monate eingenommen werden, die Wirkung setzt langsam ein. Er ist sehr gut verträglich und auch bei langfristigem Gebrauch ohne Neben- oder Wechselwirkungen.

### BALDRIAN DES HERZENS

Die Volksheilkunde nutzt die Blätter, Blüten und Früchte schon lange zu gesundheitlichen Zwecken. Inzwischen wurde Weißdorn wissenschaftlich erforscht und seine Heilkraft zur Stärkung der Herz-Kreislauf-Funktion medizinisch anerkannt.
Traditionell wird die Pflanze bei nervösen Herzbeschwerden angewandt sowie zur Unterstützung des sogenannten „Altersherzens" mit beginnenden Durchblutungsstörungen der Herzkranzgefäße, Schwäche des Herzmuskels und nachlassender Herzleistung. Weißdorn wirkt regulierend bei leichten Herzrhythmusstörungen und sowohl bei niedrigem als auch bei hohem Blutdruck. Er kann Arterienverkalkung vorbeugen.

### BLÜTEZEIT IST ERNTEZEIT

Die Blüten enthalten mehr heilende Wirkstoffe als die Blätter, die Früchte am wenigsten. Für unsere Rezepte werden an einem sonnigen Frühlingstag Blätter und Blüten zusammen geerntet, denn zur Vollblüte ist in den Blättern der Wirkstoffgehalt am höchsten. Die Blüten sollen knospig oder gerade aufblüht sein und keine braunen Stellen aufweisen. Zu Hause wird das Pflanzenmaterial auf einem Baumwolltuch zum Trocknen ausgebreitet. Gut verschlossen und dunkel aufbewahrt, ist der getrocknete Teevorrat dann bis zur Erntezeit des nächsten Jahres verwendbar. Junge Blätter und Knospen schmecken in kleinen Mengen auch in (Wildkräuter-)Salaten oder Gemüsegerichten.

#### ❖ HINWEISE ❖

- *Bei allen Herz- und Kreislaufproblemen steht der Besuch des Hausarztes an erster Stelle und die Einnahme von Weißdornpräparaten ist mit ihm abzusprechen.*
- *Für leichtere Herz-Kreislauf-Beschwerden, zur Stärkung der Herzfunktion oder zur Vorbeugung können Heilmittel aus Weißdornblättern und -blüten selbst hergestellt werden.*
- *Anders als Fertigarzneien enthalten unsere Rezepte unterschiedliche Mengen an Wirkstoffen.*

# DORNENBUSCH AM WEGESRAND

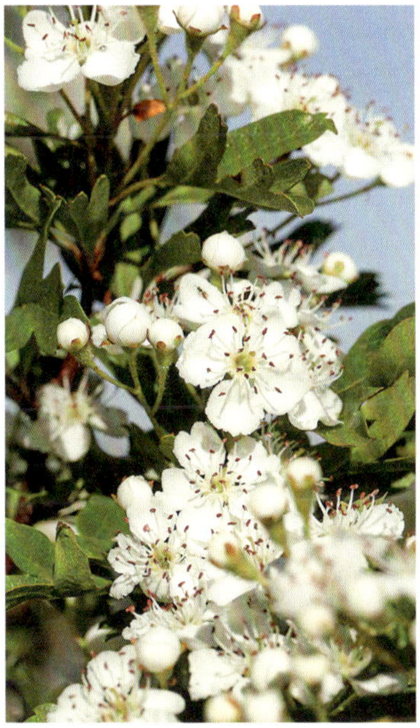

**Weißdornblüten**

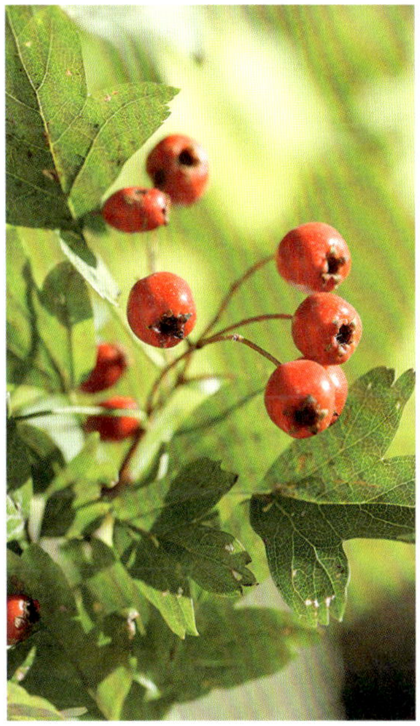

**Weißdornfrüchte**

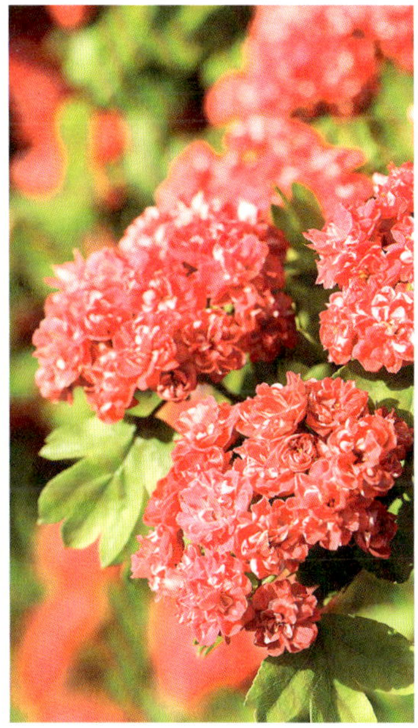

**Gartenbaum Rotdorn**

Zwei Weißdornarten wachsen bei uns als Baum oder als Busch. Die beiden Arten sind schwer zu unterscheiden, und zudem bilden sie häufig fruchtbare Bastarde. Beide Arten und deren natürliche Kreuzungen sind gleichermaßen heilkräftig.

### EINGRIFFELIG UND ZWEIGRIFFELIG

Der Eingriffelige Weißdorn *Crataegus monogyna* besitzt einen Griffel und einen Steinkern, der Zweigriffelige Weißdorn *Crataegus laevigata* hat zwei, manchmal auch drei Griffel und Kerne. Die Früchte des Eingriffeligen sind länglich, die des Zweigriffeligen kugeliger. Der Eingriffelige Weißdorn erreicht als Strauch eine Höhe von drei bis vier Metern, als Baum acht Meter. Der Zweigriffelige bleibt etwas kleiner und blüht zwei Wochen früher.

### ÄPFEL UND ROSEN

Weißdorn ist mit vielen Obstgehölzen verwandt. Wie Äpfel und Birnen gehört er zu den Kernobstgewächsen innerhalb der Familie der Rosengewächse *Rosaceae*. Seine kleinen Blüten ähneln denen der großen Verwandten, und seine roten Apfelfrüchte sind essbar. Sie sind nur 5 bis 10 Millimeter groß und reifen im August bis September. Roh schmecken die Früchte etwas mehlig und fade. Sie lassen sich am besten gemischt mit Früchten wie Birnen oder Äpfeln zu Mus oder Saft kochen.

### WEISSDORN UND SCHWARZDORN

Im Frühling hat der Weißdorn mit dem verwandten Schwarzdorn *Prunus spinosa* (Schlehe) einige Ähnlichkeit: Die oft zusammen am Wegesrand stehenden stacheligen Sträucher sind von weißen Blüten übersät. Die Schlehenblüten erscheinen jedoch bereits im Februar/März – noch vor dem Laubaustrieb. Der Weißdorn dagegen bildet zuerst dunkelgrüne, gelappte Blätter, bevor ab Mitte April die Blüten folgen.

### ROTDORN IM GARTEN

Beliebt als Gartenbaum ist eine veredelte Form des Zweigriffeligen Weißdorns: Der Echte Rotdorn *Crataegus laevigata* 'Paul's Scarlet' ist nicht heilkundlich verwendbar, beeindruckt jedoch mit einer Fülle rosaroter Blüten, die wie gefüllte Rosenblüten aussehen.

# Die Rezepte

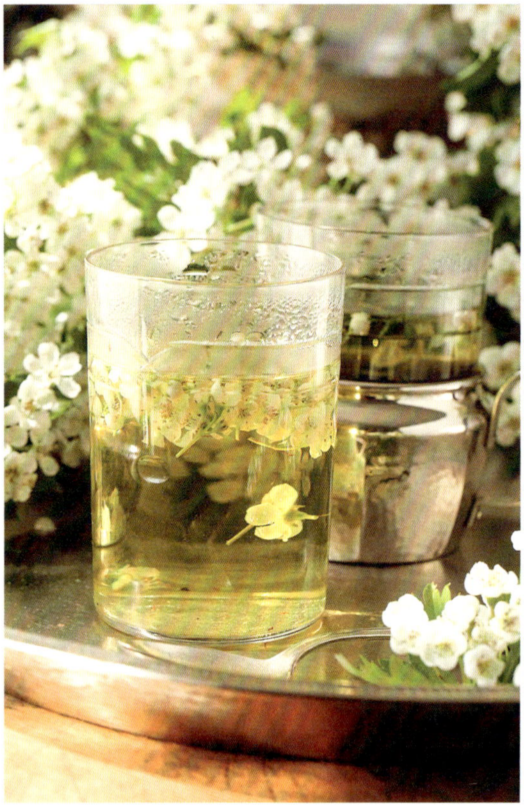

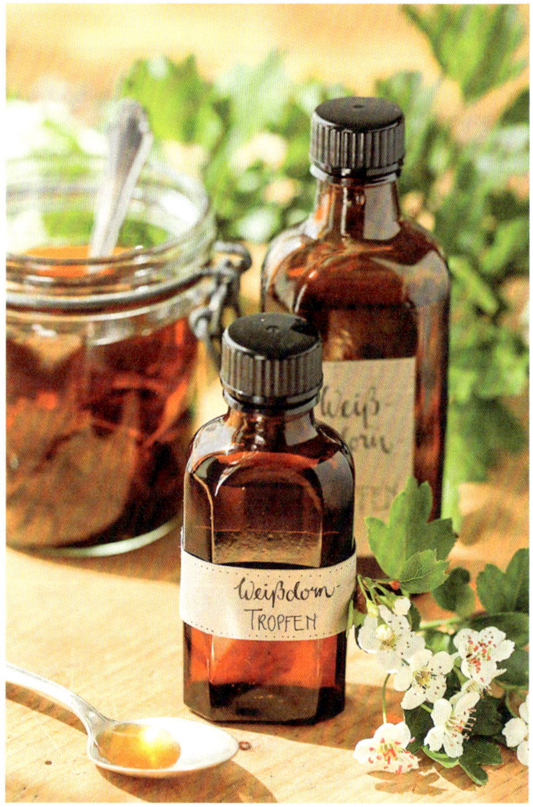


## Weißdorntee

**Herstellung**
Für einen Tee 2 EL frische, grob zerkleinerte Blätter und Blüten (oder 2 TL getrocknete) mit 250 ml heißem Wasser übergießen. 15 Minuten abgedeckt ziehen lassen. Abseihen.

**Dosierung:** 3-mal täglich 1 Tasse trinken.

## Herztropfen mit Weißdorn

**Herstellung**
Ein Schraubglas bis zur Hälfte mit frischen, grob zerkleinerten Pflanzenteilen (etwa halb Blätter, halb Blüten) füllen und mit Doppelkorn bis oben hin übergießen. Verschließen. Lichtabgewandt etwa 4 Wochen ziehen lassen, dabei alle 1 oder 2 Tage umrühren. Abseihen. Die Tinktur in Tropffläschchen füllen. Dunkel gestellt etwa 1 Jahr haltbar.

**Dosierung:** 3-mal täglich 15 Tropfen in etwas Wasser einnehmen.

**Anwendung Tee und Tinktur (die Tinktur wirkt stärker)**
• herzstärkend bei nachlassender Leistung des Herzens • begleitend bei zu hohem und zu niedrigem Blutdruck • begleitend bei schlechtem Schlaf • begleitend bei Wechseljahresbeschwerden • begleitend bei Durchblutungsstörungen und Arteriosklerose, auch bei kalten Händen und Füßen • begleitend bei zu hohem Blutfettspiegel

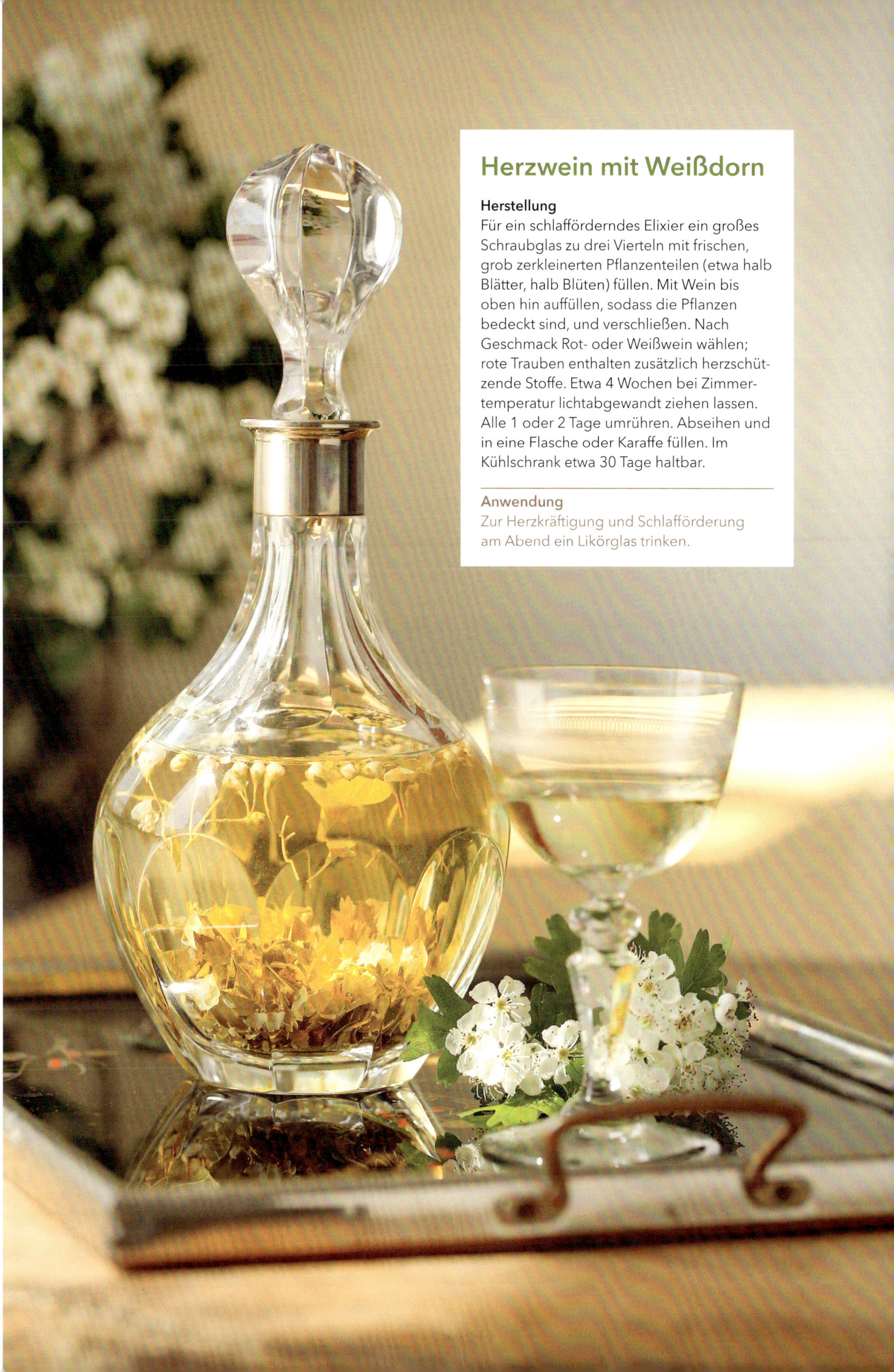

## Herzwein mit Weißdorn

**Herstellung**

Für ein schlafförderndes Elixier ein großes Schraubglas zu drei Vierteln mit frischen, grob zerkleinerten Pflanzenteilen (etwa halb Blätter, halb Blüten) füllen. Mit Wein bis oben hin auffüllen, sodass die Pflanzen bedeckt sind, und verschließen. Nach Geschmack Rot- oder Weißwein wählen; rote Trauben enthalten zusätzlich herzschützende Stoffe. Etwa 4 Wochen bei Zimmertemperatur lichtabgewandt ziehen lassen. Alle 1 oder 2 Tage umrühren. Abseihen und in eine Flasche oder Karaffe füllen. Im Kühlschrank etwa 30 Tage haltbar.

**Anwendung**

Zur Herzkräftigung und Schlafförderung am Abend ein Likörglas trinken.

Fotos: Heinz Duttmann

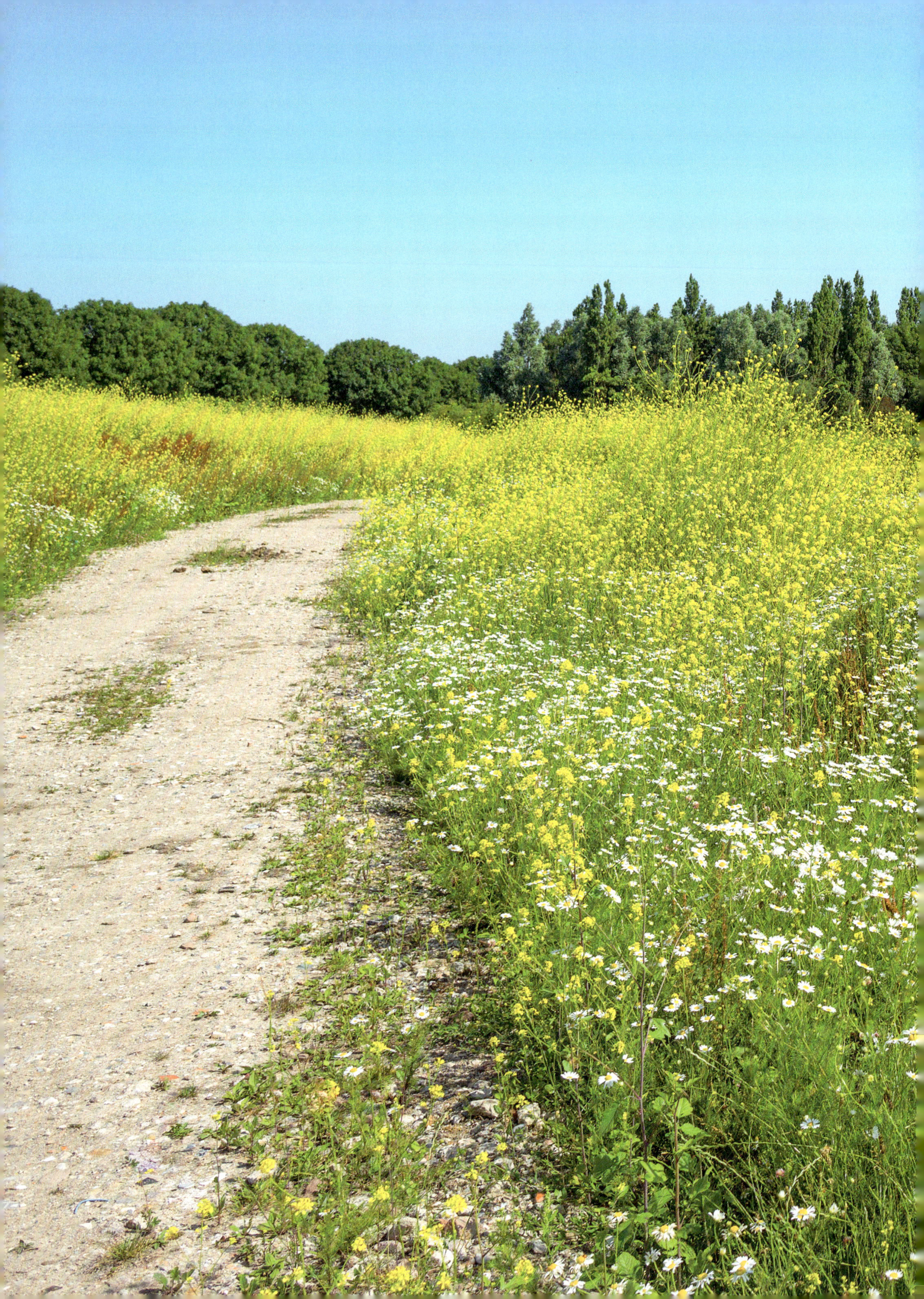

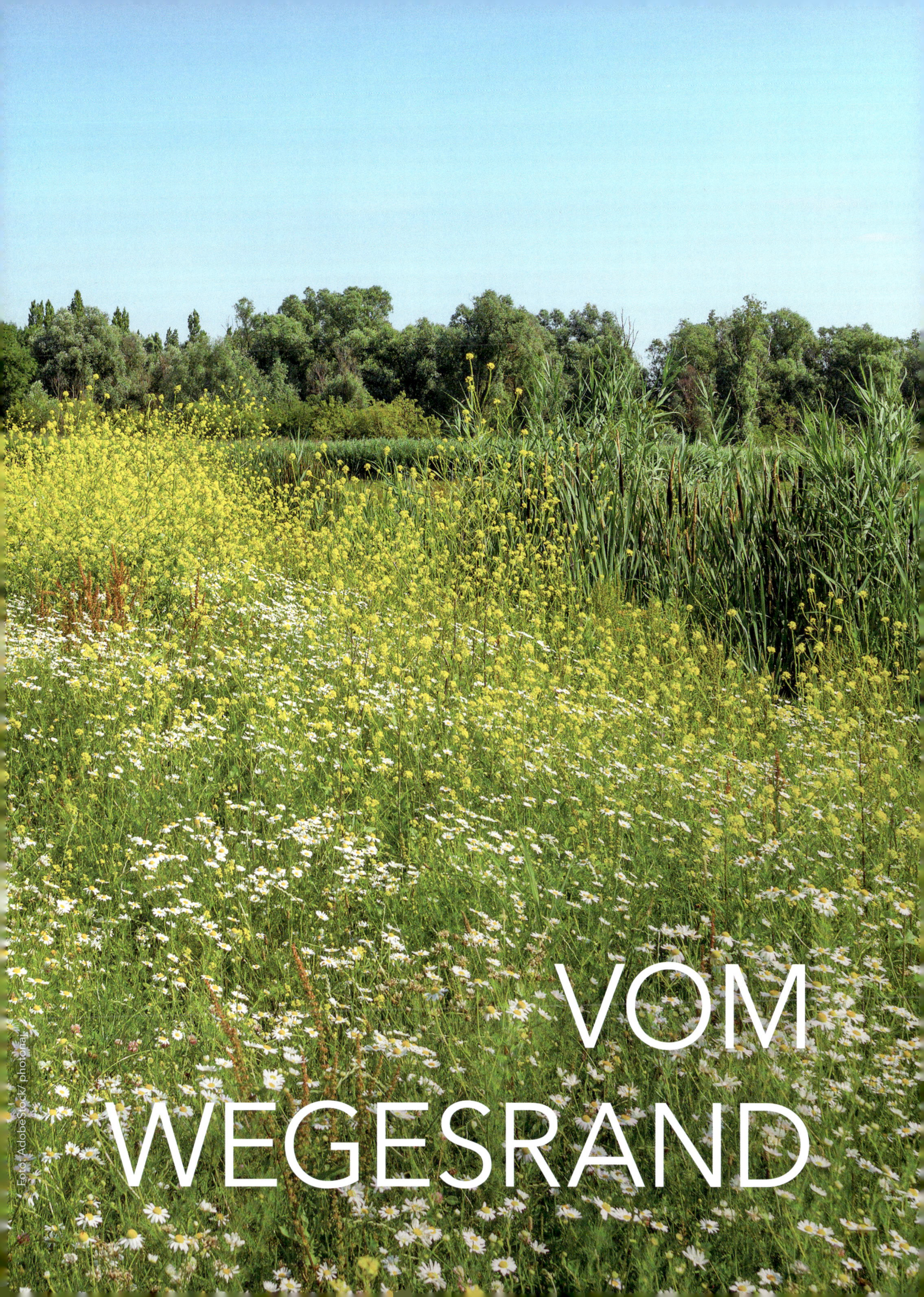

# VOM WEGESRAND

Foto: AdobeStock/ photonaj

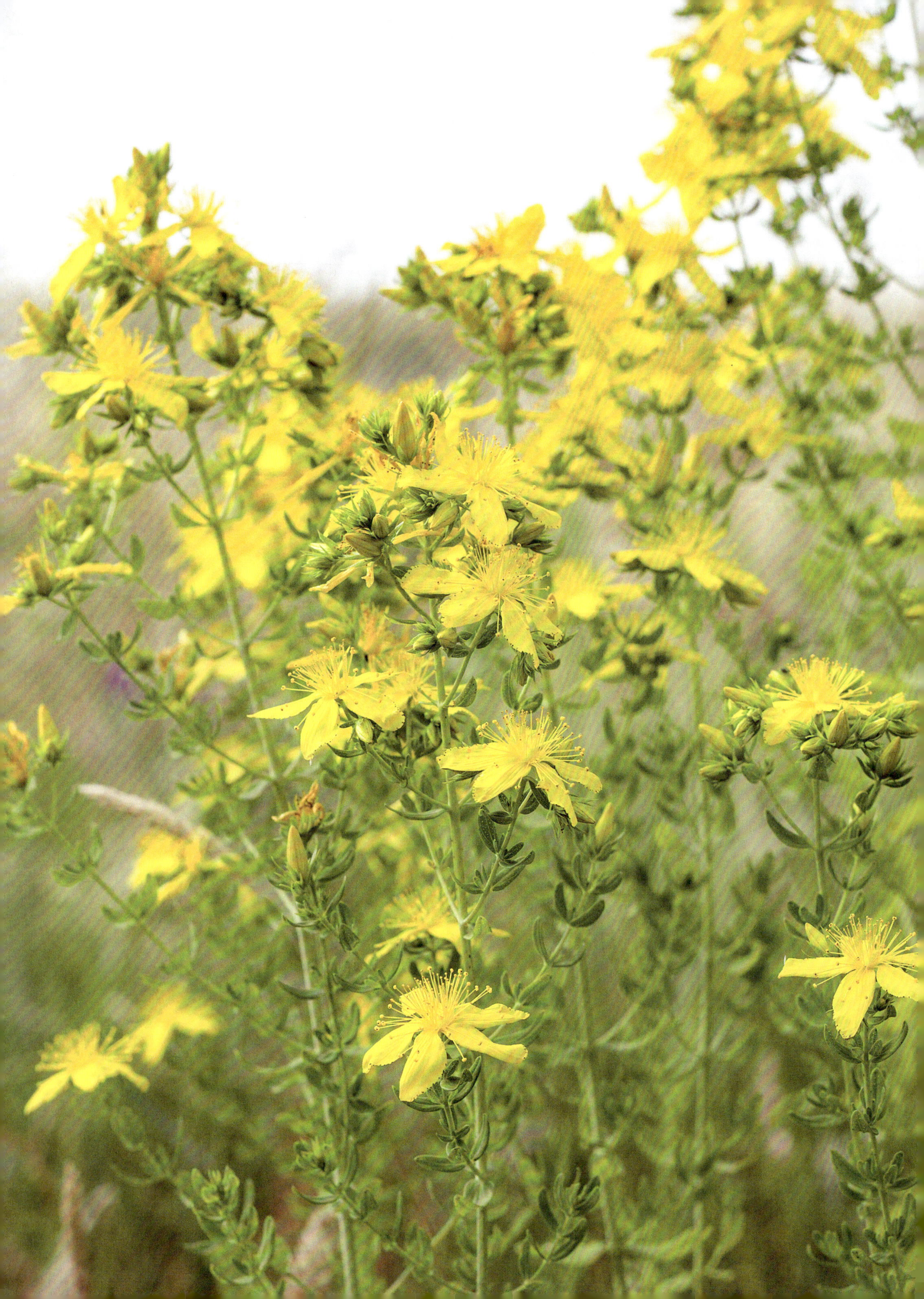

# Johanniskraut

Aus Johanniskrautblüten entstehen Tee, Tinktur und ein heilkräftiges rotes Öl. Die Heilpflanze wirkt entspannend auf Körper und Seele.

Foto: mauritius images/ Pitopia

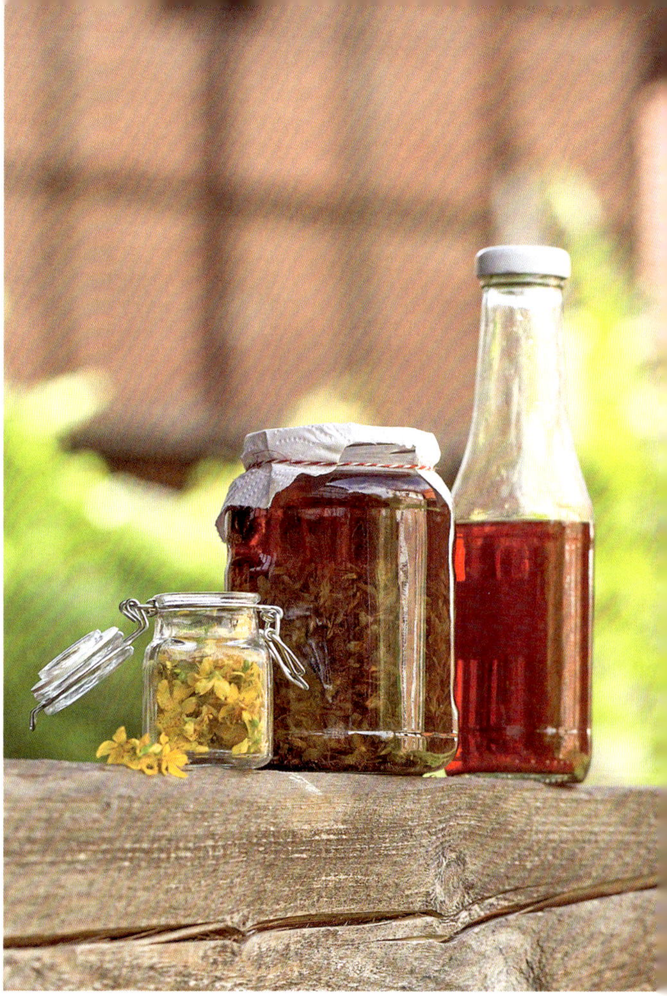

Der Farbstoff in den Öldrüsen sorgt dafür, dass das „Rotöl" seine typische Färbung erhält.

Johanniskraut speichert die Kraft der Sommersonne, heißt es. Die Pflanze mag helle, sonnige Standorte und wächst auf trockenen Wiesen, an kargen Hängen und Wegrändern, häufig auch als Pionierpflanze auf Brachflächen. Das leuchtend gelb blühende Kraut besitzt besondere Heilwirkungen. Wissenschaftlich erforscht und anerkannt sind die innere wie die äußerliche Anwendung.

## ROTÖL FÜR DIE HAUSAPOTHEKE

Das Johanniskraut wurde nach Johannes dem Täufer benannt, denn um „Johanni" am 24. Juni steht die Pflanze in voller Blüte. Wenn die Sonne ihren höchsten Stand im Jahr erreicht hat, sollte die Heilkraft des „Sonnwendkrautes" am größten sein, glaubten die Germanen und schmückten bei ihren Sonnwendfeiern Häuser und Altäre mit dem Kraut, um sich vor Hexen und bösen Geistern zu schützen.
Als Heilpflanze für äußerliche Anwendungen ist Johanniskraut schon seit etwa 2000 Jahren bekannt. Das sogenannte „Rotöl", ein Ölauszug der frischen Blüten, fand sich lange Zeit in jeder Hausapotheke. Die Bevölkerung wie die Heilkundigen in den Klöstern nutzten es als Wundöl bei Verletzungen und Verbrennungen, ebenso gegen Gicht, Rheuma und neuralgische Muskelschmerzen. Rotöl wirkt mit antibakteriellen und antiviralen Inhaltsstoffen durchblutungsfördernd, entzündungshemmend, wundheilend, schmerzlindernd und abschwellend. Rotöl ist damit bei vielerlei Beschwerden einsetzbar.

## DAS ARNIKA DER NERVEN

Der Arzt und Universalgelehrte Paracelsus erkannte im 16. Jahrhundert wahrscheinlich als Erster die stimmungsaufhellende, ausgleichende Wirkung. Er setzte Johanniskraut gegen „melancholische Gedanken" ein und bezeichnete es treffend als „Arnika der Nerven". Tatsächlich wirkt Johanniskraut nicht nur äußerlich entspannend auf Nerven und Muskulatur, sondern auch innerlich auf Psyche und Geist. Johanniskraut enthält als Hauptwirkstoffe Hyperforin und den auffälligen roten Farbstoff Hypericin. Beide Stoffe kommen ausschließlich im Johanniskraut vor und sind wesentlich für die Wirkung als pflanzliches Antidepressivum. Unterstützt werden sie von sekundären Pflanzenstoffen wie Flavonoiden, Gerbstoffen und ätherischen Ölen. Vor allem in den dunkleren Monaten kann sich eine gedrückte Stimmung einstellen, da der Körper unter Lichtmangel weniger Serotonin bildet. Serotonin ist wichtig für die Stimmung und die Bildung des Hormons Melatonin, das auch für einen tiefen, erholsamen Schlaf sorgt.
Johanniskraut harmonisiert – vergleichbar mit chemischen Antidepressiva – den Nervenstoffwechsel im Gehirn und das Zusammenspiel von Botenstoffen wie Serotonin, Dopamin, Noradrenalin und Cortisol. Das Kraut kann die erhöhte Ausschüttung von Cortisol bei Stress herunterregulieren und wirkt auf diese Weise entspan-

## Johanniskraut hatte früher viele Namen: Sonnwendkraut, Blutkraut, Frauenkraut, Johannisblut ...

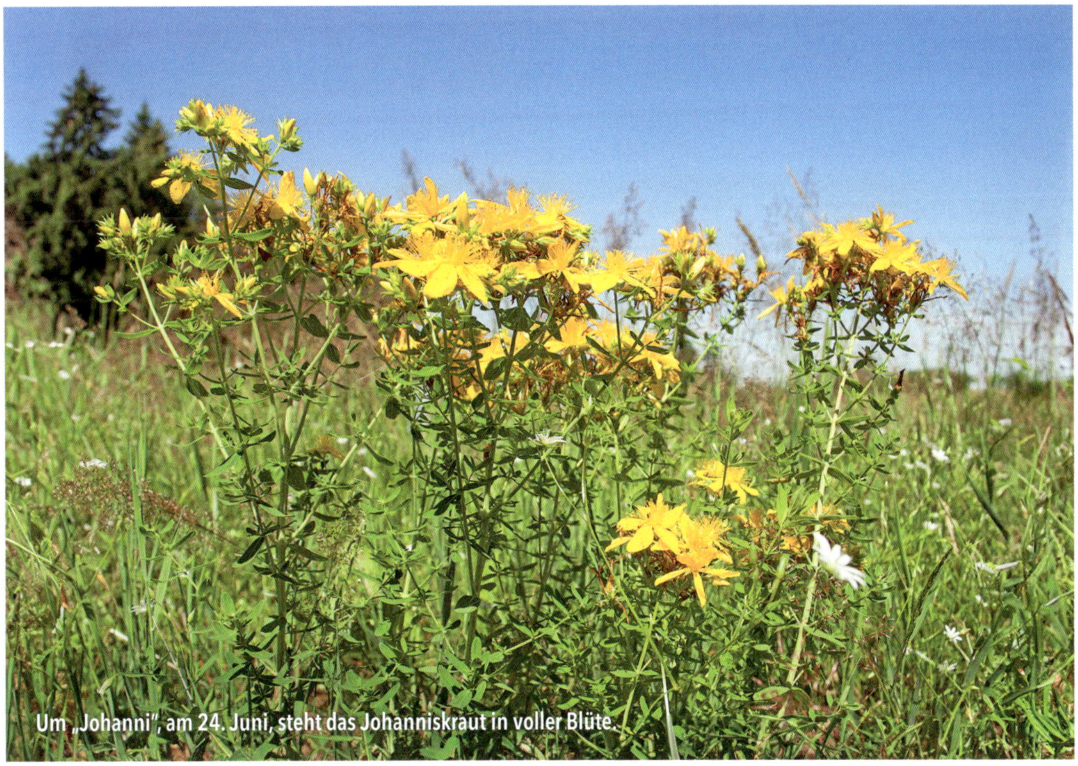

Um „Johanni", am 24. Juni, steht das Johanniskraut in voller Blüte.

# HEILENDES TÜPFEL-JOHANNISKRAUT

Das Tüpfel-Johanniskraut bzw. Gewöhnliche oder Echte Johanniskraut *Hypericum perforatum L.* gehört zur Familie der Hartheugewächse. Die anspruchslose Pflanze ist bei uns weit verbreitet. Etwa zehn Johanniskrautarten sind in Deutschland heimisch. Nur das Tüpfel-Johanniskraut wird in der Heilkunde verwendet. Die 30 bis 90 Zentimeter hohe Staude gedeiht auf durchlässigen, sandigen, nährstoffarmen genauso wie auf kalkhaltigen, lehmigen Böden. Im oberen Bereich ist sie buschig verzweigt. Viele kleine Blüten mit auffallend langen, strahlenartigen Staubblättern stehen in Scheindolden zusammen. Entlang der Ränder der fünf Kronblätter reihen sich kleine schwarze Punkte aneinander. Diese Öldrüsen enthalten den Wirk- und Farbstoff Hypericin. Das Hypericumrot verleiht dem „Rotöl" die purpurrote Färbung. Die Blütezeit reicht bis in den August hinein.
Johanniskraut bildet eiförmige, rötliche Kapselfrüchte, die den Samen enthalten. In den Samen steckt viel vom Hauptwirkstoff Hyperforin. Die Samen können einem Ölansatz oder einer Tinktur auch noch später im Jahr nachträglich zugegeben werden.

Fotos: Rainer Weppelmann, AdobeStock/ M. Schuppich

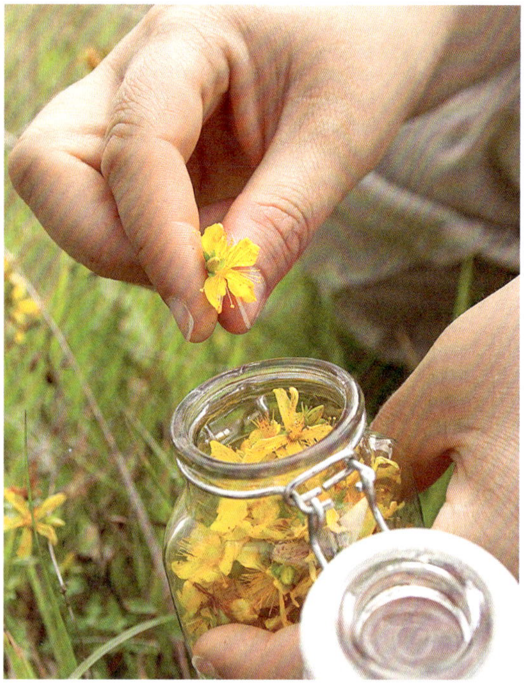

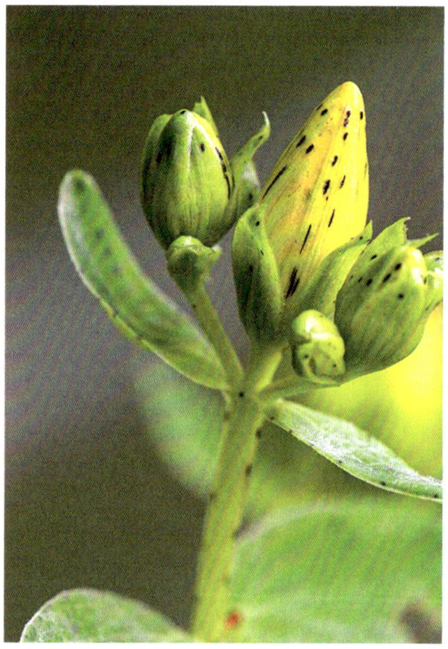

In den Blüten und Knospen stecken die Wirkstoffe. Bei selbst gesammeltem Kraut ist die Wirkstoffmenge sehr unterschiedlich – anders als bei Präparaten aus der Apotheke.

Für die Hausapotheke pflückt man einzelne, frisch aufgeblühte Blüten.

nend. Auch die beruhigende, schlaffördernde Wirkung der Gamma-Amino-Buttersäure (GABA) als weiterer Neurotransmitter wird durch Johanniskraut in höherer Dosierung gesteigert.

## VERBESSERT DIE LICHTAUFNAHME

Johanniskraut erhöht die Fähigkeit, Licht positiv für den Körper zu nutzen. Es wirkt den Folgen des Lichtmangels entgegen und bessert an trüben Tagen die Stimmung und das Allgemeinbefinden.
Hoch dosierte Johanniskraut-Präparate (aus der Apotheke) werden medizinisch innerlich bei nervöser Unruhe, Erschöpfung, Schlafstörungen und leichten Depressionen eingesetzt. Die Wirkung setzt nach einigen Wochen ein. Häufig erwähnt wird eine stärkere Lichtempfindlichkeit bei der Einnahme, viel direkte Sonne sollte deshalb vorsichtshalber vermieden werden. Die äußere Anwendung von Johanniskrautöl steigert die Lichtempfindlichkeit hingegen nicht.

## FRISCHE BLÜTEN PFLÜCKEN

Für die Hausapotheke pflückt man die Blüten an einem trockenen, sonnigen Vormittag, wenn das Johanniskraut voll erblüht ist. In den Blüten – und in den Knospen – stecken die meisten Wirkstoffe. Geringer ist der Anteil in den Blättern. Stängel werden nicht verwendet. Zu Hause breitet man die Blüten auf einem sauberen Tuch locker aus und entfernt eventuell vorhandene Tierchen.
Um das Kraut zu trocknen, schneidet man die oberen zehn Zentimeter der Pflanze. Gebündelt wird es einige Tage an einem luftigen, schattigen Ort aufgehängt. Wenn es zwischen den Fingern raschelt, ist es trocken. Unzerkleinert, gut verschlossen im Schraubglas und dunkel gestellt, kann es etwa ein Jahr verwendet werden.

### ❖ HINWEISE ❖

- *Bei der Einnahme von hoch dosierten Johanniskraut-Präparaten sollten nicht gleichzeitig andere Antidepressiva eingenommen werden.*
- *Bei regelmäßiger Medikamenteneinnahme sollten beim Arzt Wechselwirkungen erfragt werden.*

## Johanniskraut blüht ab Ende Mai am Wegesrand und als dekorative Staude im Naturgarten.

Fotos: Rainer Weppelmann, mauritius images/ blickwinkel/ McPHOTO/ SWK, Johannes Schauer, Rainer Weppelmann, Johannes Schauer, AdobeStock/ Manfred Ruckszio

# JOHANNISKRAUT ERKENNEN

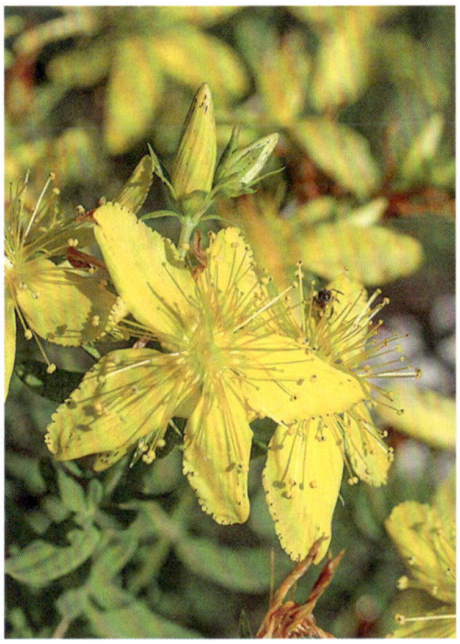

**Der Wirkstoff Hypericin steckt in den winzigen schwarzen Punkten.**

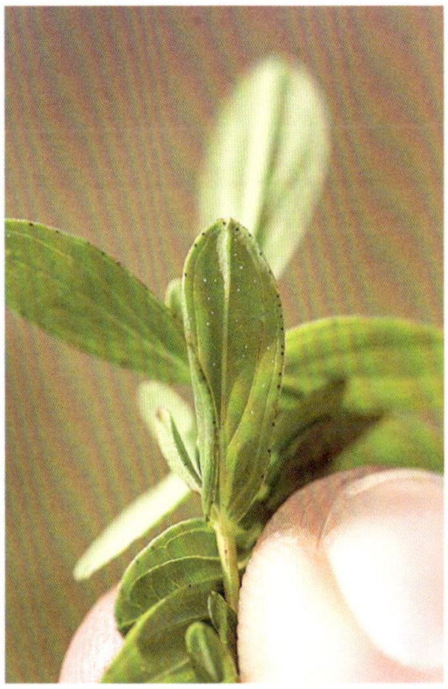

**Lichtdurchlässige Öldrüsen**

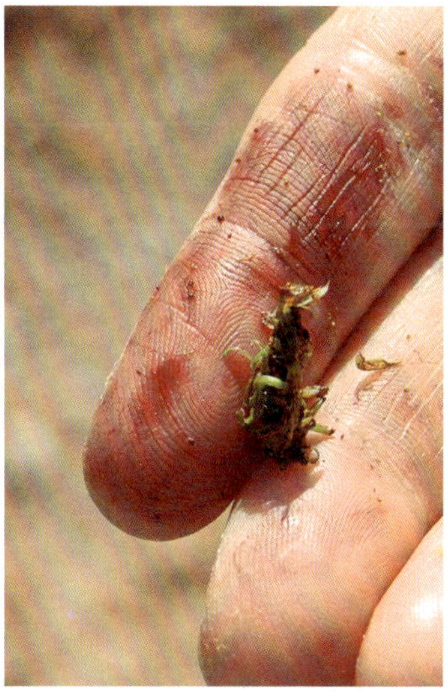

**Hypericumrot färbt das Öl – und die Finger.**

### DREI BESONDERHEITEN ZEICHNEN DAS TÜPFEL-JOHANNISKRAUT AUS:

- Beim Zerreiben der Blüten oder Knospen zwischen den Fingern tritt die typische rötliche Flüssigkeit aus. Aus Stoff lässt sich der Pflanzensaft schlecht entfernen.
- Hält man die oval-länglichen Stängelblätter gegen das Licht, erscheinen diese wie mit einer Nadel durchstochen. Die transparenten Drüsen sind mit ätherischem Öl und Harz gefüllt.
- Nur Tüpfel-Johanniskraut besitzt einen zweikantigen, wie plattgedrückt wirkenden Stängel, der innen markig gefüllt ist. Die Stängel der anderen wild wachsenden Arten sind vierkantig.

### VERWECHSLUNGSGEFAHR

Das im Wuchs ähnliche giftige Jakobskreuzkraut *Senecio vulgaris* blüht zur gleichen Zeit ebenfalls gelb. Seine Blüten ähneln im Aufbau Margeritenblüten. Um den inneren Kranz stehen 13 Zungenblüten. Zerriebene Blätter riechen sehr unangenehm.

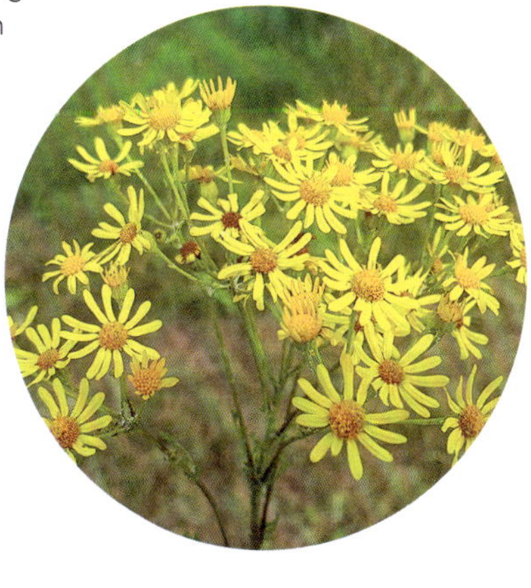

**Jakobskreuzkraut**

# Die Rezepte

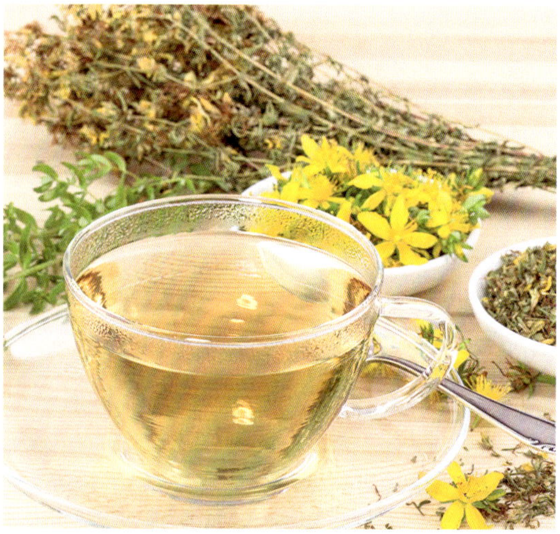

Johanniskraut wirkt beruhigend.

## Johanniskrauttee

**Herstellung**
2 EL frische oder 1 EL getrocknete Johanniskrautblüten (mit Blättern) mit 250 ml etwa 60 Grad warmem Wasser überbrühen. Das Wasser darf nicht kochen, da bestimmte Inhaltsstoffe temperatur- und auch lichtempfindlich sind. 10 bis 12 Minuten abgedeckt ziehen lassen. Abseihen.

**Dosierung:** 2 oder 3 Tassen über den Tag verteilt trinken.

**Tipp:** Zur Geschmacksverbesserung kann man Melisse beimischen, sie unterstützt die beruhigende, schlaffördernde Wirkung.

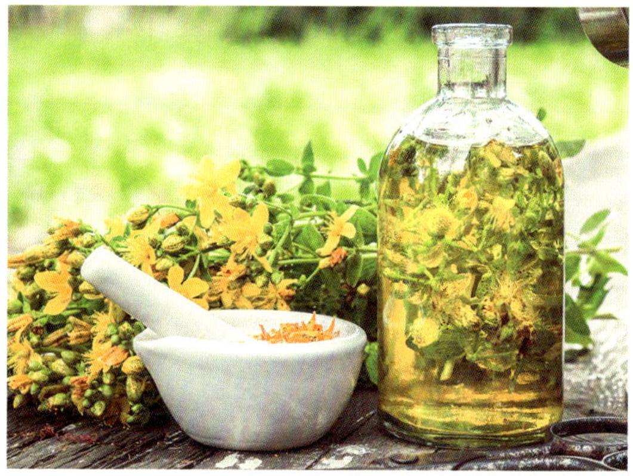

## Johanniskrauttinktur

**Herstellung**
100 g frische oder 50 g getrocknete Johanniskrautblüten in einem großen Glas mit 500 ml Doppelkorn übergießen. Verschließen. 2 bis 3 Wochen an einem sonnigen Platz ziehen lassen, jeden Tag umrühren. Abseihen und abfüllen. Dunkel aufbewahrt etwa 1 Jahr haltbar.

**Dosierung:** 3-mal täglich ½ TL mit etwas Flüssigkeit einnehmen.

**Tipp:** Mit verdünnter Tinktur kann man kleine Wunden desinfizieren und leicht fettende Haut reinigen.

**Anwendung Tee und Tinktur (die Tinktur wirkt stärker)**
- verbessert nach einigen Wochen das Allgemeinbefinden und die Stimmung
- bei Nervosität und Unruhe
- bei Wetterfühligkeit
- bei Wechseljahresbeschwerden

## Johanniskrautsalbe

*Wer eine Salbe vorzieht, kann den Ölauszug (Rezept rechts) weiterverarbeiten.*

**Zutaten**
200 ml Rotöl
20 g ungebleichtes Bienenwachs (Apotheke)
20 g Lanolin oder Sheabutter
nach Belieben ca. 30 Tropfen ätherisches Öl (z. B. Lavendel- oder Geraniumöl)

**Herstellung**
Das Öl in einen kleinen Topf geben. Das Wachs zugeben und bei geringer Hitze (etwa 45 Grad) unter Rühren langsam schmelzen lassen. Wenn sich das Wachs aufgelöst hat, Lanolin bzw. Sheabutter unterrühren.
Vom Herd nehmen und etwas abkühlen lassen. Für einen schönen Duft wohlriechendes ätherisches Öl zugeben. In saubere Gefäße, z. B. Salbentiegel (aus der Apotheke) oder kleine Schraubgläser, füllen. Erkalten und fest werden lassen, erst dann verschließen. Im Kühlschrank etwa 1 Jahr haltbar.

**Anwendung**
Die Salbe ist äußerlich wie das Öl zu verwenden.

## Johanniskrautöl (Rotöl)

**Herstellung**

Ein Schraubglas etwa zur Hälfte mit frischen, fein geschnittenen Blüten und Knospen füllen. So viel Oliven- oder Sonnenblumenöl zugießen, dass alles drei Fingerbreit mit Öl bedeckt ist. Den Ansatz mit einem dünnen Baumwoll- oder Gazetuch abdecken und an einen warmen, sonnigen Platz stellen. Täglich gut mit einem sauberen Löffel durchrühren, damit eventuell vorhandene Feuchtigkeit verdunsten kann. Nach 1 Woche das Glas zuschrauben. 6 bis 8 Wochen in der Sonne ausziehen lassen, weiterhin regelmäßig durchrühren, um Schimmelbildung zu vermeiden. Dann das Rotöl durch ein dünnes Baumwolltuch oder einen Tee-/Kaffeefilter abseihen. In eine saubere Flasche füllen, gut verschließen. Kühl gelagert etwa 1 Jahr haltbar.

---

**Anwendung innerlich**

Zweimal täglich 1 TL Öl einnehmen:

- zur Stärkung des Magens, bei Reizmagen
- bei Verdauungsstörungen
- bei entzündlichen Veränderungen der Magen- oder Darmschleimhaut

**Hinweis:** Nicht einnehmen bei Problemen mit der Fettverdauung.

**Anwendung äußerlich**

- bei Abschürfungen
- bei Bluterguss und Muskelkater
- bei Hexenschuss und Rheuma
- bei Nervenschmerzen, Gürtelrose
- bei Krampfadern
- bei Sehnenscheidenentzündung
- bei leichten Verbrennungen, Sonnenbrand
- bei Insektenstichen

**Zur Hautpflege:** Rotöl macht die Haut weich und geschmeidig und beruhigt auch trockene, gereizte Haut bei Allergien und Neurodermitis.

**Als Heil- und Massageöl:** Mehrmals täglich auf den betroffenen Bereich dünn auftragen und einreiben. Oder ein Mulltuch mit Rotöl tränken und als Verband anlegen. Die Kompresse etwa alle 12 Stunden erneuern. Eine sanfte Ölmassage hilft bei der Narbenpflege.

**Als Badezusatz:** 2 oder 3 EL Rotöl mit 250 ml Milch vermischt ins Wasser geben.

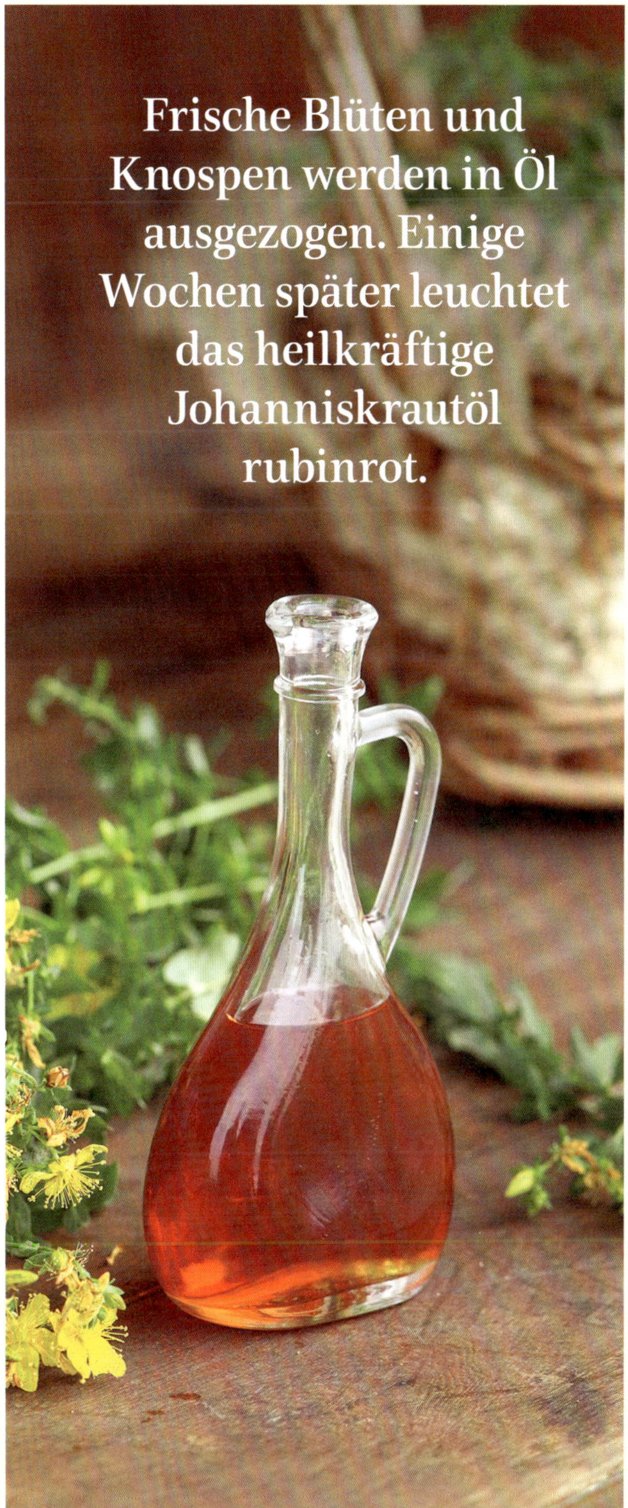
Frische Blüten und Knospen werden in Öl ausgezogen. Einige Wochen später leuchtet das heilkräftige Johanniskrautöl rubinrot.

Fotos: mauritius images/ Pitopia, AdobeStock/ chamillew, Gerhard Nixdorf

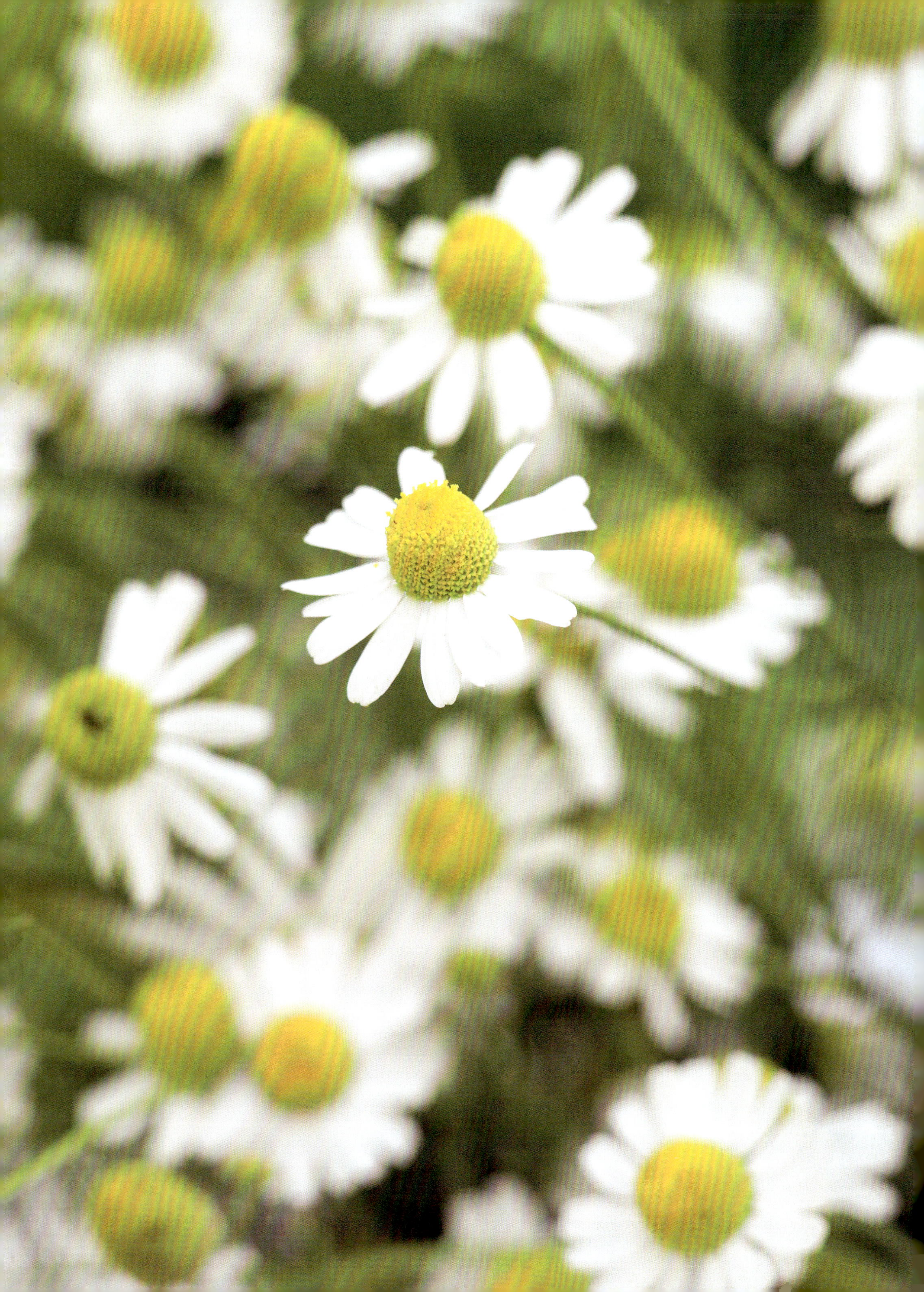

# Kamille

Kamille lindert Magenbeschwerden und Erkältungen, heilt Wunden und beruhigt Körper und Geist.

Foto: Bernd Gölling

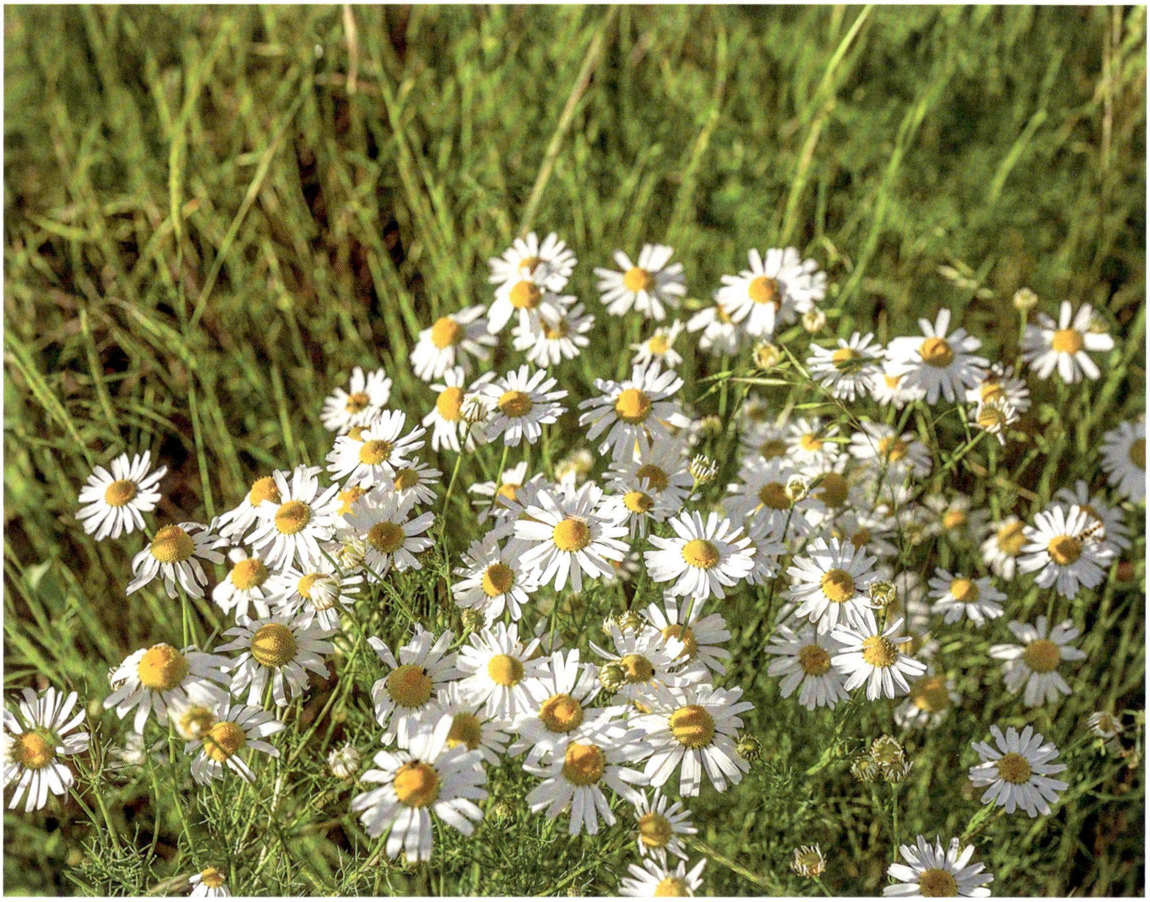

**Die Blütezeit der Kamille dauert nur etwa zwei Wochen. Wenn man die Blüten pflückt, bilden sich jedoch oft noch neue Knospen.**

Am Wegesrand blüht die Kamille mit ihren weiß-gelben Blütenköpfen. Die Echte Kamille *Matricaria recutita* ist eine Ruderalpflanze. Sie stellt nur geringe Ansprüche an den Boden und wächst oft an Wegrändern, auf Äckern und Brachflächen. Auf den ersten Blick kann man sie mit anderen, ähnlich aussehenden Kamillearten (siehe Infotext rechte Seite) verwechseln.
Die einjährige Pflanze blüht den ganzen Sommer über, von Mai bis August. Zu Blühbeginn ist der Blütenkopf flach. Dann öffnen sich die kleinen gelben Röhrenblüten von außen nach innen. Der hohle Kopf wölbt sich nach oben und die weißen Zungenblüten senken sich immer weiter nach unten. Nach der Befruchtung bildet die Kamille kleine Nussfrüchte, über die sie sich ausbreitet.

## HEILENDE WIRKSTOFFE

Die aromatisch duftende Echte Kamille ist seit Langem als Heilpflanze bekannt. Die heilenden Wirkstoffe stecken in den gelben Blütenköpfen. Das ätherische Öl der Kamille enthält verschiedene Bestandteile wie Matricin und Alpha-Bisabolol. Diese verhindern, dass sich Entzündungsstoffe bilden und freisetzen. Außerdem wirken die ätherischen Öle keimhemmend. Zusätzliche Wirkstoffe sind Flavonoide, Cumarine und verschiedene Schleimstoffe, die ebenfalls entzündungshemmend und reizmildernd wirken.

## INNERLICH FÜR MAGEN UND NERVEN

Wegen ihrer allgemein beruhigenden Wirkung wird die Kamille innerlich und äußerlich eingesetzt. Innerlich hilft sie bei allen Problemen des Verdauungstrakts, wie Magen-Darm-Krämpfen, Übelkeit, Erbrechen und Durchfall. Ein Bestandteil ihres ätherischen Öls schützt die Magenschleimhaut, dadurch kann die Kamille sogar Geschwüre lindern. Hierzu wird in der naturheilkundlichen Therapie die sogenannte Rollkur eingesetzt (siehe Rezepte S. 103). Eine Dauer-

anwendung von Kamille kann die Schleimhäute austrocknen, deshalb zwischendurch pausieren. Frauen greifen bei Menstruationsbeschwerden gern zur Kamille. Auch bei anderen Frauenleiden und im Wochenbett findet sie Verwendung. Schon der wissenschaftliche Name *Matricaria*, der vom lateinischen Wort „mater“ für Mutter abgeleitet ist, deutet auf die positive Wirkung für Frauen hin.
Mit ihren beruhigenden Inhaltsstoffen ist sie gut als Schlummertrunk geeignet und hilft bei nervösem Magen, nervösen Herzbeschwerden und Nervenleiden. Auch Kinder kann man mit der milden und wohlschmeckenden Kamille behandeln. Kamillentee-Spülungen sollen der Kopfhaut Gutes tun und Reflexe ins blonde Haar zaubern können.

### GEGEN WUNDEN UND VIREN

Äußerlich angewandt lassen die entzündungshemmenden und beruhigenden Wirkstoffe der Kamille Wunden heilen. Besonders bei schlecht heilenden Verletzungen profitiert man davon. Ebenso können jede andere Wunde sowie Beschwerden im Genitalbereich und wunde Babyhaut mit ihr behandelt werden.
Zur Wundheilung sind Bäder und feuchte Umschläge gleichermaßen empfehlenswert. Die ätherischen Öle der Kamille wirken keimhemmend und bekämpfen so Viren und Bakterien. Sie lindern Beschwerden bei unreiner Haut, Schnupfen, Entzündungen der Nasenschleimhaut oder der Nebenhöhlen. Hier haben sich Dampfbäder bewährt.

**Die Kamille ist auch für empfindliche Menschen gut verträglich.**

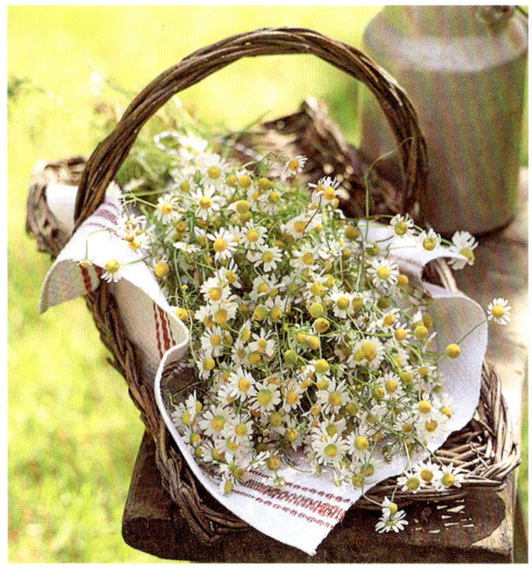

## Erkennen und ernten

Ab Frühsommer blühen neben der Echten Kamille weitere Kamillearten. Auch sie haben einen gelben Blütenboden, der von weißen Zungenblüten umrankt ist. Sie alle sind einjährige Pflanzen, die aus den Samen des Vorjahres heranwachsen. Besondere Ähnlichkeit mit der Echten Kamille *Matricaria recutita* haben die Acker-Hundskamille *Anthemis arvensis* und die Stinkende Hundskamille *Anthemis cotula*.

### Echte Kamille bestimmen

Anhand von zwei Merkmalen kann man die Echte Kamille recht sicher erkennen: Zum einen verströmen ihre Blüten, wenn man sie zwischen den Fingern zerreibt, den typischen Kamillenduft. Zum anderen sind die gelben Blütenköpfchen innen hohl. Dies lässt sich auf zweierlei Weise überprüfen: Wenn man den Stängel direkt unter dem Blütenboden abkneift, schaut man in den hohlen Blütenboden wie in ein Loch. Die andere Möglichkeit ist, das Blütenköpfchen mit dem Fingernagel oder einem Messer längs durchzuschneiden. Es werden zwei hohle Hälften sichtbar. Wer bei der Bestimmung unsicher ist, bekommt getrocknete Blüten in Apotheken oder Naturkostläden. Oder man gewährt der Heilpflanze einen Platz im Garten.

### Ernten und trocknen

Die Blüten werden geerntet, wenn sich die Böden der Blüten nach oben gewölbt haben. Man kann sie frisch verwenden oder an einer schattigen Stelle auf Baumwolltüchern oder Sieben ausgebreitet trocknen. Am besten in dunklen, gut schließenden und geruchsneutralen Gefäßen aufbewahren.

# Die Rezepte

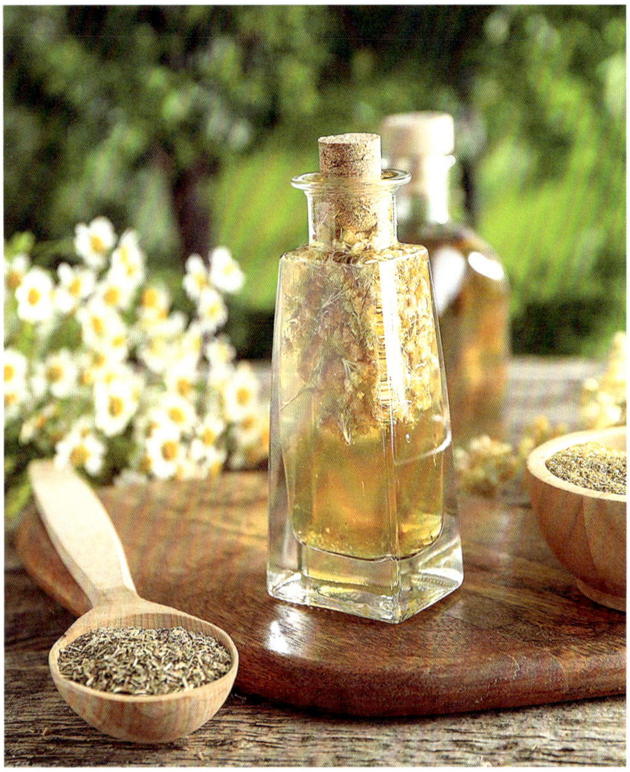

## Kamillentinktur

**Herstellung**
Ein Schraubglas zu einem Drittel mit getrockneten Kamillenblüten füllen. Mit Doppelkorn (60 bis 70prozentiger Alkohol aus der Apotheke zieht die Inhaltsstoffe besser aus, ist aber deutlich teurer) bis oben hin übergießen und verschließen. 4 Wochen lichtabgewandt ziehen lassen. Alle 2 Tage umrühren. Abseihen, in Tropfflaschen füllen. Dunkel aufbewahrt etwa 1 Jahr haltbar.

**Dosierung:** 3-mal täglich 10 bis 15 Tropfen in 100 ml Kamillentee (oder Wasser) einnehmen.

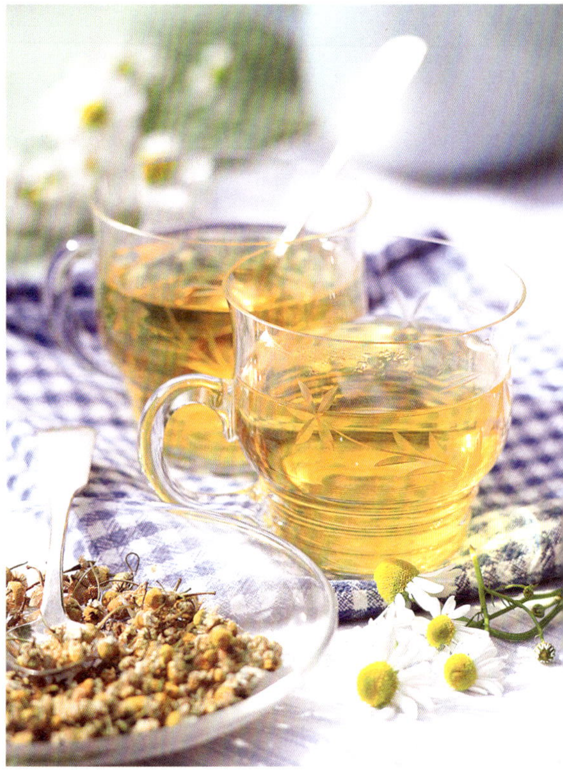

## Kamillentee

**Herstellung**
Für 1 Tasse Tee 1 bis 2 TL frische oder getrocknete Blüten mit 250 ml heißem Wasser überbrühen und abgedeckt etwa 7 Minuten ziehen lassen. Abseihen.

**Dosierung:** 3-mal täglich 1 Tasse trinken. Nach 2 Wochen 1 bis 2 Wochen pausieren.

**Anwendung Kamillentee und -tinktur (die Tinktur wirkt stärker)**

**Innerlich:** • bei Magenschleimhautentzündung • zur Beruhigung, Entspannung, Schlafförderung • begleitend bei Erkältungssymptomen • bei krampfartigen Menstruationsbeschwerden

**Äußerlich:** 3 Teile Kamillentee (oder Wasser) und 1 Teil Tinktur mischen. Wirkt entzündungshemmend, wundheilend und antibakteriell:
- als Mundspülung bei Parodontitis, Pilzbefall oder Zahnfleischentzündung
- als Auflage oder Waschung bei offenen Wunden, wundem Babypo, Furunkeln, Akne, Hämorrhoiden, Nagelbettentzündung, Ekzemen, Neurodermitis
- als Sitzbad: zur Linderung von Candida-Infektionen im Genitalbereich und bei Hämorrhoiden: 50 ml Tinktur auf 1 Liter Kamillentee

## „Rollkur“ für den Magen

**Herstellung**
4 bis 6 EL frische oder 2 bis 3 EL getrocknete Kamillenblüten mit 500 ml heißem Wasser überbrühen. 15 Minuten abgedeckt ziehen lassen. Abseihen. 15 Tropfen Kamillentinktur zugeben, um die Wirkung zu erhöhen. 500 ml Tee im Bett auf nüchternen Magen trinken. Zuerst 5 Minuten auf dem Rücken liegen. Dann rollt man sich je 5 Minuten auf die linke Seite, den Bauch und zum Schluss auf die rechte Körperseite, wo sich der Magenausgang befindet. Auf diese Weise wird die Magenschleimhaut rundherum benetzt. Es empfiehlt sich, anschließend noch eine halbe Stunde mit einer Wärmflasche auf dem Bauch zu ruhen. Zusätzlich nachmittags und abends je 250 ml Kamillentee trinken, um die Magenschleimhaut zu beruhigen.

**Anwendung**
Die Rollkur etwa 8 Tage täglich morgens durchführen:
- bei Entzündung der Magenschleimhaut, Magenkrämpfen oder -schmerzen

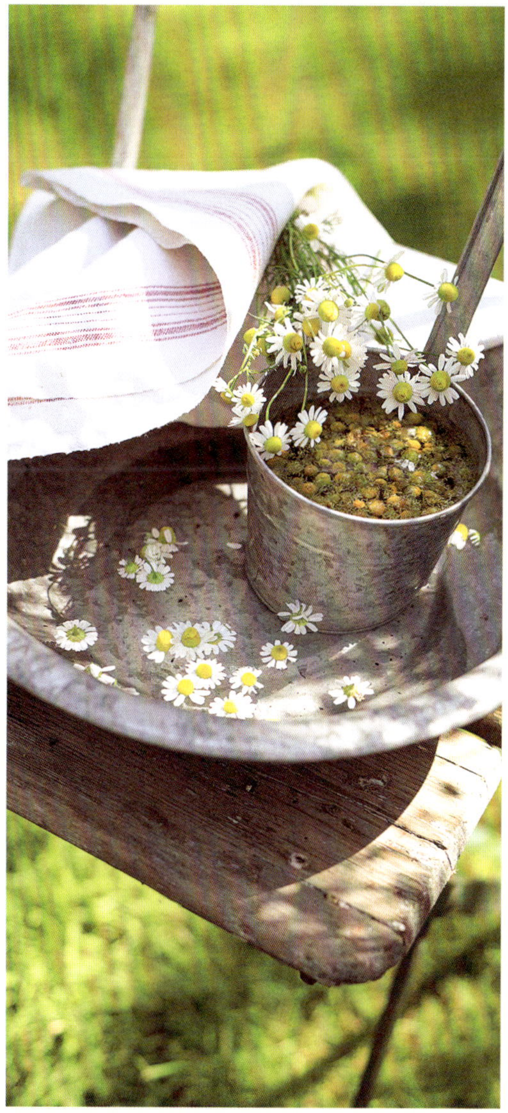

## Kräuterkissen

**Herstellung und Anwendung**
Ein Kamillenkissen hilft bei Ohren-, Zahn-, Kopf- und Bauchschmerzen. Getrockneten Blüten in ein kleines Kissen aus dünnem Baumwollstoff füllen. Dieses zwischen zwei Wärmflaschen erwärmen. Auf die betroffene Stelle legen und etwa 20 bis 30 Minuten wirken lassen. Dabei sollte man entspannt sitzen oder sich hinlegen. Für eine intensivere Wirkung das Kissen über Wasserdampf erwärmen. Dazu erhitzt man Wasser, legt einen umgedrehten Deckel auf den Topf und darauf das Kissen.

## Dampfbad mit Kamille

**Herstellung**
5 EL Kamillenblüten in einer Schüssel mit 1 Liter heißem Wasser überbrühen. 15 Minuten zugedeckt ziehen lassen. Die heißen Dämpfe 5 bis 10 Minuten unter einem großen Tuch einatmen.

**Anwendung**
- bei Schnupfen, Nasennebenhöhlen- oder Nasenschleimhautentzündung
- bei unreiner Haut

Fotos: shutterstock/ New Africa, Bernd Gölling (2)

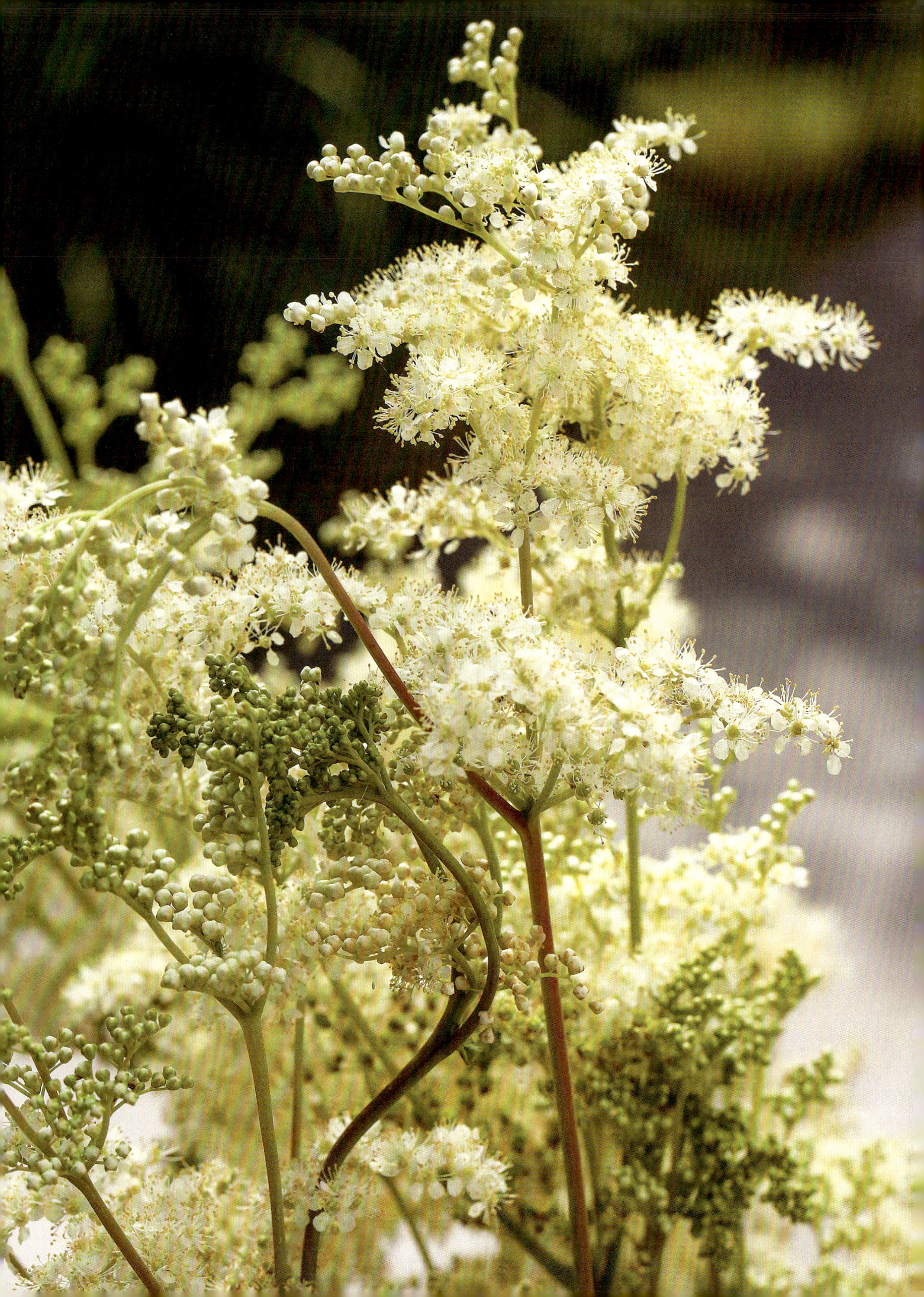

# Mädesüß

Die duftigen Blütenstände des Mädesüß enthalten einen besonderen Wirkstoff, der Schmerzen und Fieber mildern kann.

Foto: Heinz Duttmann

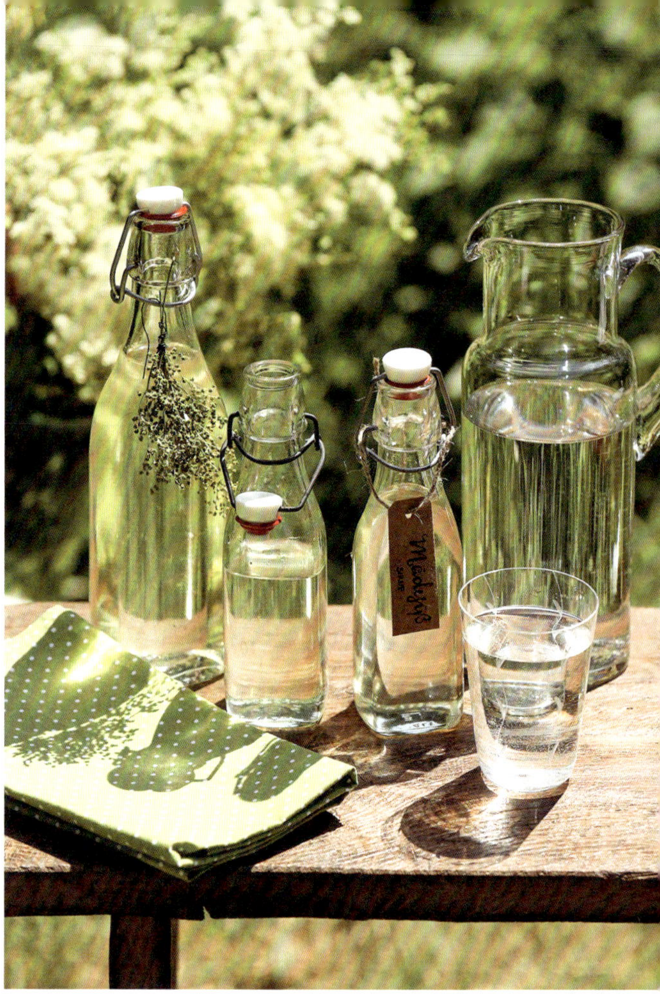

**Mädesüß-Sirup erfrischt, gemixt mit Wasser, an Sommertagen. 1 oder 2 Esslöffel in etwas Wasser eingenommen, lindern Kopfschmerzen im Anfangsstadium.**

Mädesüß ist bei uns weit verbreitet. Auf Feuchtwiesen, am See- und Bachufer überragt die elegante „Wiesenkönigin", über einen Meter hoch wachsend, alle anderen. Das echte Mädesüß *Filipendula ulmaria* ist leicht an seinen flauschigen Blütenständen zu erkennen. Ab Juni trägt das Rosengewächs zahlreiche kleine creme-weiße Blüten in verzweigten Trichterrispen. Die rötlichen Stängel sind kahl und kantig. Die Bezeichnungen „Federbusch" und „Geißbart" beziehen sich auf die äußere Erscheinung, Wiesen-Spierstrauch oder Wiesenkönigin weisen auf den Standort. Seinen lieblichen Namen „Mädesüß" bekam es möglicherweise wegen der „Mahdsüße", dem mandelartig süßen Duft, den die Mahd bzw. die gemähten Wiesen verströmten.

## ERNTEN UND VERWENDEN

Man schneidet das blühende Kraut, bestehend aus den Blüten und wenigen Blättern, im Hochsommer an einem möglichst sonnigen Vormittag. Bevorzugt verwendet man nur die Blüten und sich gerade öffnende Knospen, denn in ihnen stecken die meisten Wirkstoffe.
Vor dem Verarbeiten bzw. Trocknen entfernt man die dickeren Stängel. Beim Sammeln darauf achten, dass kein Mehltaubefall vorliegt; das ist erkennbar an weiß überzogenen Blütenstielen.
Mädesüß eignet sich für innere und äußerliche Anwendungen. In den zarten Blüten stecken starke Heilkräfte: Als Tee oder Tinktur entfaltet Mädesüß fiebersenkende und immunstimulierende Wirkungen bei Erkältungskrankheiten, es lindert Kopfschmerzen und rheumatische Beschwerden. Bäder wirken schweißtreibend und Auflagen lindern den Juckreiz bei Ekzemen und Insektenstichen. Mädesüß ist in Form von Tee, Tropfen und Kapseln auch in Apotheken erhältlich.

## BEI ERKÄLTUNGSKRANKHEITEN

Einst war Mädesüß in der Volksmedizin ein viel genutztes Heilkraut für unterschiedliche Einsatzgebiete. Eine Zeitlang geriet es in Vergessenheit, wurde aber 1989 „offiziell" als Heilpflanze anerkannt. Es wird zur unterstützenden Behandlung von Erkältungskrankheiten und damit einhergehenden Beschwerden wie Fieber, Kopf- und Gliederschmerzen empfohlen.
Die Blüten enthalten drei wirksame Inhaltsstoffe: ätherisches Öl, Gerbstoffe und Flavonoide. Im ätherischen Öl steckt die besondere Heilkraft: Es besteht zu 75 Prozent aus den Substanzen Salicylaldehyd und Salicylsäuremethylester (siehe Infotext rechte Seite). Diese werden im Körper aufgespalten, dabei entsteht hochwirksame Salicylsäure. Salicylsäure wirkt schmerzlindernd, antientzündlich, schweißtreibend und fiebersenkend. Bei einer Erkältung helfen die Gerbstoffe mit ihrer zusammenziehenden Wirkung beim Abschwellen der gereizten Schleimhäute.

### ❖ UNSER TIPP ❖

*Mädesüß lässt sich auch im eigenen Garten anpflanzen. Es sind unterschiedliche Arten erhältlich, doch nur das Echte Mädesüß wird in der Heilkunde verwendet.*

Mädesüß wird bis zu 1,50 Meter hoch. Es wächst bevorzugt an feuchten Standorten.

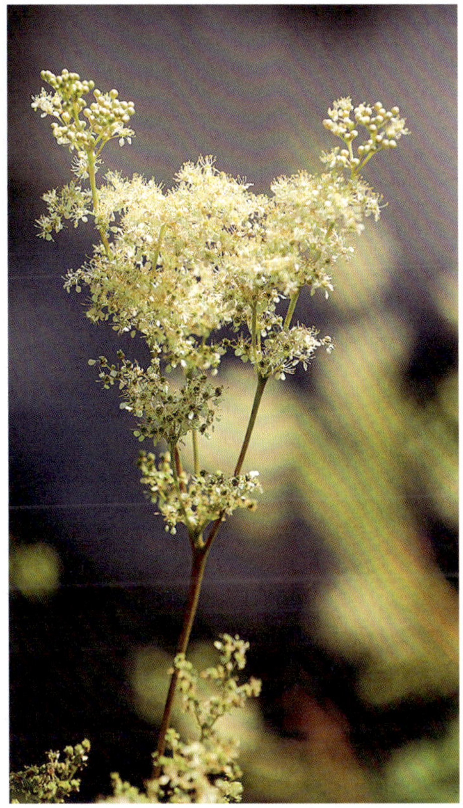

Die Flavonoide wirken zusätzlich entzündungshemmend und antioxidativ. Mit der entzündungshemmenden Wirkung kann Mädesüß auch bei Gelenkschmerzen, Rheuma und Arthritis eingesetzt werden. Auch Weide und Pappel enthalten – in ihrer Rinde – natürliche Salicylsäure-Verbindungen, und wie das Mädesüß mögen auch sie einen feuchten Standort.

### FÜR HAUS UND KÜCHE

Das wohlriechende Kraut verwendete man früher zur Beduftung von Räumen und Schränken und zur Abwehr von Motten. Mit den Blüten aromatisierten die Germanen ihren Met (Honigwein) – übrigens eine weitere mögliche Erklärung für den Namen Mädesüß.
Da der Geschmack ebenso angenehm ist wie der Duft, sind die frischen Blüten in der Küche ähnlich wie Holunderblüten zu verwenden. Sie eignen sich für Desserts und Gelees, oder man gibt einfach frische Blütenstände in Wasser, Wein oder ungeschlagene Sahne und lässt sie einige Stunden ziehen.

## Schmerzmittel der Welt

Seit Mitte des 19. Jahrhunderts wurde Salicylsäure aus Mädesüßblüten bei Rheuma und Schmerzen eingesetzt. 1897 gelang es der Firma Bayer, aus Salicylsäure den chemischen Stoff Acetylsalicylsäure (ASS) zu synthetisieren. 1899 brachte Bayer das neue ASS-Präparat unter dem Handelsnamen Aspirin auf den Markt. Dabei stand das „A" für „Acetyl" und „spir" für „Spiersäure", so nannte man Salicylsäure damals. Mädesüß wurde botanisch den Spiersträuchern *Spiraea* zugeordnet.
Aspirin wurde zunächst als Pulver in 250-Gramm-Glasflaschen an Apotheken verkauft und lose in Papiertütchen an Patienten abgegeben. Im Jahr 1900 wurde eine standardisierte Dosierung möglich, als es gelang, Aspirin als eines der ersten Medikamente in Tablettenform zu pressen. Aspirin ist heute das bekannteste Schmerzmittel der Welt.

**Hinweis:** Wer Salicylat, z. B. in Aspirin, nicht gut verträgt, sollte auch Mädesüß nicht anwenden. Im Unterschied zu Aspirin wirkt Mädesüß aber nicht so stark magenreizend.

# Die Rezepte

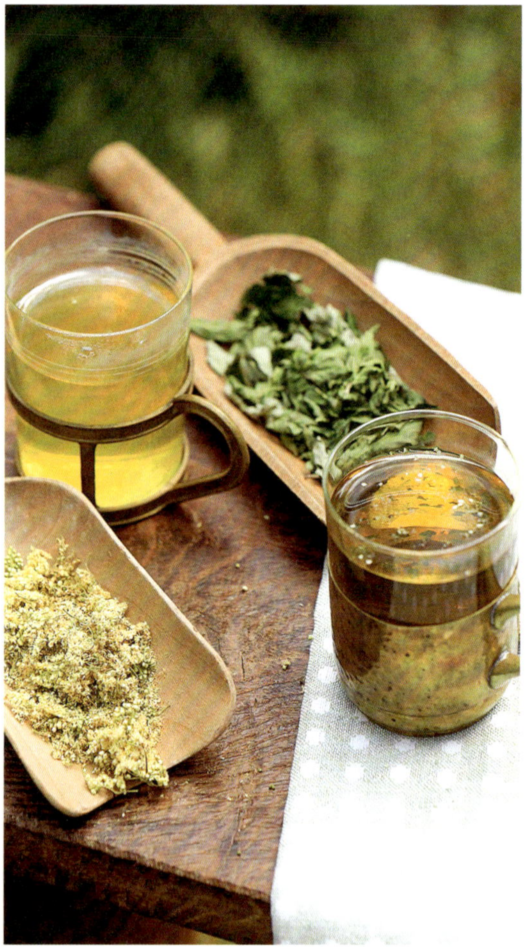

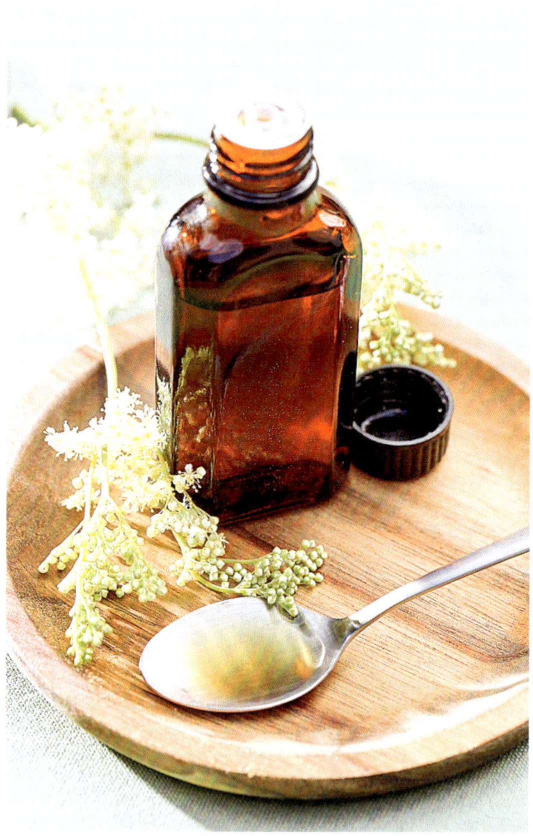

## Mädesüßtee

**Herstellung**
1 TL frische, geschnittene oder ½ TL getrocknete Blüten mit 250 ml siedendem (nicht sprudelnd kochendem) Wasser übergießen. 5 bis 7 Minuten abgedeckt ziehen lassen. Abseihen.

**Dosierung:** Ein- bis mehrmals täglich 1 Tasse trinken.

## Mädesüßtinktur

**Herstellung**
4 frische Blütenstände (ohne grobe Stiele) mit dem Messer oder Mörser zerkleinern, um die Inhaltsstoffe besser zu lösen. In ein Schraubglas füllen und mit 200 ml Doppelkorn übergießen. Verschließen. Etwa 4 Wochen lichtabgewandt ziehen lassen. Abseihen und in Tropfflaschen füllen. Dunkel aufbewahrt etwa 1 Jahr haltbar.

**Dosierung:** Ein- bis mehrmals täglich 10 bis 20 Tropfen in etwas Wasser einnehmen.

**Anwendung für Tee und Tinktur (die Tinktur wirkt stärker)**

**Innerlich:** • bei Erkältungskrankheiten • bei Kopfschmerzen • bei Rheuma und Gicht

**Äußerlich:** Umschläge mit verdünnter Tinktur oder konzentriertem Tee bei:
• Rheuma • juckenden Ekzemen • Akne als entzündungshemmende Begleittherapie

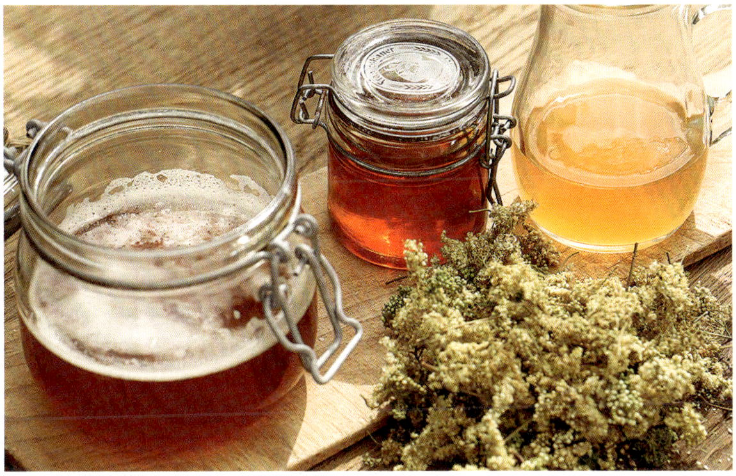

## Mädesüß-Oxymel

**Herstellung**
Für das Oxymel 3 Teile flüssigen Honig und 1 Teil Apfelessig mit dem Pürierstab mixen. Ein Schraubglas zu einem Drittel mit fein geschnittenen frischen Mädesüßblüten füllen und mit der doppelten Menge Oxymel auffüllen. Gut verrühren und verschließen. 3 bis 4 Wochen lichtabgewandt ziehen lassen, dabei immer wieder umrühren. Zum Abseihen ein feines Sieb mit einer Lage eines Papiertaschentuchs auslegen. Dunkel aufbewahrt etwa 1 Jahr haltbar.

---

**Anwendung**
Ein- bis mehrmals täglich 1 EL Oxymel in warmem Tee oder Wasser:
- bei Erkältungskrankheiten
- bei Kopfschmerzen
- bei Schmerzen, z. B. im Bewegungsapparat

## Was ist ein Oxymel?

Ein Oxymel ist eine Alternative zu einem alkoholischen Pflanzenauszug und gut für Kinder geeignet. Oxymel bedeutet aus dem Griechischen übersetzt „Sauerhonig". Dafür mixt man 3 Teile flüssigen Honig und 1 Teil Apfelessig mit dem Pürierstab. Die Mischung hat einen hohen Mineraliengehalt und verdauungsfördernde, antibakterielle, das Immunsystem stärkende sowie wundheilende Eigenschaften. Im Oxymel verbinden sich die Vorzüge von Honig mit denen des Apfelessigs. Die Mischung schmeckt säuerlich und sollte deshalb verdünnt werden. Im Essig vorhandene Schlieren (Reste der Essigmutter) sind gesundheitsfördernd und ein Qualitätsmerkmal. In einem Oxymel können die Wirkstoffe eines Heilkrauts ausgezogen und konserviert werden. Je nach verwendeter Heilpflanze ergeben sich die Anwendungsgebiete.

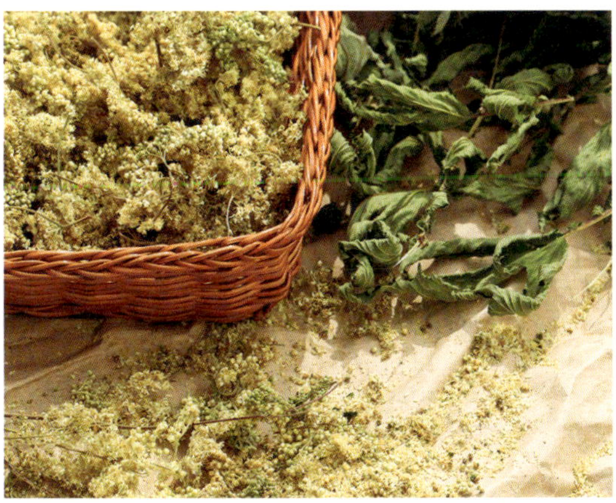

## Badezusatz mit Mädesüß

**Herstellung**
Für ein Vollbad etwa 20 EL frische oder 10 EL getrocknete Blüten mit 1 Liter siedendem Wasser übergießen, abgedeckt 10 bis 15 Minuten ziehen lassen. Abseihen. Den Sud dem Badewasser zugeben und etwa 15 Minuten baden.

---

**Anwendung**
- bei Erkältungskrankheiten
- unterstützend bei Rheuma und Schmerzen im Bewegungsapparat

Fotos: Heinz Duttmann

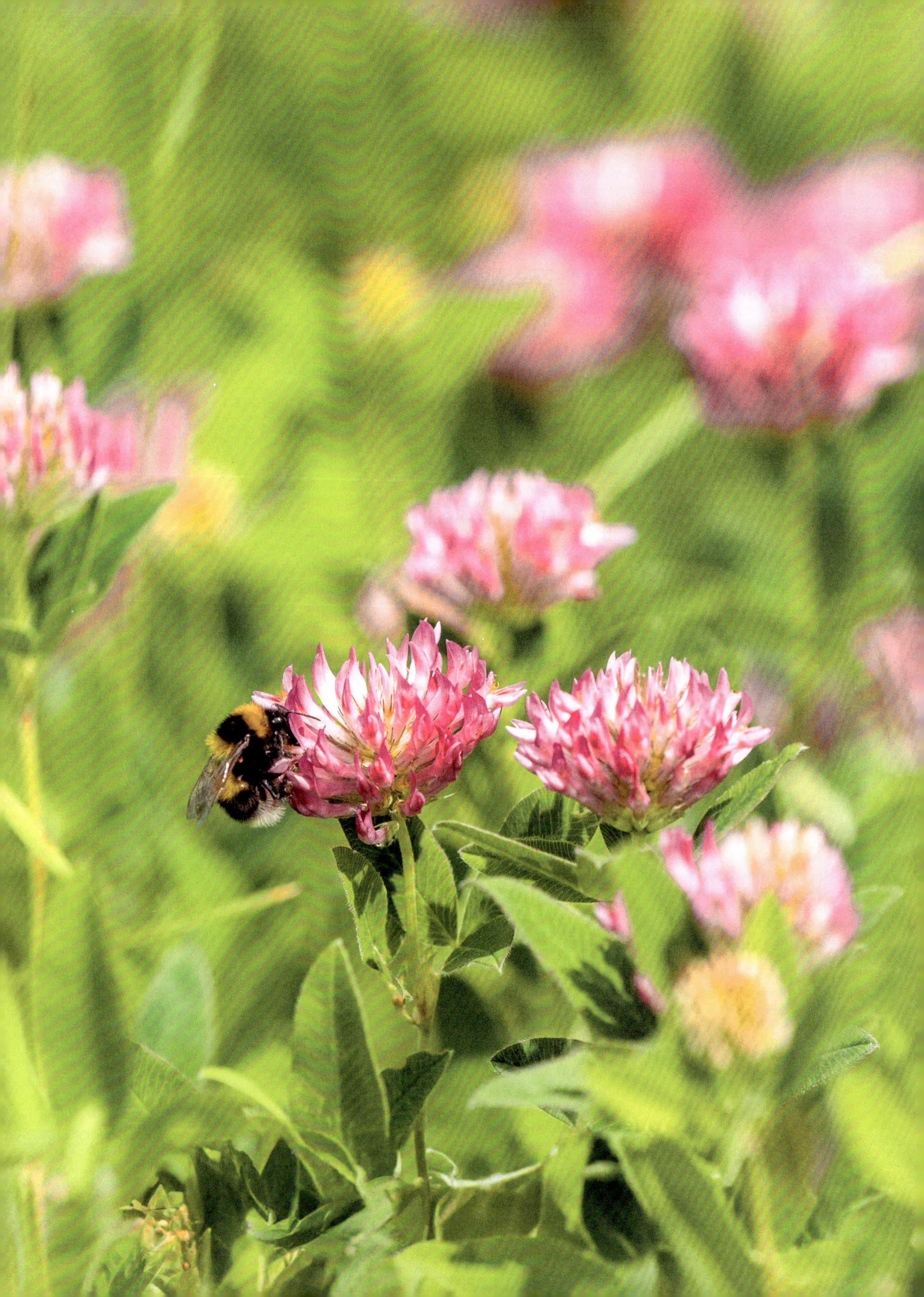

# Rot-Klee

Rot-Klee-Blüten lindern Husten und Hautprobleme. Mit seinen Pflanzenhormonen ist der Klee auch ein Heilkraut für Frauen.

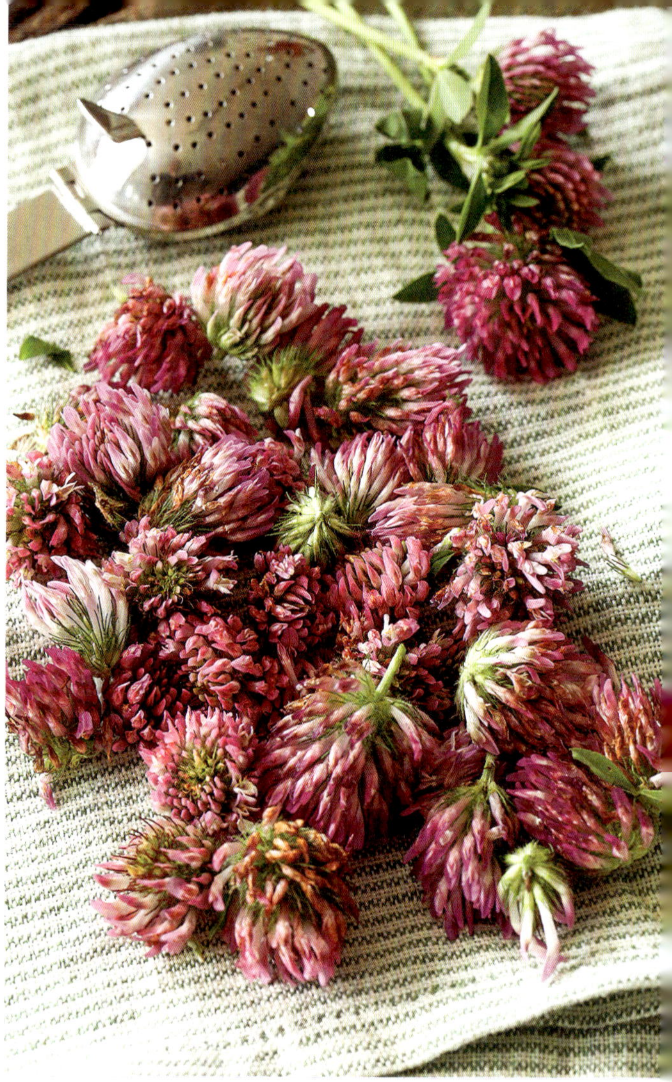

Im späten Frühjahr und im Sommer kann reichlich Rot-Klee gesammelt werden.

Das vierblättrige Kleeblatt gilt als Glückssymbol. Kinder, aber auch Erwachsene freuen sich, wenn sie mit wachem Auge die seltene Blattform am Wegesrand entdecken – ein Glücksfall, denn Kleeblätter bestehen normalerweise aus drei Teilblättchen. In der Naturheilkunde verwendet man nicht die Blätter, sondern die rosa- bis purpurfarbenen Blütenköpfchen des Rot-Klees *Trifolium pratense*.

## ALTES HEILKRAUT …

Aus den nektarreichen Blüten wird traditionell ein Hustentee aufgebrüht, den vor allem Kinder wegen seiner Süße mögen. Ein weiteres altes Hausmittel ist Tee aus rotem oder weißem Klee bei Rheuma und Gicht. Er lindert die Beschwerden durch seine entzündungshemmende Wirkung. Mit den enthaltenen Gerbstoffen wirkt Klee zudem auf die Haut und Schleimhäute des Körpers: Er hilft bei Entzündungen der Mund- und Rachenschleimhaut, verschiedenen Hautproblemen und kleinen Verletzungen und wirkt stopfend bei Durchfall.

## … MIT VORBEUGENDER WIRKUNG

Neben den Gerbstoffen sind Isoflavone die Hauptwirkstoffe des Rot-Klees. Isoflavone sind Pflanzenhormone. Diese sogenannten Phytoöstrogene können an Östrogenrezeptoren binden und wirken damit im menschlichen Körper ähnlich wie Östrogen. Phytoöstrogene sind antioxidativ wirksam, können Blut- und Leberfettwerte senken – und den weiblichen Hormonhaushalt ausgleichen. Es wird eine vorbeugende Wirkung auf Herz-Kreislauf-Erkrankungen, Arteriosklerose, Osteoporose und entzündliche Gelenkerkrankungen vermutet.

## HILFREICH FÜR FRAUEN

Phytoöstrogene sind in einigen Pflanzen enthalten. In Rot-Klee, aber zum Beispiel auch in Soja, stecken besonders viele. Inzwischen gibt es einige Studien zur Wirkung dieser hormonähnlichen sekundären Pflanzenstoffe. Rot-Klee wird heute vor allem bei Frauenleiden verwendet: Er kann Wechseljahresbeschwerden wie Hitzewallungen, Stimmungsschwankungen, innere Unruhe und Schlafstörungen lindern. Auch bei Menstruationsschmerzen, Zyklusunregelmäßigkeiten oder Prämenstruellem Syndrom (PMS) kann er helfen. Naturheilkundler empfehlen konzentrierte Rot-Klee-Präparate als Alternative zur Hormonersatztherapie.
Tees, Kapseln und Tinkturen stehen in Apotheken und Drogerien als Arznei- und als Nahrungsergänzungsmittel zur Verfügung. Der Einsatz von Isoflavonen wird, wie die Hormonersatztherapie, kontrovers diskutiert. Eine Rücksprache mit dem Arzt ist zu empfehlen. Bei Vorerkrankungen, in der Schwangerschaft und Stillzeit sollte Rot-Klee nicht verwendet werden. Bei einer gelegentlichen

❖ UNSER TIPP ❖

*Junge Kleeblätter sind essbar. Sie schmecken erbsenartig und sind vitamin- und mineralstoffreich.*

oder kurmäßigen Anwendung über sechs bis zwölf Wochen treten keine unerwünschten Nebeneffekte auf.

### SAMMELN UND VERWENDEN

Wer Rot-Klee in der Natur selbst pflücken möchte, wählt einen trockenen, warmen Tag und achtet auf Blütenköpfe mit möglichst wenigen verblühten, braunen Einzelblüten. Die Kleeblüte beginnt Ende April und dauert bis in den Oktober. Für den Wintervorrat werden die ganzen Blütenköpfe auf einem Baumwolltuch zum Trocknen ausgebreitet. Sie sind in einem Schraubglas und dunkel gestellt ein Jahr für Tees verwendbar. Wer mit den frischen Blüten ein Hautöl ansetzen möchte, lässt diese einen Tag antrocknen, damit keine Feuchtigkeit ins Öl kommt.

### ESSBARE BLÜTEN

Klee ist auch in der Küche verwendbar: Junge Blätter schmecken zum Beispiel in Salaten, Dips oder Suppen. Einzelblüten kann man auszupfen und als essbare Dekoration über Gerichte streuen.

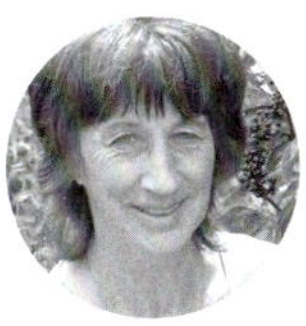

**„Rot-Klee-Öl verwende ich gern und häufig bei der Herstellung meiner Naturkosmetik."**

Ellen Huber

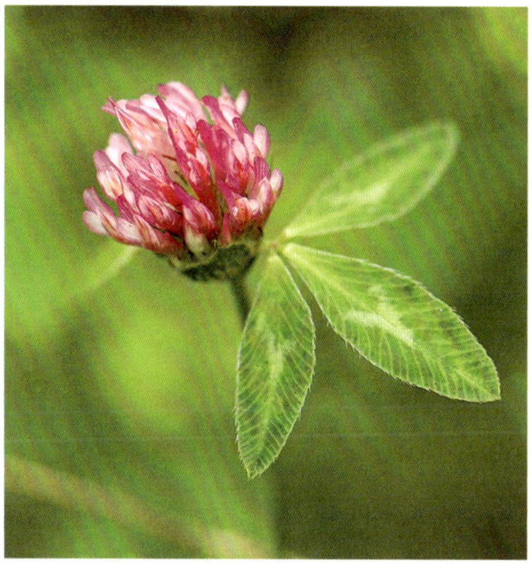

## Das Dreiblatt

Der wissenschaftliche Name des Rot-Klees oder Roten Wiesen-Klees spiegelt das Aussehen und den Standort wider. *Trifolium pratense* bedeutet: dreizählige Blätter, auf der Wiese wachsend. Auf nährstoffreichen Wiesen, Weiden und an Wegrändern wächst die Staude bis zu einen halben Meter hoch. Die charakteristischen eiförmigen Teilblättchen weisen oft eine helle Zeichnung auf sowie ober- und unterseits eine feine Behaarung. Aus bis zu 100 Einzelblüten setzen sich die kugelförmigen Blütenstände zusammen.
Klee gehört in der botanischen Systematik zur Familie der Schmetterlingsblütengewächse *Fabaceae*, zu der auch Hülsenfrüchte wie Erbsen, Bohnen, Linsen und Färber-Ginster gehören. Der ähnlich aussehende, niederwüchsige Weiß-Klee *Trifolium repens* hat eine schwächere Heilwirkung.

**Nahrungsquelle für Tiere**

Der eiweiß- und vitaminreiche Klee ist seit Jahrhunderten eine wertvolle Futterpflanze für Rinder, Ziegen und Schafe und steigert deren Milchleistung. Die nektarreichen Blüten locken Insekten an. Da die einzelnen Blütenröhrchen bis zu 18 mm lang sind, gelangen nur langrüsselige Hummeln an den Nektar; Honigbienen sammeln nur den Pollen. Die Raupen vieler Schmetterlinge ernähren sich von Klee. Auf Feldern und im Garten verwendet man ihn zur Gründüngung: Klee reichert den Boden mit Stickstoffverbindungen an. Symbiotisch an seinen Wurzeln lebende Knöllchenbakterien binden Stickstoff aus der Luft.

Fotos: Heinz Duttmann, AdobeStock/ R. Andreas Klein, Privat

# Die Rezepte

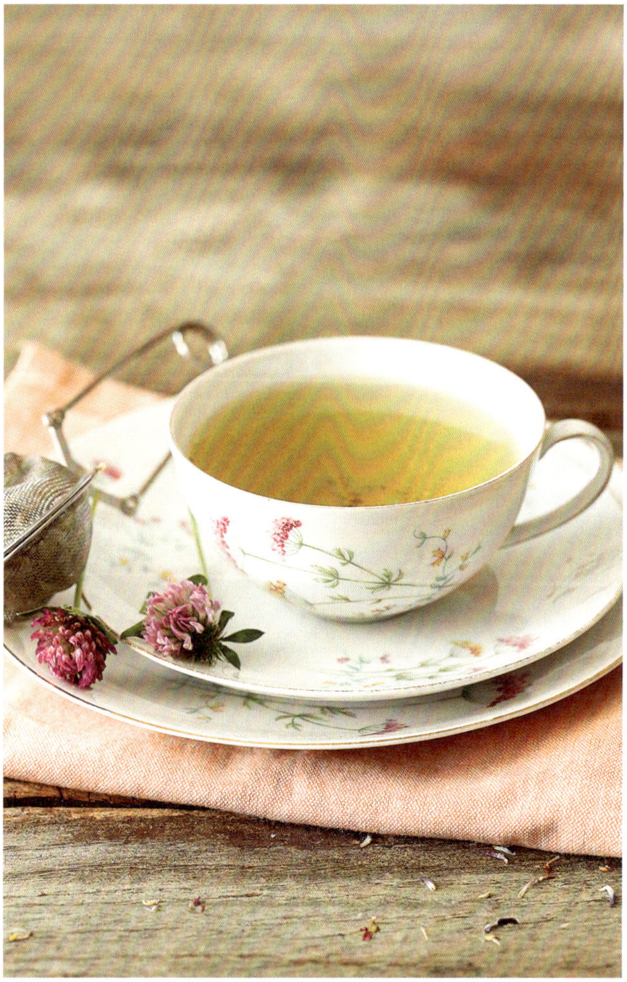

## Rot-Klee-Tee

**Herstellung**
4 bis 6 frische oder 2 bis 3 getrocknete Rot-Klee-Blüten mit 250 ml siedendem Wasser übergießen. 10 Minuten abgedeckt ziehen lassen. Abseihen.

---

**Anwendung innerlich**
3-mal täglich 1 Tasse trinken bei:
- Atemwegsbeschwerden, Bronchialleiden
- Durchfall
- Wechseljahresbeschwerden
- Menstruationsschmerzen, PMS
- leichten Herz-Kreislauf-Beschwerden
- hohen Blutfettwerten bei Frauen
- Rheuma und Gicht bei Frauen
- trockener Haut
- trockenen Schleimhäuten

**Anwendung äußerlich**
Einen hochkonzentrierten Tee (doppelte Menge Blüten verwenden):
- bei Abschürfungen, kleinen Wunden
- bei Juckreiz und Insektenstichen
- begleitend bei chronisch-entzündlichen Hauterkrankungen wie Schuppenflechte, Neurodermitis, Ekzemen
- als Gesichtswasser bei Hautunreinheiten
- bei Halsschmerzen und Zahnfleischentzündung als Mundspülung oder zum Gurgeln
- zur Stärkung des Haares als Spülung
- für Sitzbäder für Frauen bei Juckreiz und Weißfluss
- bei müden Augen

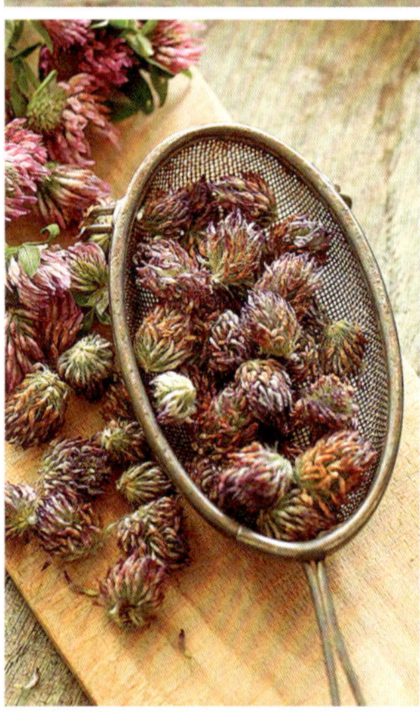

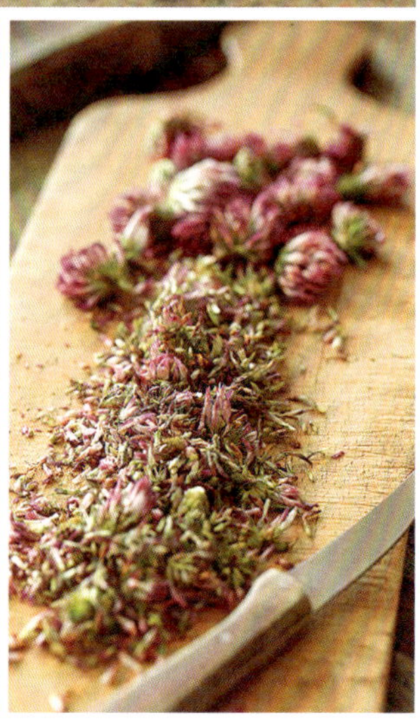

**Für den Teevorrat trocknet man ganze Blüten (links). Frische Blütenköpfchen vor der Verwendung fein schneiden (rechts).**

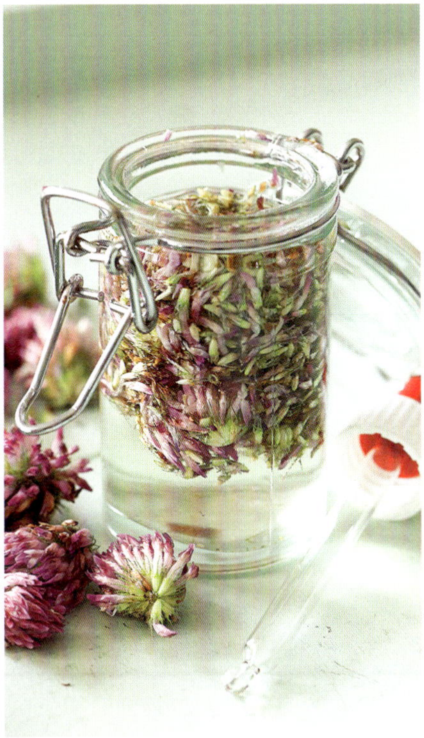

## Rot-Klee-Tinktur

**Herstellung**
Frische Rot-Klee-Blüten bei trockenem Wetter pflücken. Fein schneiden. Ein Schraubglas etwa zur Hälfte damit füllen. Das Glas mit Doppelkorn auffüllen und verschließen. 3 bis 4 Wochen lichtabgewandt ziehen lassen. Alle 2 Tage umrühren. Abseihen. In Tropfflaschen füllen. Dunkel gestellt etwa 1 Jahr haltbar.

**Anwendung innerlich**
2-mal täglich 10 bis 15 Tropfen bei:
- Atemwegsbeschwerden, Bronchialleiden
- Durchfall
- Wechseljahresbeschwerden
- Menstruationsschmerzen, PMS
- leichten Herz-Kreislauf-Beschwerden
- hohen Blutfettwerten bei Frauen
- Rheuma und Gicht bei Frauen

**Anwendung äußerlich**
Für eine Auflage oder einen Umschlag die Tinktur mit Rot-Klee-Tee zu gleichen Teilen mischen:
- bei Abschürfungen, kleinen Wunden
- bei Juckreiz und Insektenstichen
- begleitend bei chronisch-entzündlichen Hauterkrankungen wie Schuppenflechte, Neurodermitis, Ekzemen, auch als Gesichtswasser

## Kleeblütenöl zur Hautpflege

**Herstellung**
Frische Rot-Klee-Blüten bei trockenem Wetter pflücken. Auf einem Baumwolltuch ausgebreitet 1 Tag antrocknen lassen. Fein schneiden. In einem Schraubglas mit einem hochwertigen Öl (Mandelöl, Olivenöl) übergießen: 1 Teil Blüten, 2 Teile Öl. In der ersten Woche Deckel nur auflegen bzw. Öffnung mit Gaze bedecken. 2 bis 3 Wochen lichtabgewandt ziehen lassen, dabei täglich umrühren. Abseihen. Kühl gelagert etwa 1 Jahr haltbar.

**Anwendung**
- zur Förderung der Hautregeneration und -durchblutung, unterstützt den Feuchtigkeitshaushalt der Haut
- als Gesichtsöl, insbesondere für reifere Haut
- als Körperöl, besonders bei trockener Haut
- bei Schuppenflechte, Neurodermitis, Ekzemen

### Variation: Schüttellotion

Das Öl in einer Sprühflasche mit der gleichen Menge Rosenwasser mischen. Vor dem Aufsprühen auf die Haut kurz schütteln, damit es zur Lotion emulgiert. Zieht besser ein als ein Öl, bringt zusätzlich Feuchtigkeit und Rosenwirkstoffe in die Haut.

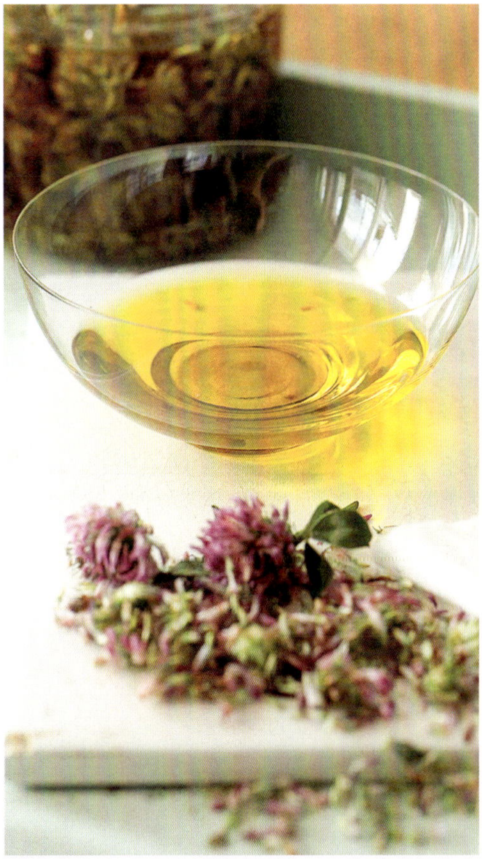

Fotos: Heinz Duttmann

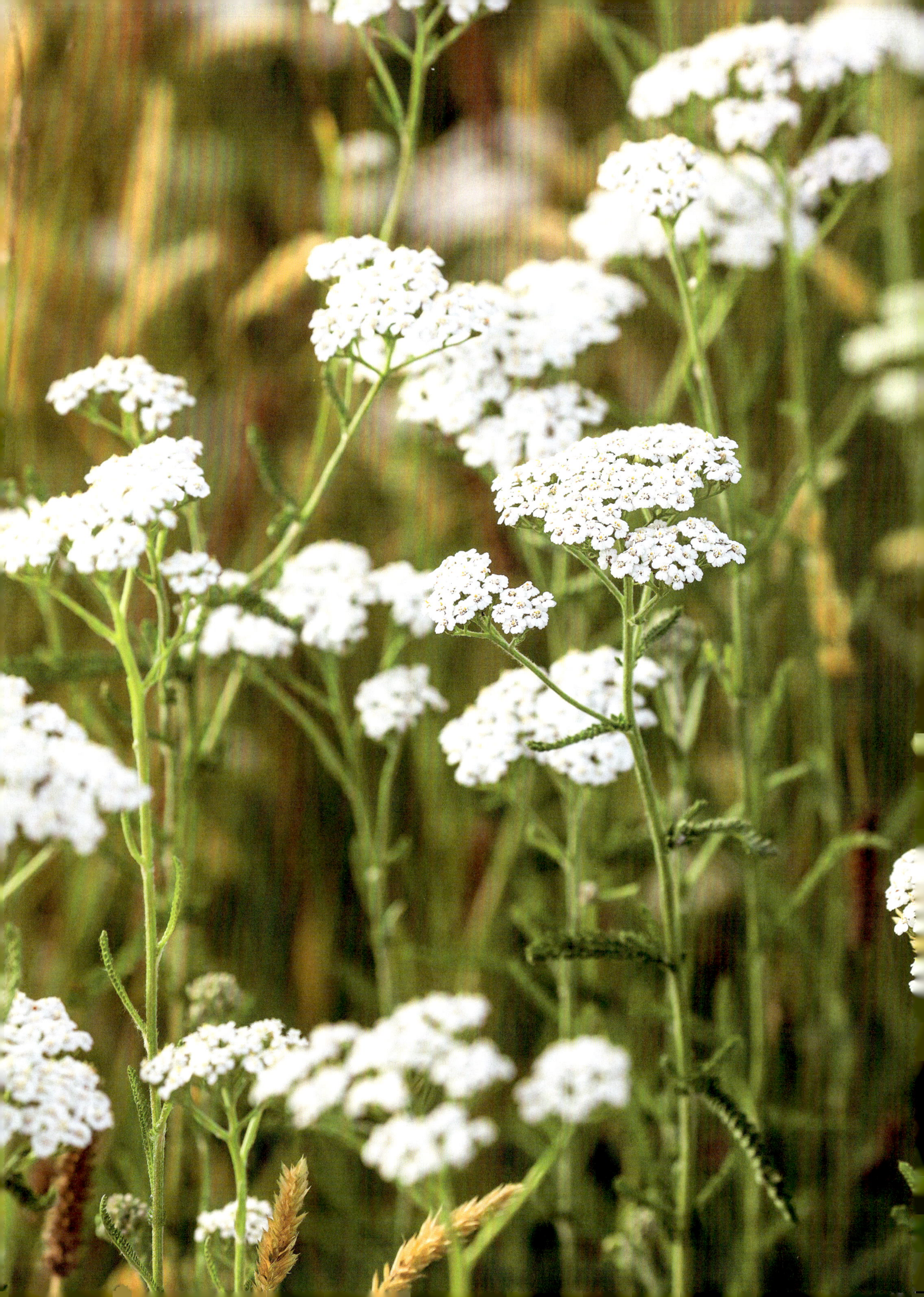

# Schafgarbe

Schafgarbe gilt als Frauenheilkraut und Wundmittel, hilft bei Erkältungs- oder Magen-Darm-Beschwerden.

Foto: Frank Hecker

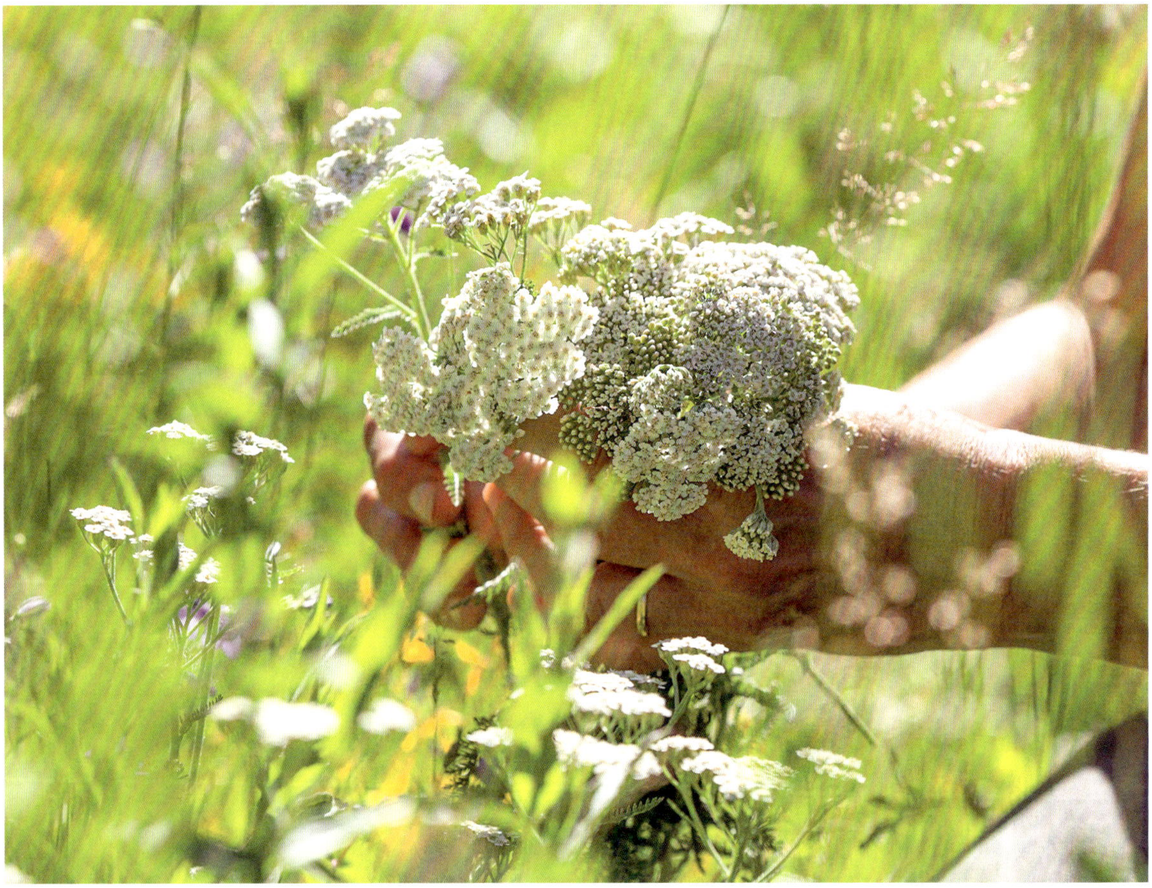

**Ab Juni beginnt die Blütezeit der Schafgarbe. Auf Wiesen und an Feldrändern verströmt das Heilkraut einen herb-würzigen Duft.**

Den meisten Menschen ist die Schafgarbe bekannt: In den Sommermonaten sprießt sie vielerorts auf Wiesen, Weiden, an Wegrändern und auf Brachflächen. Die hübschen, weiß bis rosa gefärbten Blütenstände entdeckt man bis in den Oktober.

## MIT TAUSEND BLÄTTCHEN

Charakteristisch sind die Blätter der Schafgarbe *Achillea millefolium*, die sich aus vielen feinen Fiederblättchen zusammensetzen. *Millefolium*, also „tausend Blätter", lautet deshalb der Artname. Der Gattungsname *Achillea* geht auf einen griechischen Sagenhelden zurück: Achilles soll mit dem Kraut Wunden geheilt haben. Weil Schafe die zarten Blättchen der Wiesenpflanze gerne fressen, entstand vermutlich die deutsche Bezeichnung Schafgarbe. Der Wortteil „garbe" leitet sich vom althochdeutschen „garvan" ab und bedeutet gesund machen bzw. heilen.

## BREITE WIRKUNG

Bereits seit der Antike wird Schafgarbe als Heilpflanze genutzt. Auch in unserer Volksmedizin hat sie sich seit Langem bewährt: sowohl als wichtiges Wundkraut als auch mit ihrer stark krampflösenden Wirkung bei „Frauenleiden" und Magen-Darm-Problemen. Inzwischen wurde ihre Wirksamkeit wissenschaftlich nachgewiesen. Schafgarbe verfügt über ein breites Spektrum wertvolle Inhaltsstoffe. Wesentlich für ihre Wirkung sind unter anderem ätherische Öle, Flavonoide, Bitter- und Gerbstoffe.

❖ UNSER TIPP ❖

*Zum Trocknen und Aufbewahren lässt man das Kraut ganz und schneidet es erst kurz vor der Verwendung.*

„Ein paar Tropfen Schafgarbentinktur in die Nase gegeben, hilft bei Nasenbluten.“

Ellen Huber

### WERTVOLLE INHALTSSTOFFE

Achillin und Matricin heißen die typischen Achillea-Wirkstoffe im ätherischen Öl. Diese sogenannten Proazulene wirken desinfizierend, entzündungshemmend, krampflösend und beruhigend. Flavonoide sind sekundäre Pflanzenstoffe mit antibakteriellen, entzündungshemmenden, harntreibenden und krampflösenden Eigenschaften. Wer Blätter oder Blüten probiert, nimmt sofort die typischen Bitterstoffe der Schafgarbe wahr. Sie regen bereits im Mund die Speichelbildung an und anschließend die Magensaftsekretion. So werden der Appetit, die Verdauungstätigkeit und die Galleproduktion gefördert. Die Gerbstoffe bekämpfen Erkältungserreger und Entzündungen. Durch deren zusammenziehende Wirkung auf die Gefäße können Blutungen gestillt werden.

### BEI VIELEN BESCHWERDEN

Die alte Heilpflanze wird vorwiegend innerlich, aber auch äußerlich bei einer Reihe von Beschwerden und Krankheiten angewandt. Als Tee oder Tinktur regt die Bitterstoffdroge den Appetit an und fördert die Verdauung. Bei akuten Atemwegserkrankungen oder beginnender Erkältung hilft sie, Keime und Schleimhautentzündung zu reduzieren.
Tee oder Tinktur lindern Menstruationsschmerzen und sogenannte dyspeptische Beschwerden wie Übelkeit, Völlegefühl, Sodbrennen, aber auch Magen-Darm-Krämpfe oder Blähungen. (Sitz-)Bäder mit Schafgarbensud unterstützen bei Menstruationsbeschwerden.
Bei einer Leber-Gallen-Therapie oder beim Heilfasten kann ein stark angesetzter Teesud für einen feuchtwarmen Leberwickel verwendet werden. Er fördert die Durchblutung und den Stoffwechsel der Leber. Die Schafgarbe regt auch den Hautstoffwechsel an: Mit einem Pflanzenbrei lassen sich Schürfwunden und Hautentzün-

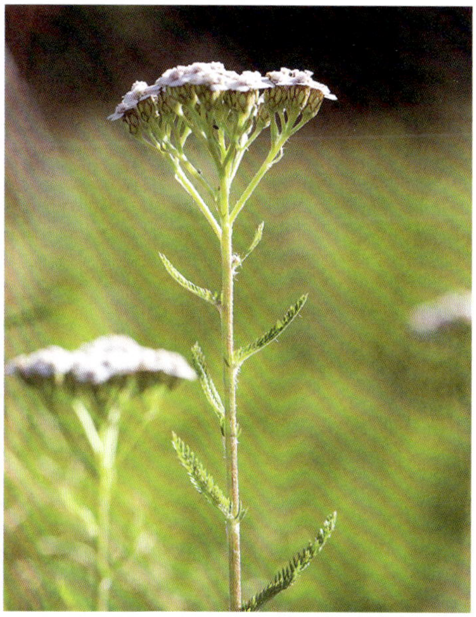

## Gestielte Körbchen

Die Schafgarbe *Achillea millefolium* ist eine typische Wiesenpflanze und liebt trockenen, nährstoffreichen Boden. Auf den ersten Blick könnte man sie für einen Doldenblütler halten. Schafgarbe gehört jedoch zu den Korbblütlern *Asteraceae*: Bei näherer Betrachtung erkennt man, dass sich der doldige, schirmartige Blütenstand aus mehreren kleinen Teilblütenständen zusammensetzt, die in gestielten Körben enden – das namensgebende Kennzeichen für Korbblütler.
Die Blüten sind weiß, manchmal auch mit einem Hauch Rosa überzogen. Das eindeutige Merkmal der Schafgarbe sind ihre etwas farnähnlichen Blättchen: Schmal-länglich und mehrfach gefiedert wachsen sie an derben, leicht behaarten, aufrechten Stängeln.

Fotos: Frank Hecker

Die getrockneten Blüten und Blätter sollten nach Möglichkeit erst kurz vor der Verwendung zerkleinert werden.

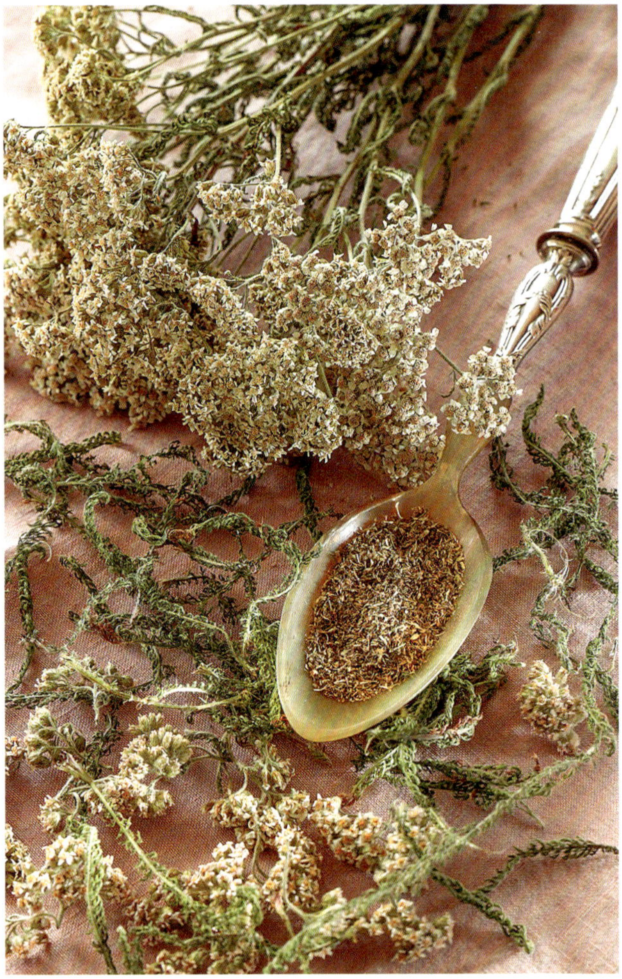

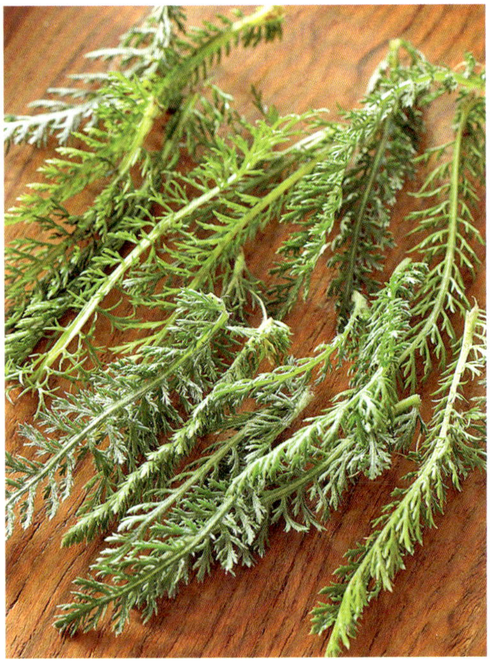

Schafgarbenblätter sind würzig und aromatisch.

dungen behandeln. Dafür schneidet man frische Schafgarbenblüten und -blätter klein, mörsert oder püriert sie mit etwas Wasser. Die Auflage wirkt blutstillend und fördert die Wundheilung.

## DAS KRAUT SAMMELN

Für die pflanzlichen Arzneimittel und äußere Anwendungen können alle oberirdischen Teile verwendet werden. Zu empfehlen ist jedoch, vor allem frisch aufgeblühte Blütenstände zu nutzen. Sie enthalten besonders viel ätherisches Öl. Der Gehalt nimmt von den Blüten über die Blätter bis zum Stängel ab.
Der günstigste Zeitpunkt zum Sammeln ist vormittags an einem warmen und trockenen Juli- oder Augusttag. Das blühende Kraut sollte mit einer Schere oder einem Messer knapp unterhalb des Blütenstandes abgeschnitten werden. Dabei lässt man möglichst den untersten Trieb der Scheindolde stehen.
Frisch gepflückte Schafgarbe wird nicht gewaschen, da Feuchtigkeit Schimmel begünstigt. Deshalb nur ausschütteln und etwas liegen lassen. Zum Trocknen breitet man das Kraut als Ganzes locker aus oder hängt es als Bündel an einen luftigen, abgedunkelten Ort.
Die Wurzeln der Schafgarbe haben keine Heilkraft.

## WILDKRÄUTERKÜCHE

Im Frühjahr eignen sich die hellgrünen, zarten Blättchen für die Wildkräuterküche. Später werden sie hart und ungenießbar. Herb duftend würzen die jungen Blätter in kleinen Mengen Quark, Kräuterbutter, Suppen, Salate und Gemüsegerichte.

Fotos: Heinz Duttmann

# Die Rezepte

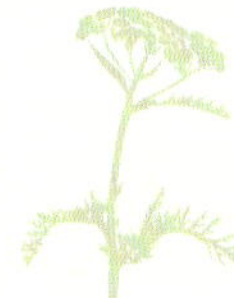

## Schafgarbentee

**Herstellung**
2 EL frische oder 1 EL getrocknete Schafgarbenblüten zerkleinern. Mit 250 ml kochendem Wasser übergießen. 6 bis 8 Minuten abgedeckt ziehen lassen. Abseihen.
**Tipp:** Schafgarbe schmeckt leicht bitter, den Tee auf Wunsch mit Honig süßen. Etwas Zitronenmelisse oder Minze machen den Tee frischer.

**Anwendung**
2- bis 3-mal täglich 1 Tasse trinken:
- bei Blähungen, Sodbrennen, Aufstoßen
- bei Schmerz, Druck- und Völlegefühl im Oberbauch (vor dem Essen, ungesüßt)
- bei Magen-Darm- und Verdauungsbeschwerden (vor dem Essen, ungesüßt)
- bei Appetitlosigkeit (vor dem Essen)
- bei Menstruationsbeschwerden
- zur Durchspülung und Anregung der Nierentätigkeit
- bei Krampfadern (begleitend)
- bei Hämorrhoiden (begleitend)
- bei Blasenentzündung (begleitend)
- zur Leberstärkung und Verbesserung des Gallenflusses (begleitend)
- bei Entzündungen im Mund- und Rachenraum als Spülung

**Hinweis:** Den Tee nicht dauerhaft trinken. Bei Überdosierung können krampfartige Beschwerden auftreten.

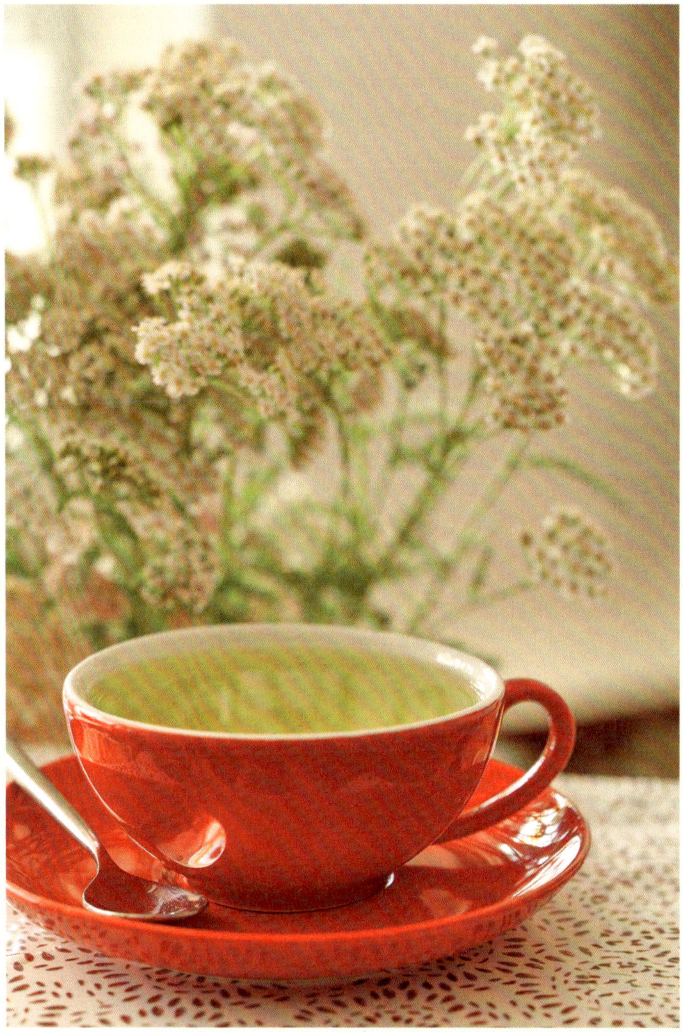

❖ TIPPS UND HINWEISE ❖

- *Schafgarbentee ist in Apotheken, Drogerien und Supermärkten, im Tee- und Kräuterfachhandel zu beziehen. Es gibt Heilpflanzensäfte, Tinkturen und Tabletten.*
- *Bei einer Allergie auf Korbblütler die Schafgarbe weder innerlich noch äußerlich anwenden. Hautkontakt kann allergischen Ausschlag auslösen: die Wiesendermatitis.*

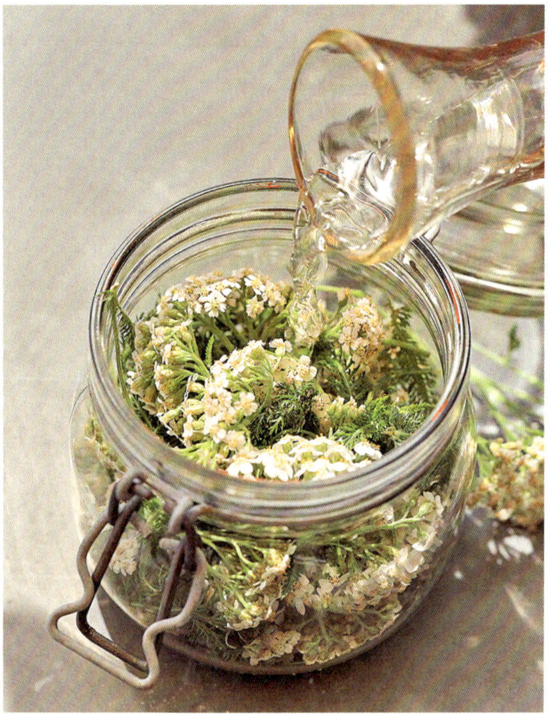

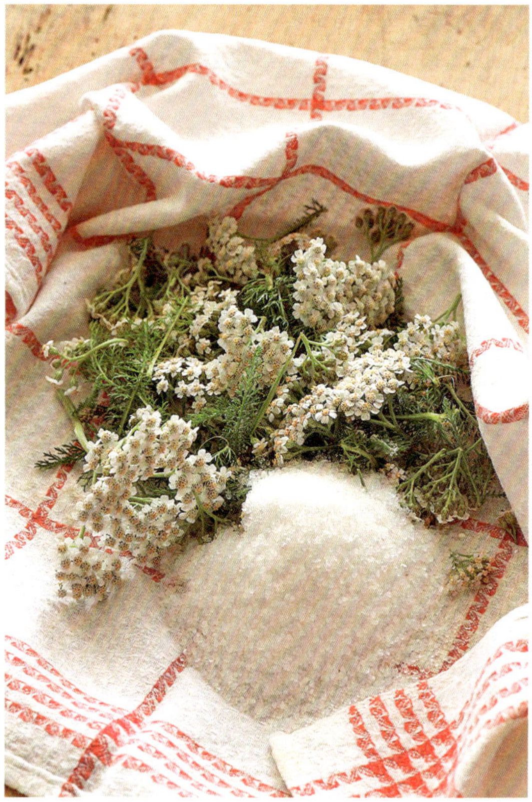

## Schafgarbentinktur

**Herstellung**
Eine Handvoll frische Blüten fein schneiden. In einem Schraubglas mit Doppelkorn (60 bis 70prozentiger Alkohol aus der Apotheke zieht die Inhaltsstoffe besser aus, ist aber auch deutlich teurer) übergießen, sodass alle Pflanzenteile gut bedeckt sind. Verschließen. 2 Wochen lichtabgewandt ziehen lassen, die ersten Tage täglich umrühren. Abseihen. In Tropffläschchen füllen. Dunkel aufbewahrt etwa 1 Jahr haltbar.

**Anwendung innerlich**
10 bis 15 Tropfen auf 1 EL Wasser:
- als Magenbitter, 15 bis 30 Minuten vor dem Essen
- als Fastenbegleitung zur Anregung von Nieren und Gallenblase, 2-mal täglich

**Anwendung äußerlich**
1:1 mit Schafgarbentee oder Wasser verdünnt
- bei kleinen Schürf- oder Schnittwunden
- bei Venenbeschwerden als Umschlag
- bei Nasenbluten in die Nase tropfen
- entzündete Hautstellen oder unreine Haut damit betupfen (1:2 mit Tee verdünnt)

## Badezusatz

**Herstellung**
Für ein Vollbad 1 bis 2 Handvoll Schafgarbenblüten fein schneiden. In einen Topf mit 1 Liter siedendem Wasser geben und 15 Minuten ziehen lassen. Abseihen und Sud dem Badewasser zugeben. Alternativ mit 2 EL Meersalz in ein Baumwolltuch geben und zubinden. Den Beutel ins einlaufende Badewasser legen. 15 bis 20 Minuten baden, dabei den Beutel alle paar Minuten ausdrücken. Bei empfindlicher Haut nicht zu lange baden.

**Anwendung**
- zur Entspannung der Muskulatur
- bei Muskelkater
- bei Unterleibskrämpfen
- bei Rückenschmerzen
- bei leichten Haut- oder Schleimhautentzündungen
- zur Pflege rauer Haut
- bei Schweißfüßen als Fußbad

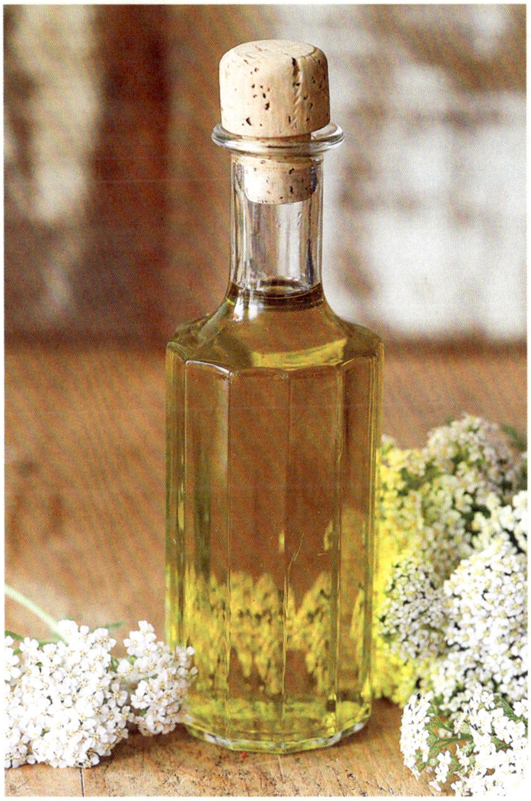

## Schafgarbenöl

**Herstellung**
1 Handvoll frische Schafgarbenblüten fein schneiden. In ein Schraubglas geben und doppelt so hoch mit Olivenöl aufgießen. In der ersten Woche Deckel nur auflegen bzw. Öffnung mit Gaze bedecken. Lichtabgewandt 2 bis 3 Wochen ziehen lassen, dabei alle 2 bis 3 Tage umrühren, um Schimmelbildung zu vermeiden. Abseihen. Kühl gelagert etwa 1 Jahr haltbar.

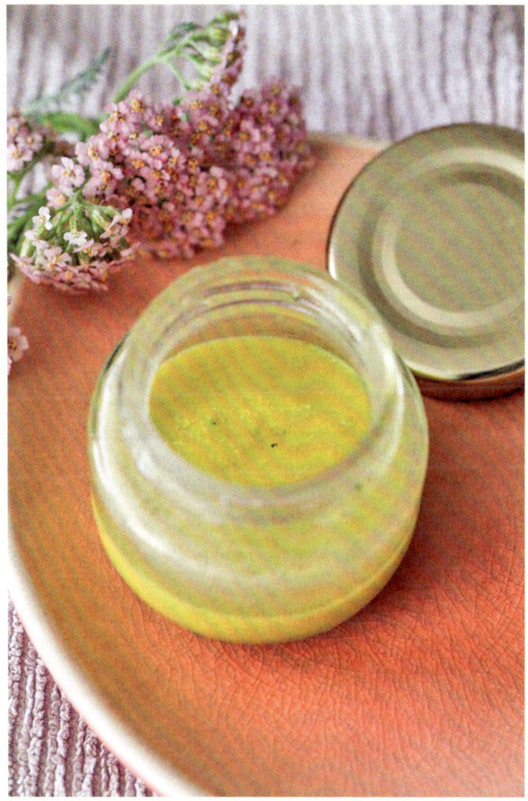

## Schafgarbensalbe

**Herstellung**
4 EL Sheabutter oder Kokosöl (gute Qualität, extra vergine) in einem kleinen Topf schmelzen lassen. 2 EL sehr fein geschnittene Schafgarbenblüten unterrühren. Den Topf über Nacht warm halten: auf der Heizung oder auf einer Wärmflasche in eine Decke eingewickelt. Am nächsten Tag auf etwa 45 Grad erwärmen. Dann durch ein feines Sieb in ein kleines Schraubglas abseihen. Erst verschließen, wenn die Salbe vollständig abgekühlt ist. Im Kühlschrank aufbewahrt etwa 1 Jahr haltbar.

**Anwendung von Öl und Salbe**
- bei Schürf- und Schnittwunden • bei Sonnenbrand (das Öl 1:1 mit Aloe-vera-Gel mischen) • bei Hautentzündungen
- bei trockener, rissiger Haut, z. B. der Hände
- bei trockener oder unreiner Haut als Gesichtsmaske 15 Minuten einwirken lassen
- bei Venenbeschwerden als Einreibung • bei Hämorrhoiden

Fotos: Heinz Duttmann

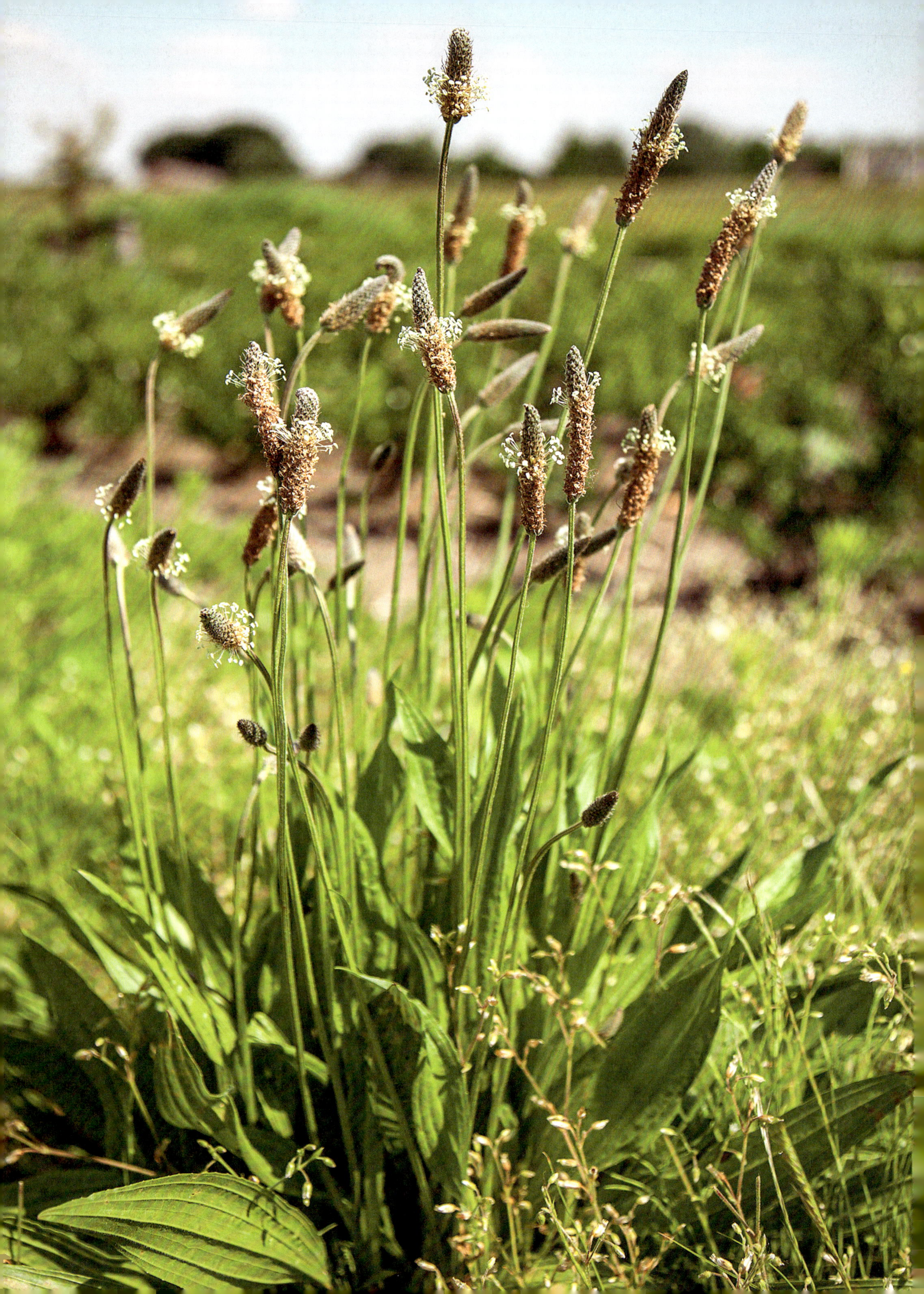

# Spitzwegerich

Bewährt bei Husten, aktivierend bei Frühjahrsmüdigkeit oder unterwegs in der Natur als Erste Hilfe – Wegerich ist unverzichtbar.

Foto: AdobeStock/ Roel Meijer

Der Wegerich begegnet uns auf Schritt und Tritt: auf Wiesen und Weiden, an Straßen- und Feldrändern, auf Brachflächen und im eigenen Garten. Der robuste Breitwegerich verträgt die Tritte der Wanderer gut. Spitzwegerich hingegen wächst dort, wo es ruhiger zugeht. Die Apotheke am Wegesrand ist fast ganzjährig verfügbar – das unscheinbare, grasgrüne Kraut wächst vom Frühjahr bis in den Winter.

## TRADITIONELLES HEILMITTEL

Allgegenwärtig, weit verbreitet und vielseitig in der Heilwirkung sind die Wegeriche. Vor allem Spitz- und Breitwegerich sind deshalb seit der Antike häufig verwendete Heilpflanzen. Von jeher galten sie als Wund- und Hustenmittel: Wichtige Einsatzgebiete waren die Versorgung von Verletzungen und Stillung von Blutungen. Die mittelalterliche Klostermedizin setzte sie bereits bei Atemwegserkrankungen ein, zudem bei Fieber, Durchfall und Blutarmut. Hildegard von Bingen empfahl sie auch bei Gicht oder Geschwüren und die Wurzel bei Knochenbrüchen. Spitz- und Breitwegerich haben eine ähnliche Zusammensetzung und Wirkung. Spitzwegerich ist der bekanntere und in der Natur der häufigere von beiden. Für die meisten unserer Heilrezepte wird er verwendet, ebenso für Arzneimittel aus Apotheke, Reformhaus und Drogerie. Erhältlich sind getrocknete Blätter, Frischpflanzen-Presssaft, Gel oder Salbe und viele Hustenmittel wie Tee, Sirup, Tinktur, Flüssigextrakt oder Lutschpastillen.

## DER HUSTENSTILLER

Spitzwegerich ist eines der zuverlässigsten pflanzlichen Heilmittel bei Atemwegserkrankungen jeglicher Art: Er stärkt die Atemwege und erweitert die Bronchien bei Erkältung, Bronchitis und Asthma. Bei Halsweh und Husten, bei starker Verschleimung, aber auch bei trockenem Reizhusten wirkt er reizmildernd und krampflösend. Wegen seiner starken Wirkung auf die Haut und Schleimhäute wird er zudem eingesetzt bei Entzündung der Magen- oder Darmschleimhaut, bei Zahnfleisch- und Hautentzündungen. Begleitend lindert er bei Erkrankungen der ableitenden Harnwege und Reizdarm. Gerade auch für Kinder ist Spitzwegerich gut geeignet, da er keine Nebenwirkungen hat.

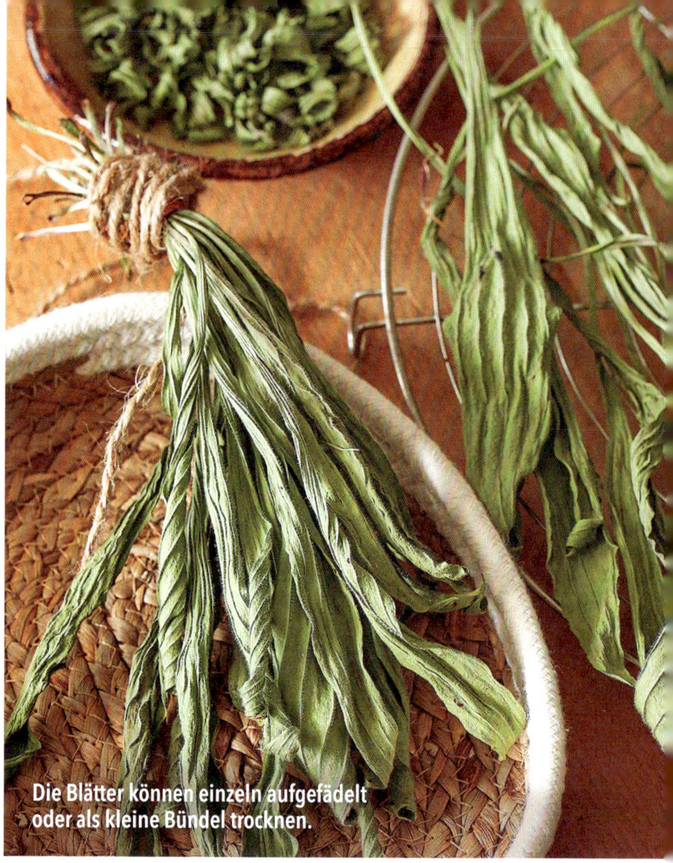

Die Blätter können einzeln aufgefädelt oder als kleine Bündel trocknen.

## ALTES WUNDKRAUT

Bei Insektenstichen, Sonnenbrand, Schnitt- und Schürfwunden können Wegeriche Erste Hilfe leisten: Man wählt junge, saubere Blätter und zerreibt sie zwischen den Handflächen oder im Mörser. Der Pflanzenbrei bzw. austretende Pflanzensaft wirkt keimhemmend und abschwellend, er lindert Juckreiz und stillt Blutungen. Die langen Spitzwegerichblätter lassen sich, kurz angedrückt, als heilsame Pflaster um den Finger wickeln und verknoten. Wer sich beim Wandern Blasen läuft, kann große Blätter des Breitwegerichs, glatt anliegend, als Kompresse in die Socken legen.

## WIRKSAME INHALTSSTOFFE

Zu den wichtigsten Inhaltsstoffen gehören Aucubin und Catalpol, sogenannte Iridoide bzw. Iridoidglykoside, mit entzündungshemmenden und antibiotischen Eigenschaften. Aucubin hat zudem zell- und leberschützende Wirkung. Zusätzlich sind beide Wegeriche reich an Schleim- und Gerbstoffen. Schleimstoffe aktivieren die Immunabwehr und fördern die Wundheilung. Sie dämpfen den Hustenreiz, indem sie einen schützenden Film über die gereizten Schleimhäute von Mund und Rachen legen. Gerbstoffe wirken zusammenziehend und blutstillend auf die Schleimhäute sowie keimhem-

mend. Die enthaltene Kieselsäure stärkt das Haut- und Lungengewebe.
Bei Husten lösen Saponine den Schleim. Zudem sind weitere Inhaltsstoffe wie Flavonoide, ätherische Öle und Mineralstoffe wie Zink und Kalium an der breiten Heilwirkung beteiligt.
Hinweis: Zu beachten ist, dass Aucubin und Schleimstoffe beim Überbrühen oder Kochen reduziert werden. Die volle Wirkungskraft haben nur der frische Pflanzensaft und der Tee als Kaltauszug.

### DIE BLÄTTER PFLÜCKEN …

Ob Spitz- oder Breitwegerich – in der Heilkunde nutzt man ausschließlich die Blätter, nicht das ganze Kraut mit Stängel und Blüte. Wegerich wird frisch oder getrocknet, innerlich oder äußerlich verwendet. Man pflückt unversehrte Blätter, am besten vor der Blütezeit, die in manchen Gegenden schon im April beginnt. Im zeitigen Frühjahr sollte man darauf achten, nicht Blätter des Vorjahres zu nehmen, sondern junge.

### … FRISCH VERWENDEN

Spitz- und Breitwegerich sind essbar, vitamin- und mineralstoffreich, allerdings nicht so schmackhaft wie andere Wildkräuter. Gut gewaschen und fein zerkleinert können junge Blätter unter Salate oder andere Gerichte gemischt werden. Die Blütenknospen des Spitzwegerichs haben ein pilziges Aroma. Das Kauen einiger frischer Blättchen kann Magenschleimhaut-Entzündung lindern. Aus den Blättern lässt sich Frischsaft herstellen; er stärkt das Immunsystem oder dient als belebende, „blutreinigende“ Frühjahrskur.

### … ODER TROCKNEN

Für den Vorrat sollten die Blätter zügig trocknen, sonst gehen Wirkstoffe verloren. Man pflückt sie nach einigen Tagen ohne Niederschlag. Dann enthalten sie wenig Feuchtigkeit und trocknen gut. Die Blätter nicht stark drücken oder knicken. Nicht waschen und nicht zerkleinern. An einem warmen Ort, bei maximal 30 Grad, auf einem Baumwolltuch oder Papier ausbreiten. Oder einzeln mit Abstand auf eine Schnur gefädelt im luftigen Schatten aufhängen. Wenn sie sich bräunlich färben, verlieren sie an Heilkraft. Die Blätter luftdicht und lichtgeschützt aufbewahren und erst zur Verwendung zerkleinern. Getrocknet sind sie etwa ein Jahr für Tee oder Pflanzen-Pulver verwendbar.

Fotos: Heinz Duttmann

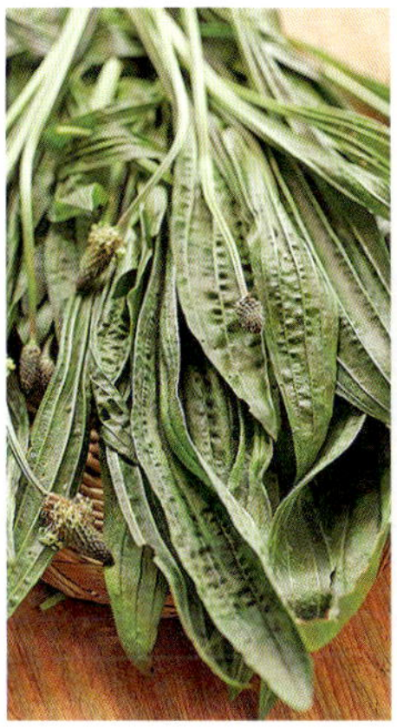

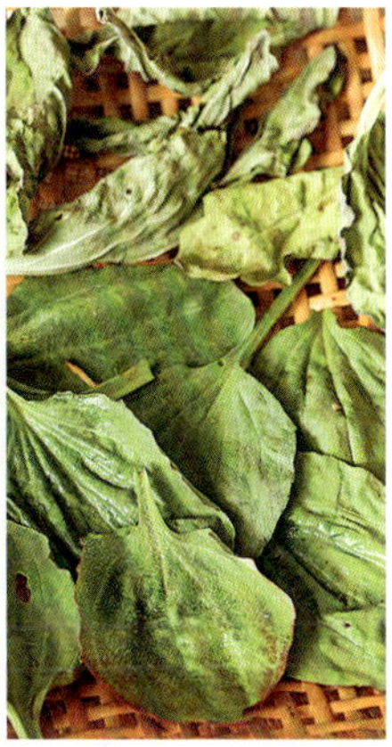

## König am Wegesrand

Die nahezu weltweit verbreitete Gattung der Wegeriche *Plantago* umfasst etwa 200 Arten. In unseren Regionen sind der Spitzwegerich *Plantago lanceolata* und der Breitwegerich *Plantago major* die häufigsten. Dazu kommt der Mittlere Wegerich *Plantago media*, der vor allem auf kalkreichen Magerwiesen zu finden ist. Aufgrund der behaarten Blätter wird er kaum genutzt.
Das deutsche Wort Wegerich leitet sich vom althochdeutschen „rich" für König ab. Vermutlich weil der trittfeste Breitwegerich als „König des Weges" oder „Wegbeherrscher" sogar auf viel begangenen Pfaden wächst. Darauf weist auch der lateinische Name *Plantago* (planta für Fußsohle) hin.

**Blattgröße und -form**

Wegerich hat grundständige Blätter: Die Blattrosette befindet sich direkt über der Bodenoberfläche, sodass die Blätter scheinbar dem Boden entspringen. Typisch für Wegerich sind die drei bis sieben parallelen Längsnerven auf den Blättern, die sich deutlich sichtbar von der Basis bis zur Spitze ziehen. Die Arten werden nach Blattgröße bzw. -form unterschieden. Die schmalen, spitz zulaufenden Blätter des Spitzwegerichs stehen aufrecht wie grasartige Büschel, etwa 20 bis 30 cm hoch. Die eiförmigen Blätter des Breitwegerichs liegen rosettenartig flach am Boden. Zwischen April und September bildet der Spitzwegerich bräunliche, walzenförmige Blütenstände an den Spitzen der kahlen Stängel. Auffallend lang sind die herausragenden Staubfäden und weißlichen Staubbeutel. Breitwegerich bildet an einem kurzen Stiel eine schmale, lange gelblichweiße Blütenähre.

# Die Rezepte

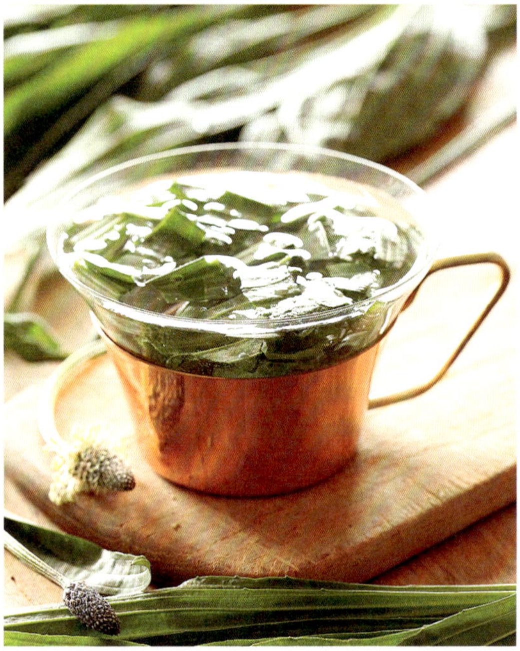

## Tee als Kaltauszug

**Herstellung**
Für 1 Tasse Tee 2 EL frische, gewaschene und geschnittene Spitzwegerichblätter (oder 1 EL getrocknete Blätter) mit 250 ml kaltem Wasser übergießen. 2 Stunden zugedeckt ziehen lassen, gelegentlich umrühren. Abseihen. Man kann auch den ganzen Tagesbedarf (750 ml) zubereiten und kühl stellen.

**Anwendung innerlich**
Täglich 2 bis 3 Tassen trinken, jeweils vor den Mahlzeiten. Nur leicht erwärmen bzw. lauwarmen Husten- bzw. Magen-Darm-Tee zugeben:
- bei Reizhusten, verschleimtem Husten, Heiserkeit
- bei Entzündung der Magen- oder Darmschleimhaut

**Anwendung äußerlich**
- bei Entzündung der Mundschleimhaut, Aphten, Husten oder Halsentzündung mit lauwarmem Tee den Mund spülen oder gurgeln
- bei Hautentzündung, Insektenstich, Sonnenbrand und Schürfwunden für Auflagen bzw. Umschläge ein Baumwolltuch mit dem Tee tränken

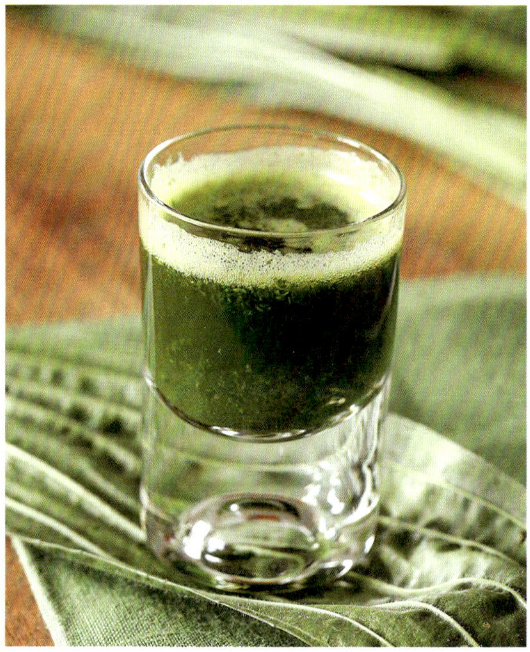

## Spitzwegerich-Frischsaft

**Herstellung**
Eine Handvoll frische Blätter mit 70 ml Wasser pürieren. Kurz stehen lassen, noch mal durchmixen und durch ein feines Sieb abfiltern. Jede Portion immer wieder frisch zubereiten und direkt trinken, da sich die Wirkstoffe recht schnell abbauen.

**Anwendung innerlich**
Täglich 2- bis 3-mal vor den Mahlzeiten je 10 ml Saft mit mindestens 50 ml Flüssigkeit trinken:
- bei Reizhusten und verschleimtem Husten
- als belebende, „blutreinigende" Frühjahrskur (6 Wochen)
- zur Stärkung des Immunsystems (6 Wochen)
- bei Entzündung der Magen- oder Darmschleimhaut (6 Wochen)

**Anwendung äußerlich**
- bei Hautentzündung, Insektenstich, Sonnenbrand und Schürfwunden; für Auflagen bzw. Umschläge ein Baumwolltuch mit dem Saft tränken

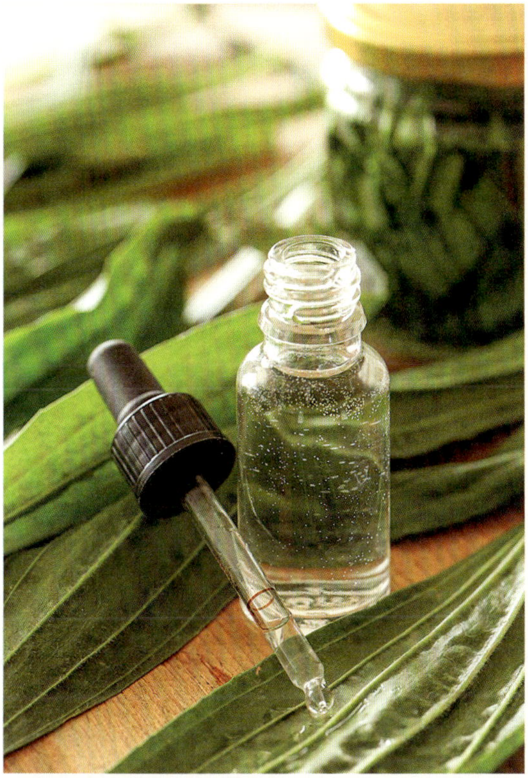

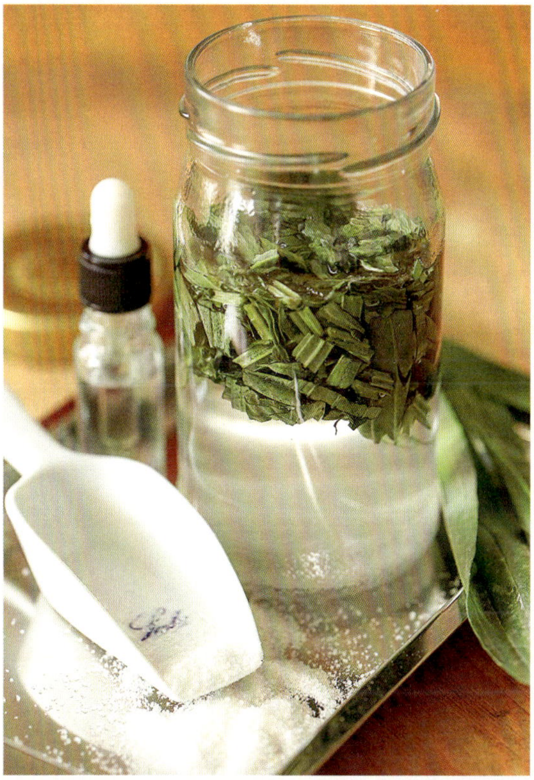

## Spitzwegerich-Tinktur

**Herstellung**

Eine Handvoll frische Spitzwegerichblätter waschen und fein schneiden. Ein Schraubglas locker damit füllen. Mit Doppelkorn übergießen, sodass alles bedeckt ist. Das Glas verschließen und lichtabgewandt 3 bis 4 Wochen ziehen lassen. Vor allem am Anfang täglich umrühren, damit es nicht zu Schimmelbildung kommt. Durch ein feines Sieb abseihen und in Tropffläschchen füllen. Dunkel aufbewahrt etwa 1 Jahr haltbar.

**Anwendung innerlich**

1- bis 3-mal täglich 10 bis 15 Tropfen in Wasser oder lauwarmem Husten- bzw. Magen-Darm-Tee:

- bei Husten
- bei Entzündung der Magen- oder Darmschleimhaut

**Anwendung äußerlich**

- bei Hautentzündung, Insektenstich, Sonnenbrand und Schürfwunden für Auflagen bzw. Umschläge: 1 Teil Tinktur in 3 Teile Wasser geben und ein Baumwolltuch darin tränken
- bei Entzündung der Mundschleimhaut oder Hals-/Rachenentzündung als Mundspülung oder zum Gurgeln: 1 Teil Tinktur mit 2 Teilen lauwarmem Wasser verdünnen

## Soletinktur mit Spitzwegerich

**Herstellung**

250 ml Wasser einige Minuten abkochen. 60 g Stein-Salz (ohne Zusatzstoffe) mit 200 ml heißem Wasser übergießen und unter Rühren auflösen. Die Solelösung abkühlen lassen. 1 große Handvoll frische Spitzwegerichblätter waschen und sehr fein schneiden. In ein Schraubglas geben, leicht andrücken und mit etwa der dreifachen Volumenmenge kalter Sole auffüllen. Verschließen. 3 bis 4 Wochen lichtabgewandt ziehen lassen. Möglichst täglich durchrühren. Durch ein feines Sieb abfiltern und in Tropffläschchen füllen. Dunkel aufbewahrt etwa 1 Jahr haltbar.

**Anwendung innerlich**

Bei Husten bis 3-mal täglich 10 Tropfen auf 500 ml lauwarmes Wasser oder Tee; für Kinder ab 3 Jahren 3 Tropfen auf 200 ml lauwarmes Wasser oder Tee, ab 6 Jahren 6 Tropfen auf 200 ml lauwarmes Wasser oder Tee, über den Tag verteilt einnehmen.

**Anwendung äußerlich**

- bei Husten, Halsschmerzen und Entzündung der Mundschleimhaut als Mundspülung oder zum Gurgeln 20 Tropfen auf 50 ml Wasser
- bei Hautentzündung, Insektenstich, Sonnenbrand und Schürfwunden für Umschläge 5 Tropfen auf 50 ml Wasser oder Tee

Fotos: Heinz Duttmann

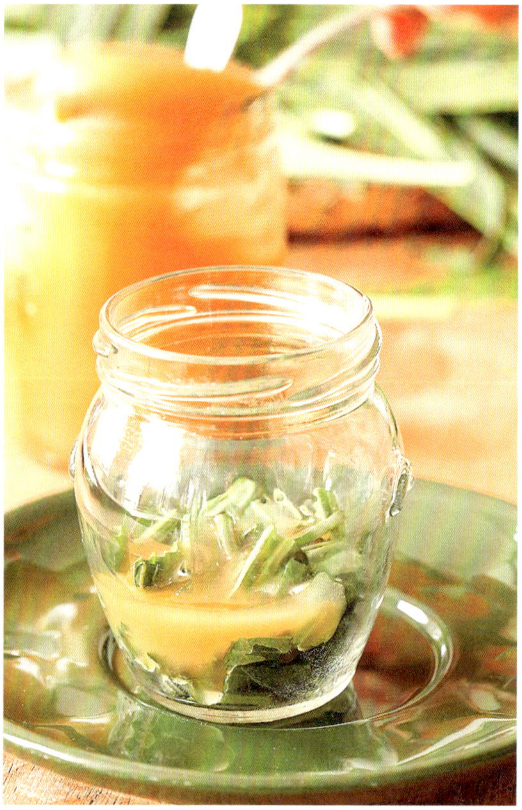

## Hustenhonig

**Herstellung**
1 Handvoll frische Spitzwegerichblätter waschen und trocken tupfen. Grob schneiden und eventuell mit dem Nudelholz anquetschen. In ein Schraubglas geben. Mit einem guten, leicht flüssigen Honig komplett bedecken. Verschließen. 2 bis 3 Monate lichtabgewandt bei etwa 18 Grad ziehen lassen. Dann den Honig leicht erwärmen und die Blätter durch ein feines Sieb abtropfen lassen. Abfüllen. Dunkel aufbewahrt etwa 1 Jahr haltbar.

**Anwendung**
Mehrmals täglich 1 TL Honig im Mund zergehen lassen:
- bei Husten und Halsschmerzen

**Hinweis:** Nicht in heißen Tee geben, da Hitze das antibiotisch wirkende Aucubin zerstört.

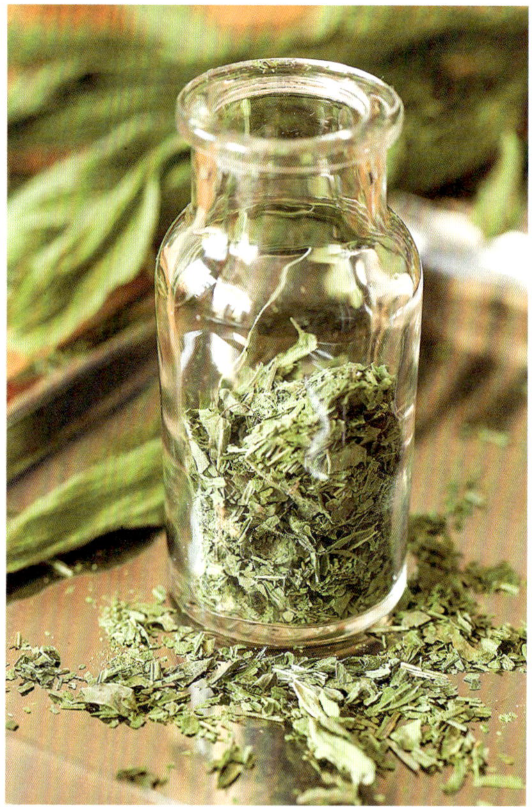

## Wegerichpulver

**Herstellung**
Eine kleine Menge getrocknete Spitz- oder Breitwegerichblätter mit den Fingern zerbröseln oder mahlen. In ein Döschen gefüllt auch ideal für unterwegs. Trocken aufbewahrt etwa 1 Jahr haltbar.

**Anwendung innerlich**
2-mal täglich 1 TL mit etwas Wasser einnehmen oder ins Essen geben:
- bei Entzündung der Magen- oder Darmschleimhaut

**Anwendung äußerlich**
Mit etwas Wasser zur Paste anrühren:
- bei Hautleiden zur Wundheilung
- bei kleinen Verletzungen
- bei leichten Verbrennungen

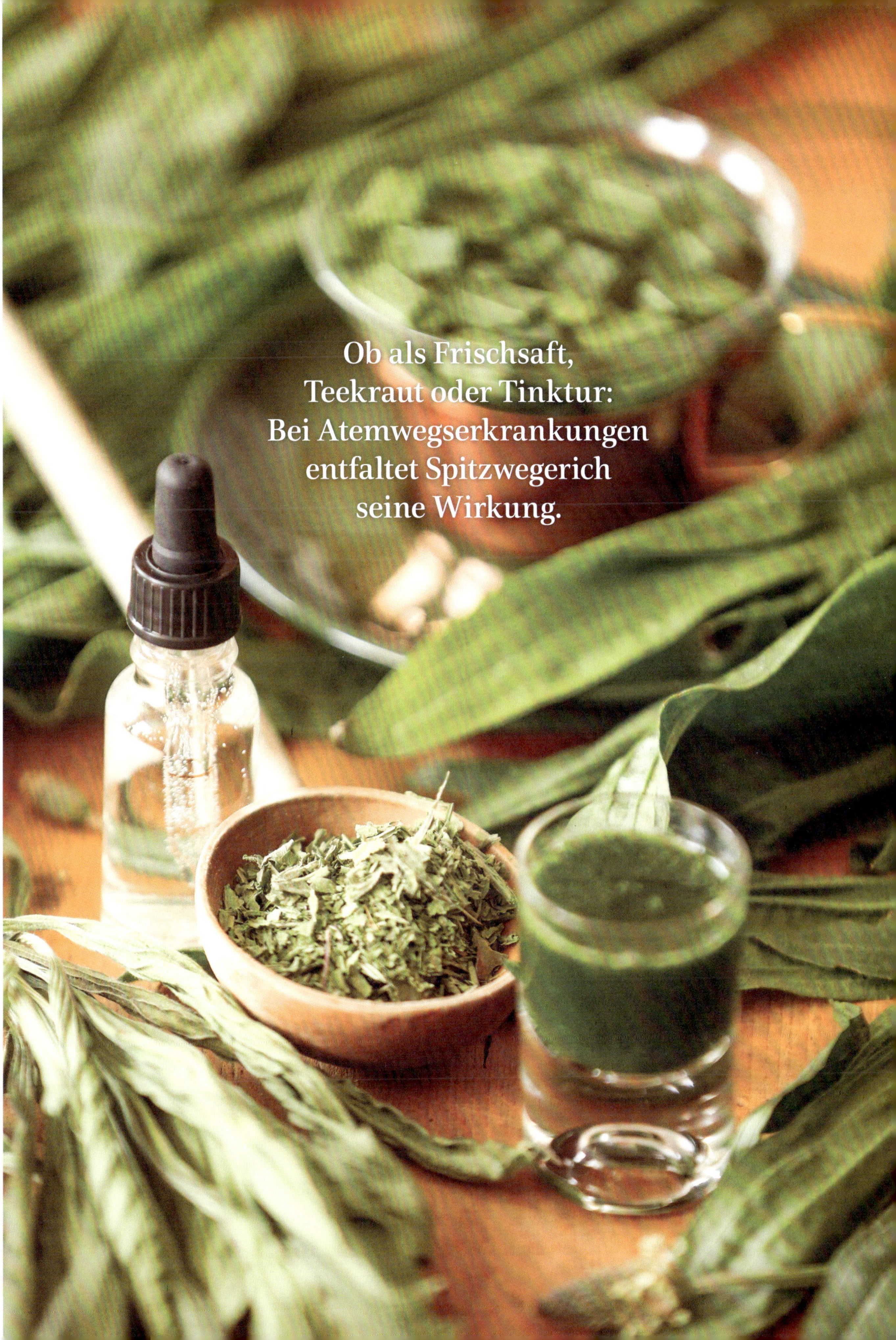

Ob als Frischsaft, Teekraut oder Tinktur: Bei Atemwegserkrankungen entfaltet Spitzwegerich seine Wirkung.

Fotos: Heinz Duttmann

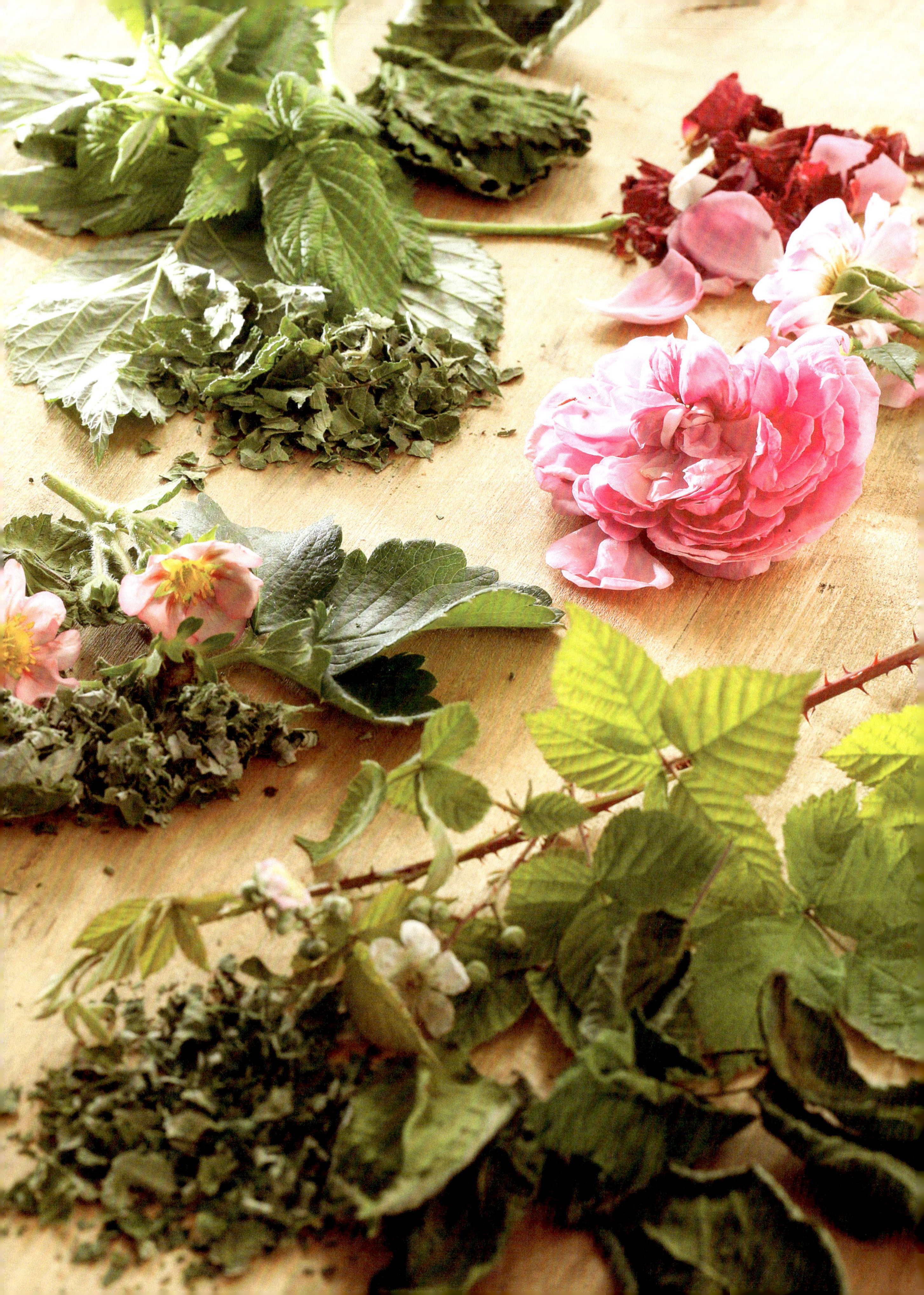

# Vom Blatt zum Tee

Aus den jungen Blättern von Brombeeren, Himbeeren und Erdbeeren stellen wir einen fermentierten „Schwarztee“ und wohlschmeckenden Haustee her.

Foto: Heinz Düttmann

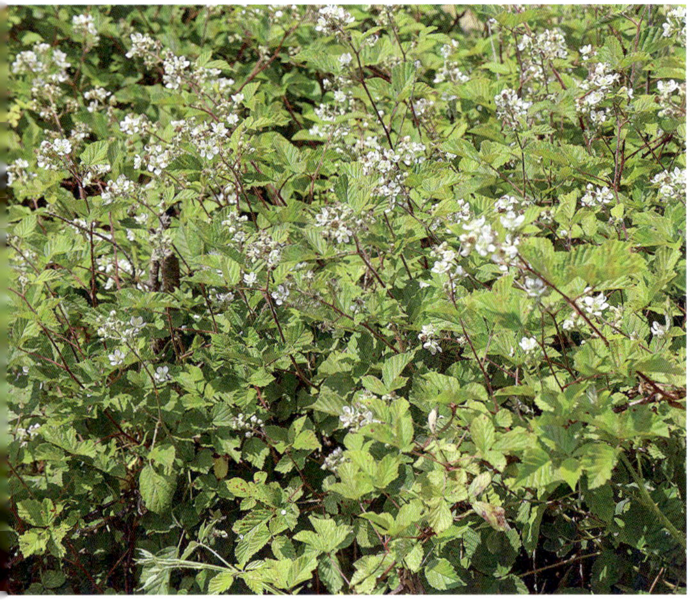

Verwendet werden in unseren Rezepten die Blätter von Brombeere und Co. Sie enthalten mehr Wirkstoffe als die Blüten.

Dass die Früchte von Brombeeren, Himbeeren und Erdbeeren gesund sind, weiß jeder; weniger bekannt ist die Heilwirkung der Blätter der drei Rosengewächse und deren Verwendung als Tee. Vor allem die stacheligen Brombeerbüsche, aber auch Himbeeren und Walderdbeeren, sind bei uns weit verbreitet, man findet sie in Wäldern, am Wegesrand und als Pionierpflanzen auf Lichtungen.

## BLATTSAMMLUNG FÜR TEEREZEPTE

Für unsere Teerezepte kann das Blattwerk aller Wild- und Zuchtformen genutzt werden; die Wildformen enthalten etwas mehr Wirkstoffe. Auch Blüten können verwendet werden, deren Wirkung ist ebenfalls etwas schwächer. Junge Beerenblätter können frisch oder getrocknet als Tee aufgebrüht werden oder zu einer Art „Schwarztee“ fermentiert werden.

Zum Pflücken bietet sich vor allem das Frühjahr an, aber auch im fortgeschrittenen Sommer treiben die Pflanzen immer wieder aus. Die Blätter sollten jung, aber schon entfaltet sein. Man nimmt nur gesunde Blätter. Wegen möglicher Verunreinigungen erst ab etwa 50 Zentimeter Höhe pflücken. Im Mai und Juni sind weniger Gerbstoffe enthalten, dann sind sie für einen reinen Haus- oder Genusstee besonders geeignet.

## GERBSTOFFE MIT HEILWIRKUNG

Vor allem Brombeerblätter enthalten viele Gerbstoffe (bis 14 Prozent), zudem Flavonoide, Phenolsäuren, Schleimstoffe, Vitamin C, Zitronensäure und Mineralstoffe wie Kalium, Magnesium und Kalzium. Die phenolischen Inhaltsstoffe – das sind die Gerbstoffe, Flavonoide und Phenolsäuren – besitzen neben entzündungshemmenden und antimikrobiellen auch zellschützende Eigenschaften. Da deren Gehalt im Juli am höchsten ist, ist das die beste Sammelzeit für einen Heiltee.

Gerbstoffe haben eine zusammenziehende Wirkung auf die Haut und Schleimhäute. Sie sind die wichtigsten Inhaltsstoffe für die beiden medizinisch anerkannten Anwendungsgebiete: Brombeerblättertee lindert leichte Durchfallerkrankungen. Spülen oder Gurgeln mit stark gebrühtem Tee hilft bei Schleimhautentzündung im Mund- und Rachenbereich wie Zahnfleischentzündung, Halsschmerzen und Aphten. Die Gerbstoffe der Beerenblätter sind gut wasserlöslich, können also gut als Tee aufgenommen werden. Beachten sollte man, dass Gerbstoffe Magenschmerzen oder Verstopfung verschlimmern können.

In der Volksmedizin wird Brombeerblättertee seit Langem bei Erkrankungen der Atemorgane, zur „Blutreinigung“ bei Hautproblemen und bei Diabetes genutzt. Bei diesen Einsatzgebieten kann der Tee begleitend unterstützen. Umschläge, mit starkem Tee getränkt, wirken bei Wunden, Hautausschlag und Hautunreinheiten entzündungswidrig, desinfizierend und reizmildernd.

Himbeerblätter haben fast die gleichen Inhaltsstoffe und damit das gleiche Wirkspektrum. Dazu kommt als zusätzliches Einsatzgebiet die Frauenheilkunde, insbesondere die Geburtsvorbereitung. Himbeerblättertee hat eine entspannende und kräftigende Wirkung auf die Gebärmuttermuskulatur und den Beckenboden und lindert Menstruationsbeschwerden. Die Himbeere nannte man früher aufgrund dieser Wirkungen auch Mutterbeere.

Auch Erdbeerblätter enthalten Gerbstoffe, jedoch weniger (5 bis 10 Prozent), und können arzneilich bei Halsentzündung und Durchfall verwendet werden. Außerdem soll der Tee harntreibend, leberreinigend und beruhigend wirken.

# ROSENGEWÄCHSE AUS DEM WALD

Brombeeren, Himbeeren und Erdbeeren gehören botanisch zur Familie der Rosengewächse *Rosaceae*. Deren typisches Merkmal sind relativ einfach aufgebaute Blüten mit fünf Blütenblättern.

Brombeer- und Himbeerfrüchte zählen Botaniker nicht, wie landläufig üblich, zu den Beeren, sondern zu den Sammelsteinfrüchten, Erdbeeren gelten als Schein- oder Sammelnussfrüchte.

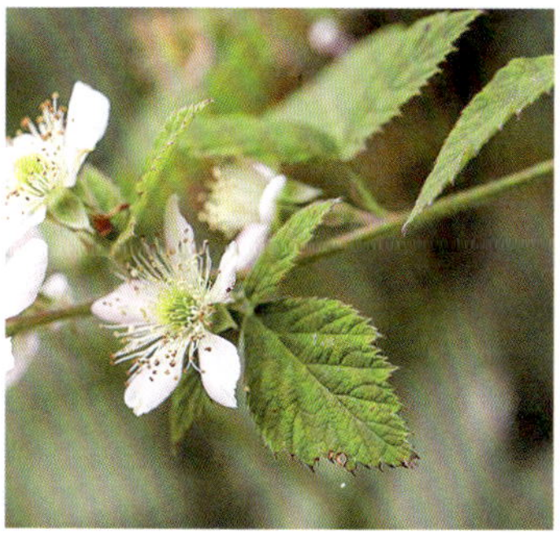

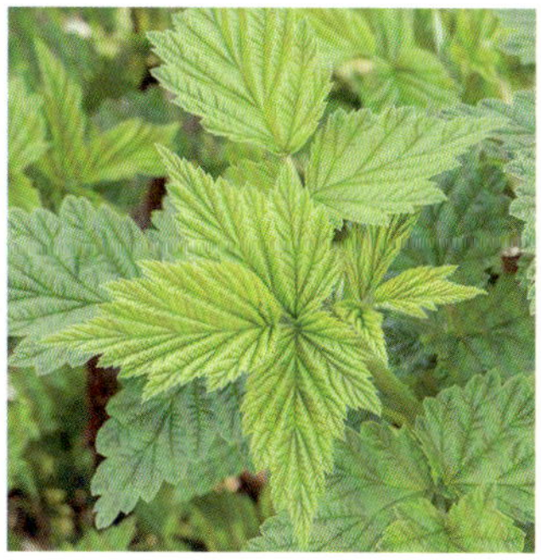

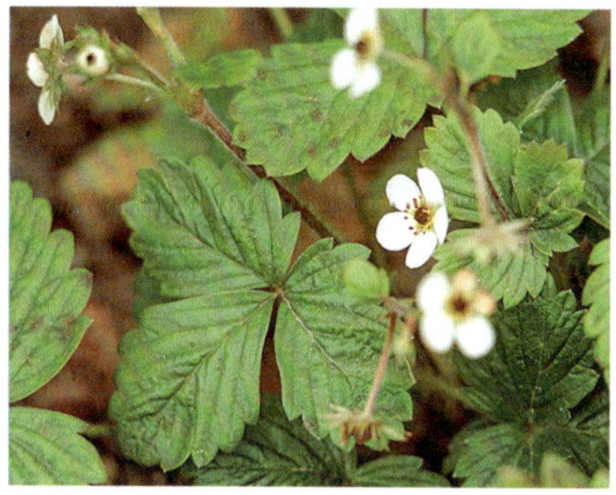

### WEHRHAFTE BROMBEEREN

Die Brombeere *Rubus fruticosus* zeichnet sich durch ungestümes Wachstum aus. Die meterlangen, bogigen Ranken der wintergrünen Kletterpflanze bewurzeln sich bei Bodenkontakt und bilden so große, undurchdringliche Gestrüppe. Die grün-violetten Triebe sind mit kräftigen Dornen besetzt. Stachelig sind auch die Mittelrippen der Blätter. Anfang Juni beginnt die Blütezeit der unscheinbaren weißen bis rosafarbenen Blüten, ab Ende August reifen die schwarzen Früchte in lockeren Trauben. Mehr als 300 Unterarten der Brombeere findet man in der Natur und als Gartenpflanzen.

### ZARTE HIMBEEREN

Die Wald-Himbeere *Rubus idaeus* ist ein sommergrüner Halbstrauch, etwas kleiner als die Brombeere. Seine Triebe sind zudem mit dünneren Stacheln besetzt. Auffällig ist die weiß-filzige Unterseite der handförmig angeordneten Laubblätter mit gezähnten Rändern. Im Mai und Juni zeigen sich weiße, nickende Blütenrispen. Der wissenschaftliche Gattungsname *Rubus* nimmt Bezug auf die roten Früchte, die oft leicht behaart und bereift sind. Kultursorten gibt es inzwischen nicht nur in verschiedenen Rottönen, sondern auch in Apricot und Gelb.

### KRAUTIGE ERDBEEREN

Die Wald-Erdbeere *Fragaria vesca* wurde seit dem Mittelalter in Klostergärten nicht nur als Nahrung, sondern auch als Heilpflanze angebaut. Im 18. Jahrhundert jedoch wurde die heimische Wald-Erdbeere von den großfruchtigen amerikanischen Scharlach- und Chile-Erdbeeren aus Garten und Küche verdrängt. Aus deren Kreuzung entstanden unsere heutigen Kulturerdbeeren. Die lange fruchttragenden „Monatserdbeeren" wurden erst vor einigen Jahrzehnten aus der Wald-Erdbeere kultiviert. Die Früchte der Wald-Erdbeere sind klein und rundlich, die aller Kultursorten herzförmig. Typisch für Erdbeeren sind ihre langen, oberirdisch kriechenden Ausläufer, die sich bewurzeln und neue Rosetten mit lang gestielten, wintergrünen Blättern ausbilden.

### DER „DEUTSCHE TEE"

Aus Brombeerblättern stellte man früher durch Fermentieren eine Art Schwarztee her. Der sogenannte „Deutsche Tee" diente Teetrinkern als Ersatz in Zeiten, als echter Schwarztee aus den Blättern des Teestrauchs nicht oder nur zu hohen Preisen erhältlich war. Die wintergrünen Brombeerblätter hingegen waren fast immer und überall verfügbar.

Fermentierter Beerenblättertee ist heute noch eine wohlschmeckende und koffeinfreie Alternative zu schwarzem Tee. Er hat einen intensiveren Geschmack als Tee aus unfermentierten Blättern. Für unser Rezept haben wir die Blätter von Brombeere, Himbeere und Erdbeere verwendet.
**Hinweis:** Zum Fermentieren muss man eine Schönwetterperiode abwarten, denn es gelingt nur mit Wärme.

Fotos: Frank Hecker, Flora Press/ Visions, mauritius images/ David Jalda, blickwinkel/ R. Koenig

# Die Rezepte

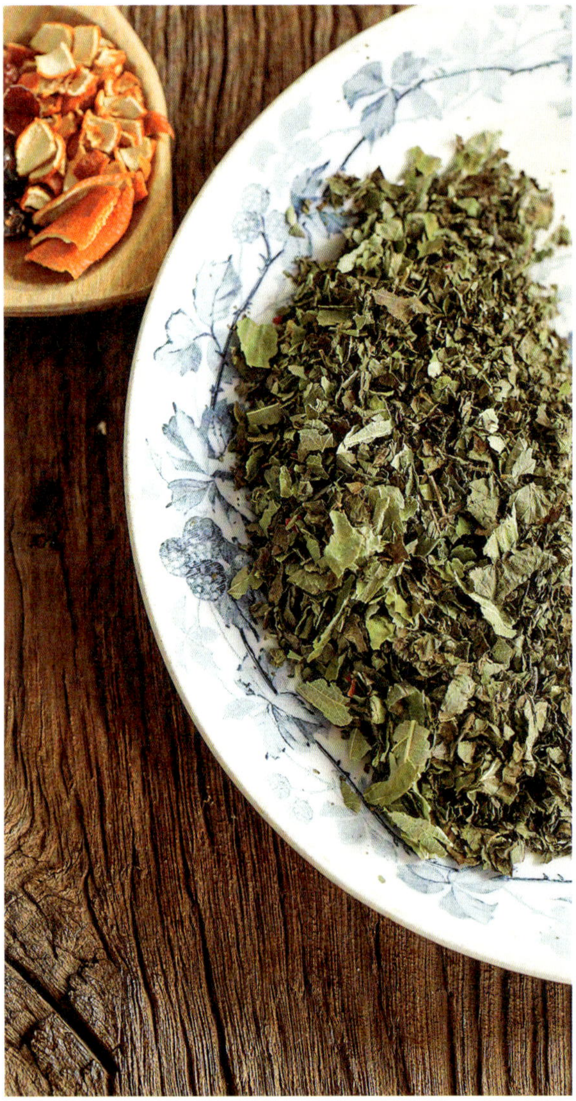

## Fermentierter Schwarztee

**Herstellung**
Man benötigt mehrere Handvoll frisch gepflückte junge Blätter (etwa 2 Teile Brombeer-/je 1 Teil Himbeer- und Erdbeerblätter).
Die Blätter verlesen, entstielen und versteckte Insekten entfernen. Auf einem Baumwolltuch ausbreiten und einen Tag im Schatten trocknen lassen. Anschließend in feine Streifen schneiden (1).
Mit einem Pflanzensprüher leicht befeuchten (2).
Nun mit einem Nudelholz drücken und walzen (3).
Noch mal besprühen und mit den Händen gut durchkneten.
Die Blätter mittig auf einem Geschirrtuch anhäufen und ein festes Säckchen schnüren. Draußen an einem warmen Ort, aber nicht in der direkten Sonne, luftig aufhängen (4). Das Säckchen täglich einmal öffnen, den Inhalt leicht besprühen, mit den Händen durchkneten, mischen und noch mal kneten.
Nach 4 Tagen, je nach Temperatur manchmal auch erst nach 5 oder 6, haben die Blätter eine dunkle Farbe angenommen und ein rosenartiges Aroma entwickelt. Den Tee auf dem Tuch ausgebreitet gut trocknen lassen. Dann in ein Schraubglas füllen und verschließen. Dunkel aufbewahrt hält sich das Aroma etwa 2 Jahre.

**Teerezept:** Für 1 Tasse Tee 1 EL fermentierte Blätter mit 250 ml heißem Wasser überbrühen. 6 Minuten abgedeckt ziehen lassen. Abseihen. Als Genusstee trinken.

**Tipp:** Nach Geschmack kann man Rosenblüten oder Schalenstückchen von Zitrusfrüchten, Hagebutte, Apfel oder Quitte beimischen.

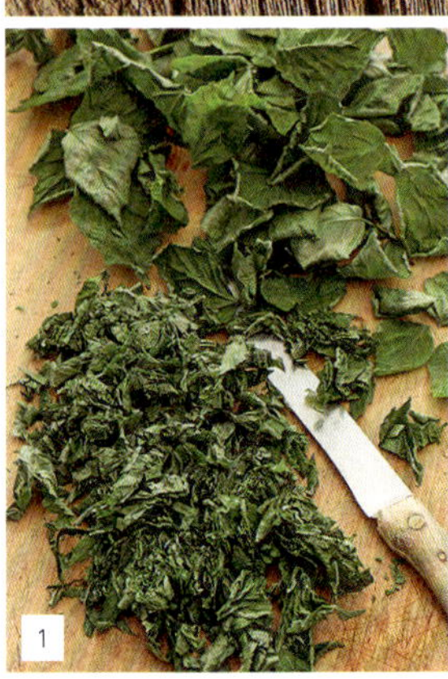
1

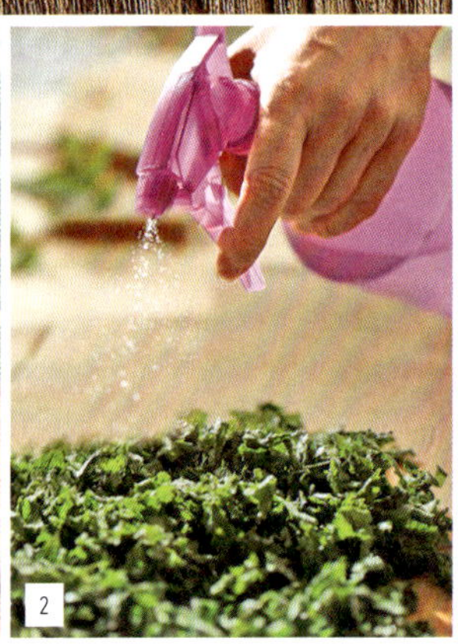
2

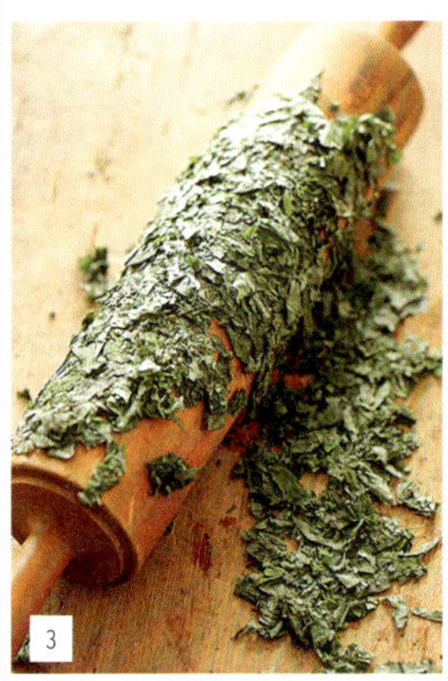
3

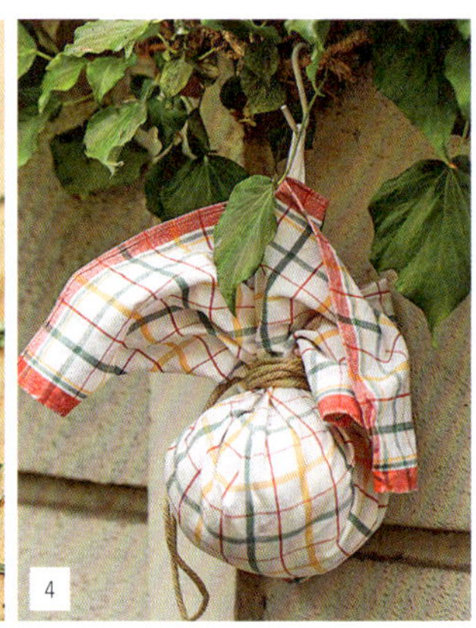
4

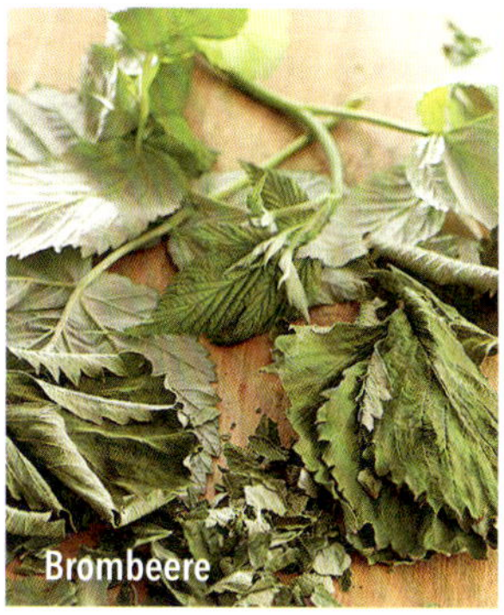


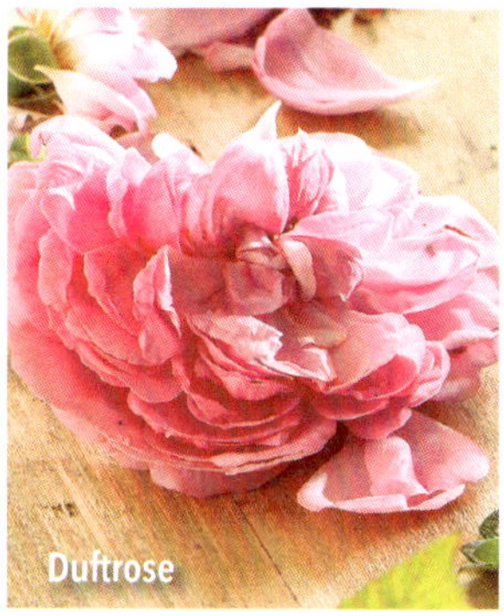


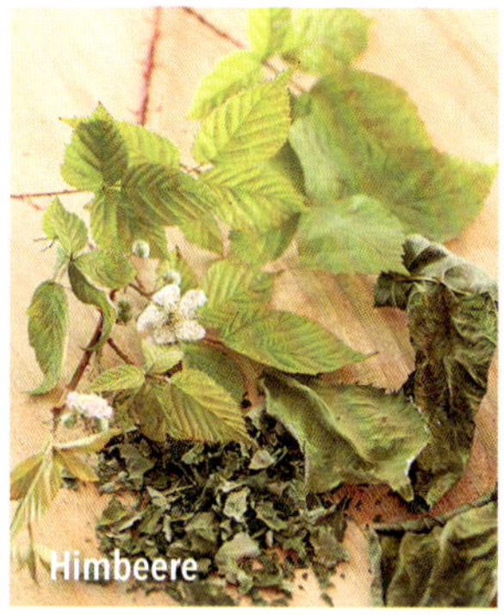


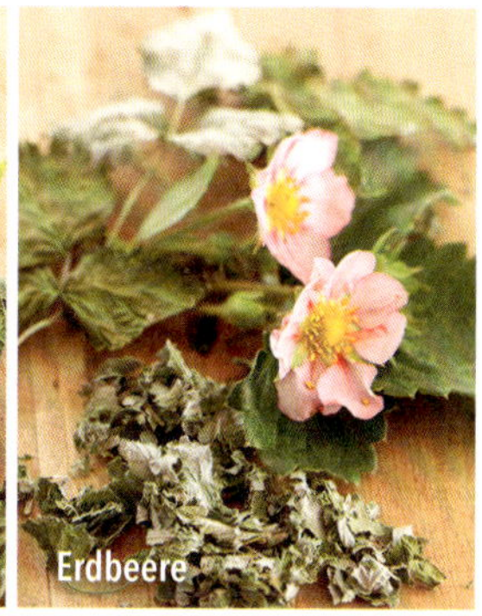


## Teemischung „Rosenreigen"

**Zutaten für 100 g Tee**
60 g getrocknete junge Blätter von Brombeeren, Himbeeren, Erdbeeren (Zusammensetzung nach Belieben), 40 g getrocknete Rosenblütenblätter

**Herstellung und Anwendung**
Für 1 Tasse Tee 1 EL mit 250 ml kochendem Wasser überbrühen, 5 bis 7 Minuten abgedeckt ziehen lassen. Abseihen. Von frischen Blättern nimmt man 2 EL.
Als Genusstee für jeden Tag.

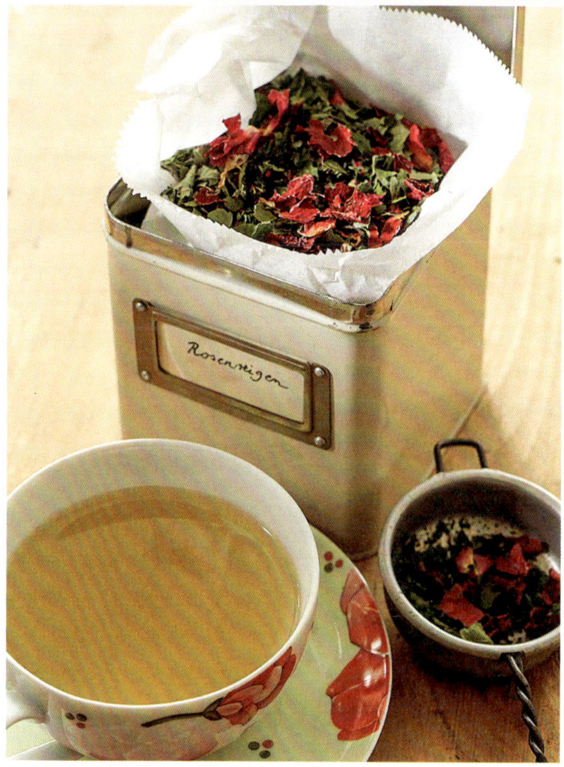


❖ HINWEISE ❖

- *Getrocknete Blätter als Ganzes aufbewahren und zur Zubereitung frisch zerkleinern.*
- *Man kann alle ungespritzten Duftrosen verwenden, z. B. Damaszener-Rose oder die historische Rosa Gallica 'Officinalis', auch „Apothekerrose" genannt.*
- *Für einen süßeren Geschmack eventuell 15 g Süßholzwurzel zur Mischung geben.*

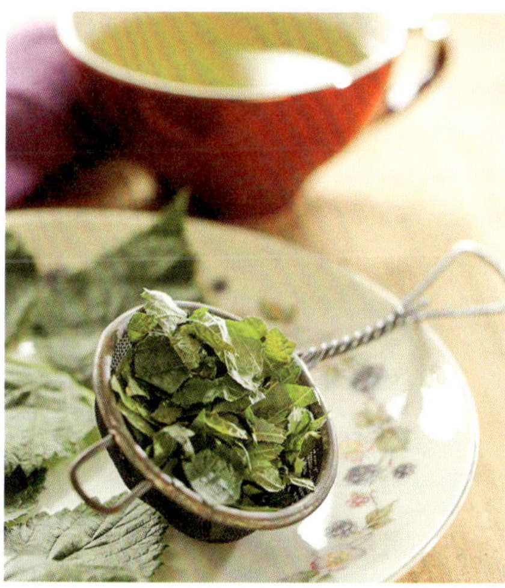

Fotos: Heinz Duttmann

## Brombeerblättertee

**Herstellung**
2 EL frische oder 1 El getrocknete Brombeerblätter mit 250 ml kochendem Wasser überbrühen, 6 bis 10 Minuten abgedeckt ziehen lassen. Abseihen.

**Anwendung**
- als Haustee für jeden Tag: schmeckt leicht fruchtig mit einer feinen süß-säuerlichen Note
- bei leichten Magen-Darm-Erkrankungen und zur Abwehrstärkung mehrmals täglich 1 Tasse trinken
- als starker Teeaufguss zum Spülen und Gurgeln bei Schleimhautentzündung im Mund und Rachen
- für Auflagen bei Schürfwunden, Hautausschlag und Hautunreinheiten

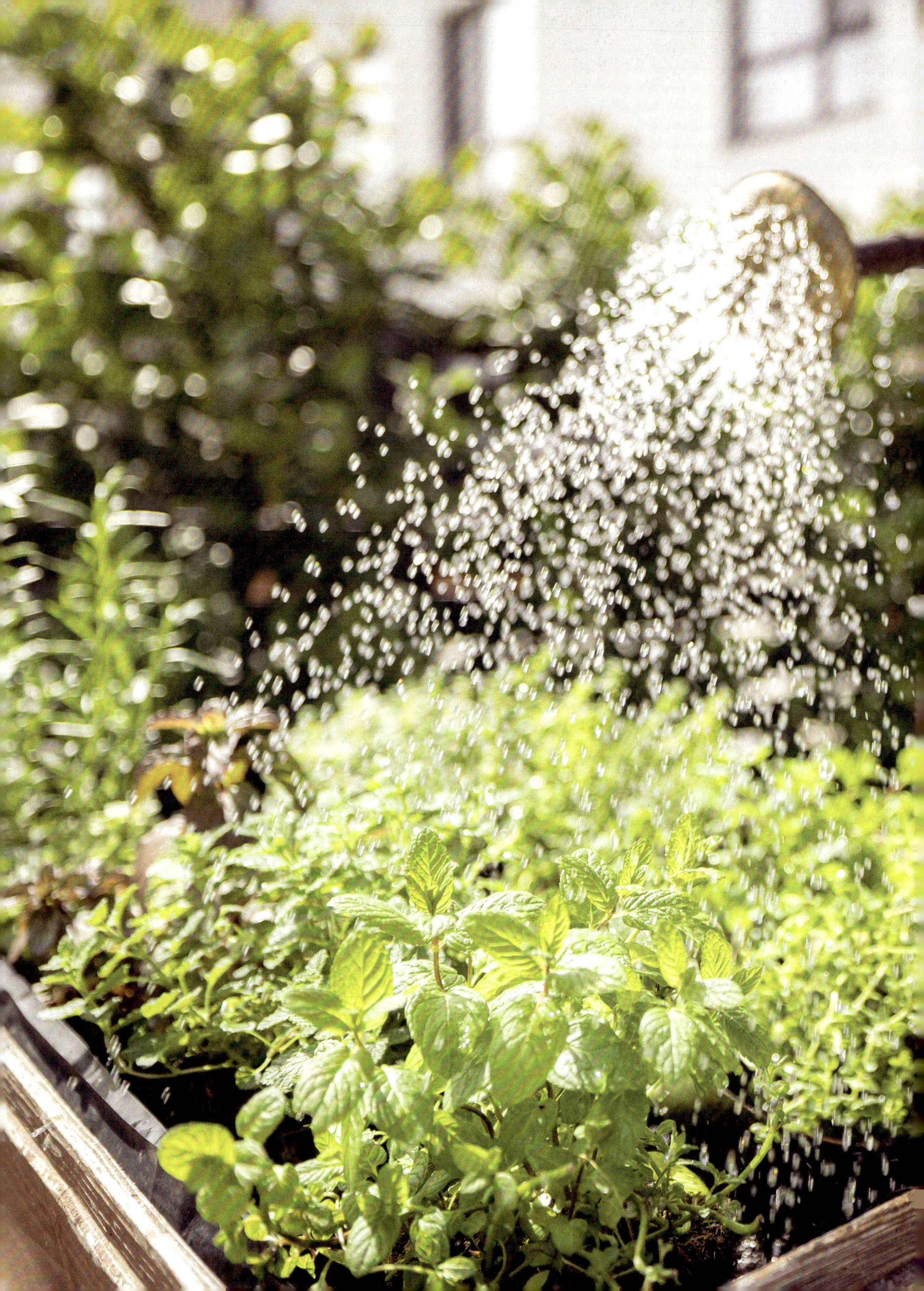

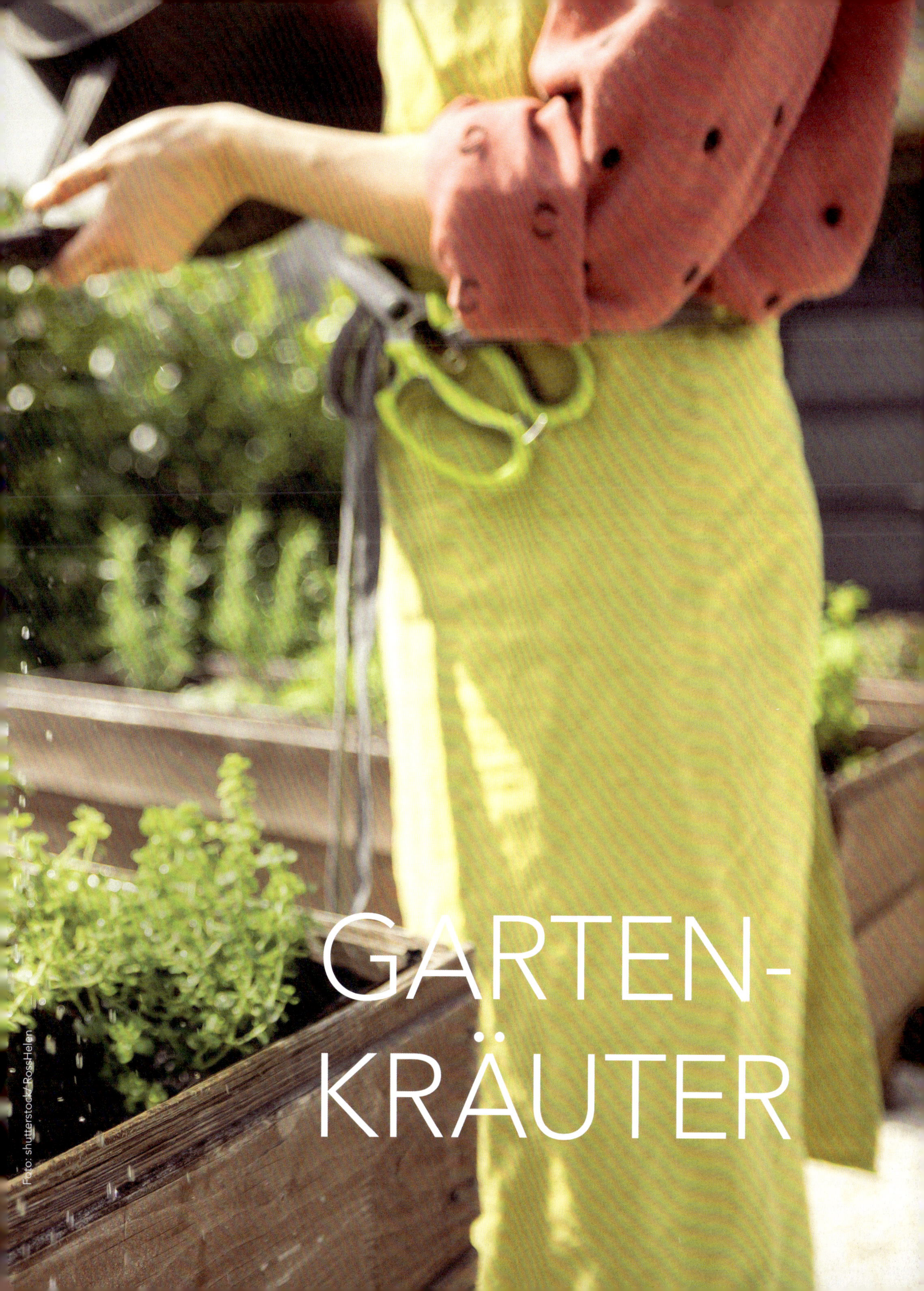

# GARTEN-KRÄUTER

Foto: shutterstock/RossHelen

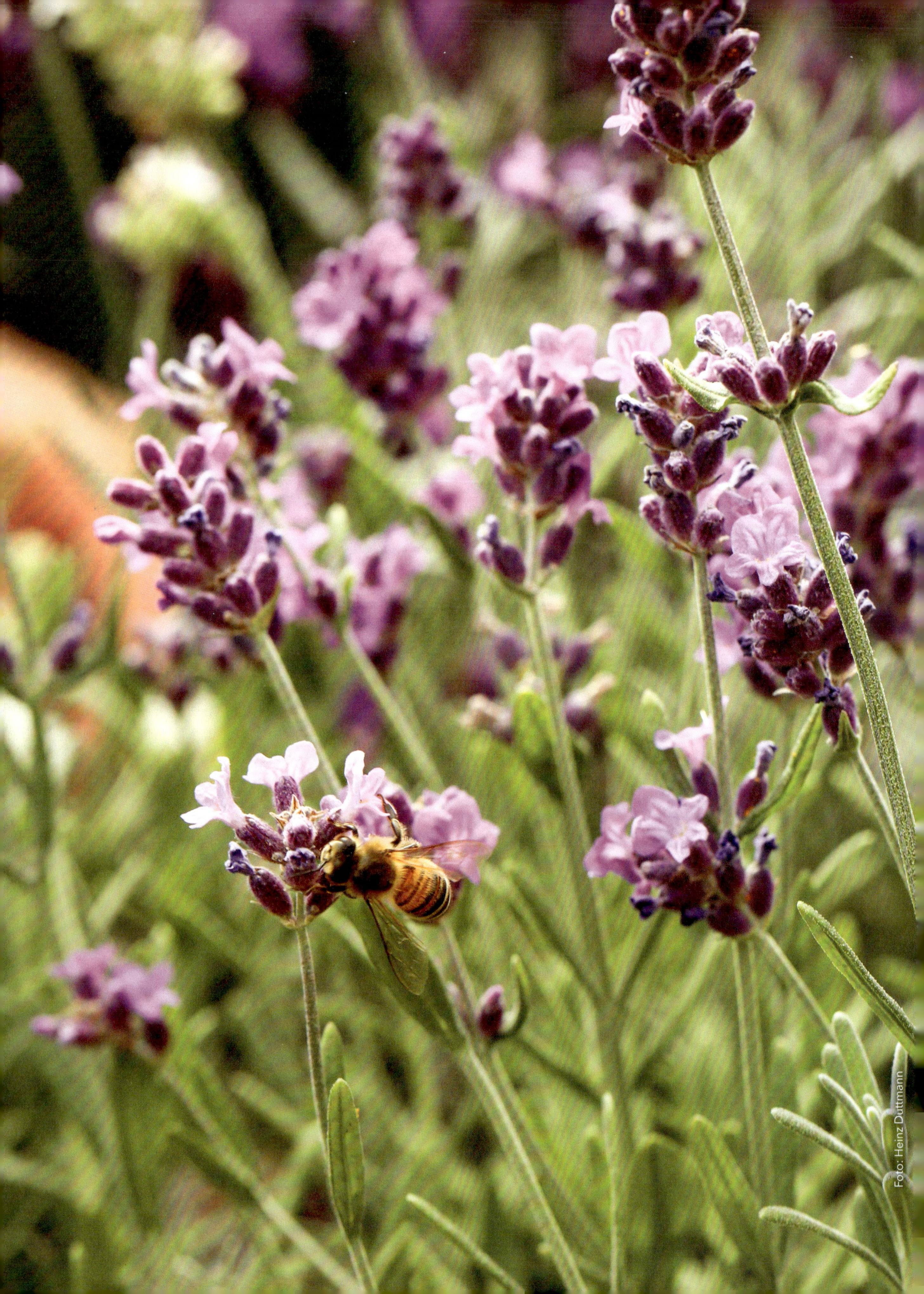

Foto: Heinz Düttmann

# Lavendel

Lavendelblüten verströmen einen balsamischen Wohlgeruch. In der Naturheilkunde wird die Duftpflanze bei vielen Beschwerden eingesetzt.

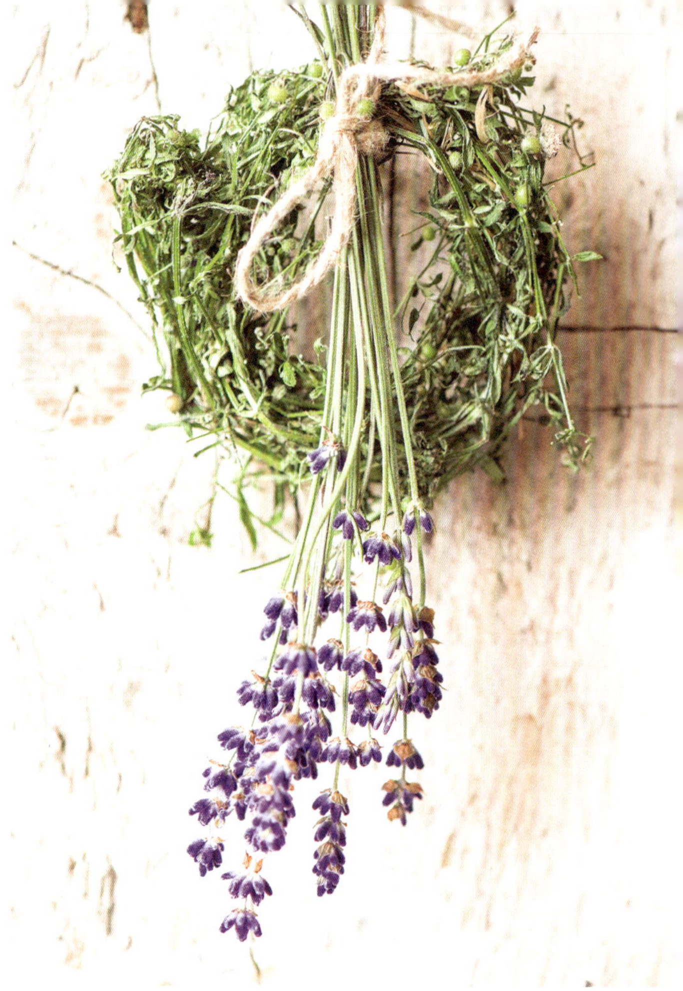

Zum Trocknen werden die Stiele gebündelt und einige Tage kopfüber an einem luftigen, schattigen Ort aufgehängt.

Wer Lavendelblüten zwischen den Fingern zerreibt, dem steigt ein intensiver Duft in die Nase – blumig und herb zugleich. Der Duft von Lavendel steht für Wohlbefinden, Sauberkeit und Frische. Das drückt bereits sein Name aus: „Lavendel" stammt vom lateinischen „lavare" für waschen. Schon die alten Griechen und Römer nutzten seine Duftstoffe für Wasch- und Badezusätze. Zu Zeiten Königin Viktorias kam Lavendel in England als Gartenpflanze, als Duft und Schönheitsmittel groß in Mode.

## WERTVOLLE BLÜTEN

Seit dem 17. Jahrhundert wird Lavendel in der Provence kultiviert und seine Blüten und das Öl verarbeitet. Das ätherische Lavendelöl gewinnt man mittels Wasserdampfdestillation. 120 bis 150 Kilogramm frische Blütenrispen werden für 1 Liter benötigt. Aus dem Öl entstehen Parfümessenzen, kosmetische und Medizinprodukte. Erhältlich ist es in Apotheken, Naturkostläden und Drogeriemärkten.

Die blauvioletten Blüten des Echten oder Schmalblättrigen Lavendels *Lavandula angustifolia* sind besonders reich an ätherischen Ölen (1 bis 3 Prozent), den Hauptwirkstoffen des Lavendels. Dabei bestimmt der Anteil von Linalylacetat (30 bis 50 Prozent) und Linalool (20 bis 40 Prozent) die Güte des Lavendelöls. Linalylacetat wirkt beruhigend auf das Zentralnervensystem, Linalool hat antiseptische, entzündungshemmende Wirkung.

Weiterhin sind unter anderem Gerbstoffe wie Rosmarinsäure und Flavonoide enthalten. Auch die Blätter enthalten etwas ätherisches Öl. Junge, weiche Blättchen sind essbar, sie schmecken herb und etwas rosmarinähnlich.

## „WOHLFÜHLDUFT" UND HEILMITTEL

Die Heilkräfte des Lavendels nutzte man verstärkt ab dem späten Mittelalter, als man feststellte, dass französische Lavendelpflücker und Parfümeure seltener an Cholera oder Tuberkulose erkrankten. Mit seinen antibakteriellen, antiviralen und pilzhemmenden Eigenschaften ist Lavendelöl ein natürliches antimikrobielles Mittel.

Anerkannt ist die Wirksamkeit von Lavendel heute zur Entspannung bei nervöser Unruhe und Schlafstörungen sowie bei Oberbauchbeschwerden wie Blähungen, nervösen Magen- oder Darmbeschwerden, Krämpfen und Reizdarm. Lavendelöl kann innerlich und äußerlich angewandt werden, es wirkt über die Atemwege oder über die Haut – als Tee oder Tinktur, als Badezusatz, Massageöl oder einfach als „Wohlfühlduft".

❖ UNSER TIPP ❖

*Die Stiele im Ganzen trocknen, dann die Blüten abrebeln und lichtgeschützt in einem Schraubglas aufbewahren.*

Lavendelöl ist das einzige ätherische Öl, das unverdünnt direkt auf die Haut aufgetragen werden kann. Es wirkt juckreizstillend, entzündungshemmend und desinfizierend bei leichten Verbrennungen, Abschürfungen, Haut- oder Fußpilz und bei rheumatischen oder muskulären Beschwerden.

Bei Oberbauch- oder Verdauungsbeschwerden massiert man einige Tropfen gegen den Uhrzeigersinn sanft ein, dabei unterstützt eine Tasse Lavendeltee. Bei Kopfschmerzen mischt man zwei Tropfen ätherisches Öl in einen Esslöffel Mandel- oder Olivenöl und massiert damit die Stirn.

### LAVENDEL IN DER KÜCHE

Lavendel ist Teil der bekannten Kräuter-der-Provence-Mischung, zusammen mit Rosmarin, Thymian, Oregano und Bohnenkraut. In den Mittelmeerländern findet sich Lavendel in fast jedem Gewürzregal. Bei uns wird er mit seinem eigenwilligen Aroma als Würzkraut selten verwendet. Lavendel passt zu Wild, Lamm und Fisch. Süßspeisen wie Kuchen, Eis, Dessert oder Marmelade kann Lavendel eine überraschende Note verleihen. Man sollte sich vorsichtig „herantasten", zu viel davon schmeckt schnell parfümartig bzw. seifig.

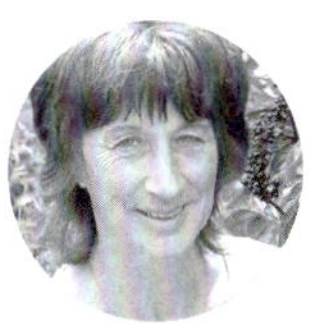

„Ein Tropfen ätherisches Lavendelöl auf dem Kopfkissen löste zuverlässig Einschlafprobleme bei meinen Kindern."

Ellen Huber

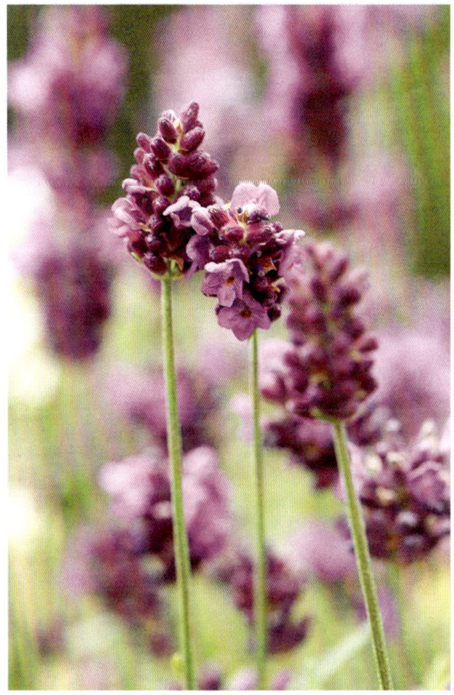

## Blütenernte

Echter Lavendel *Lavandula angustifolia* ist eine Bergpflanze der westlichen Mittelmeerregion. Er wächst vor allem in Südfrankreich in trockenen, sonnigen Höhenlagen. Winterhart gedeiht er auch bei uns im Garten oder auf dem Balkon. Der Name *Lavandula* leitet sich von dem lateinischen Begriff „lavare" ab: waschen. Schon früh wurden die in den Blüten enthaltenen ätherischen Öle aufgrund ihres wohlriechendes Duftes genutzt. Heute ist Lavendel Bestandteil zahlreicher Wasch- und Reinigungs-, aber auch vieler Pflegeprodukte.

Der buschige Halbstrauch blüht von Juni bis August. Optimalerweise schneidet man Lavendel, wenn sich etwa die Hälfte der Blüten eines Blütenstandes geöffnet hat. An einem möglichst sonnigen, warmen Tag zur Mittagszeit ist der Gehalt an ätherischem Öl besonders hoch.

Getrocknet sind die Blüten in Apotheken, Drogerien oder Reformhäusern erhältlich oder am Gewürzstand auf dem Wochenmarkt.

Fotos: Vanessa Jansen, Heinz Duttmann, Privat

# Die Rezepte

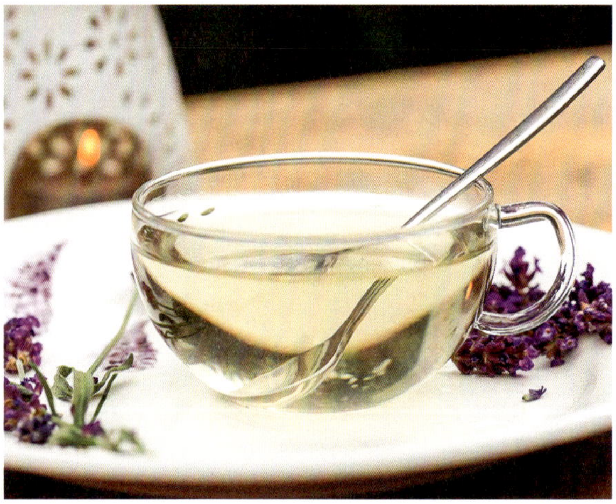

## Lavendeltee

**Herstellung**
2 TL frische (oder 1 TL getrocknete) Blüten mit 250 ml heißem Wasser übergießen. 10 Minuten abgedeckt ziehen lassen. Abseihen.

**Anwendung**
- zur Entspannung: 1 bis 3 Tassen täglich, zur Geschmacksverbesserung etwas Melisse oder Hopfen beifügen
- als Schlummertrunk: 1 Tasse 30 Minuten vor dem Zubettgehen
- bei Oberbauchbeschwerden: 1 Tasse nach den Mahlzeiten, hier unterstützen Kamille oder Pfefferminze

## Lavendeltinktur

**Herstellung**
Frische oder getrocknete Lavendelblüten in einem Schraubglas mit Doppelkorn (60–70%iger Alkohol aus der Apotheke zieht die Inhaltsstoffe besser aus, ist aber auch deutlich teurer) übergießen, sodass sie 2 Fingerbreit bedeckt sind. Verschließen. 3 Wochen lichtabgewandt ziehen lassen, dabei gelegentlich umrühren. Abseihen und in Tropffläschchen füllen. Dunkel aufbewahrt etwa 1 Jahr haltbar.

**Anwendung innerlich**
Täglich 3 x 10 Tropfen in etwas Wasser einnehmen:
- zum Stressabbau
- zur Schlafförderung
- bei ängstlicher oder nervöser Anspannung
- bei Oberbauchbeschwerden

**Anwendung äußerlich**
- als durchblutungsfördernde Einreibung bei rheumatischen Beschwerden. Damit die Haut nicht austrocknet, 1:1 mit Wasser oder Lavendeltee verdünnen, eventuell anschließend die Haut mit Lavendelöl einreiben.
- als leicht desinfizierendes Gesichtswasser bei unreiner Haut. Dazu die Tinktur mit der doppelten Menge Lavendeltee verdünnen.
- bei Insektenstichen (unverdünnt)

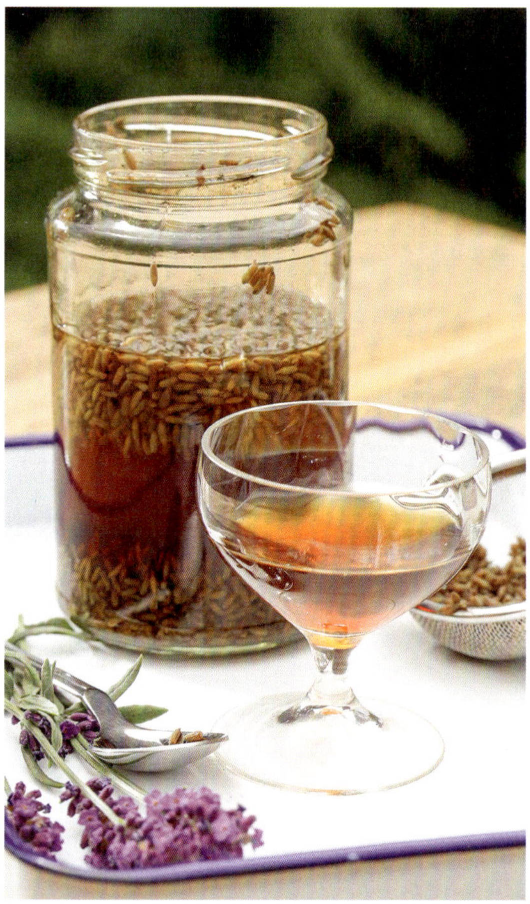

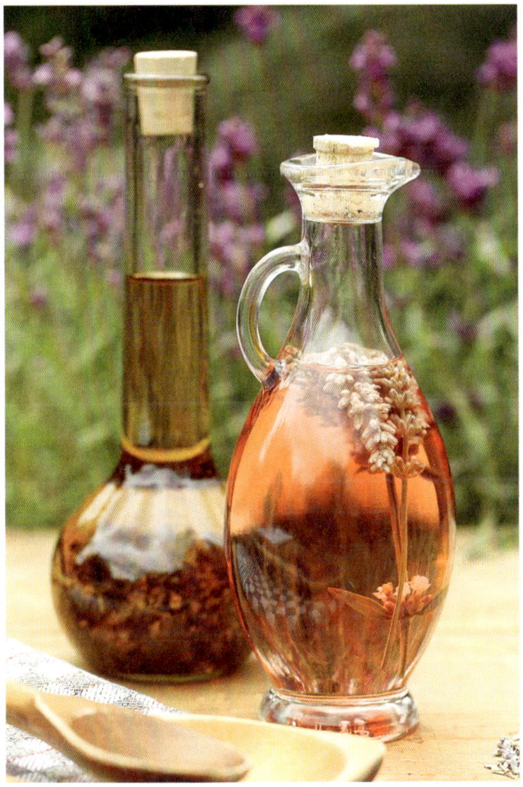

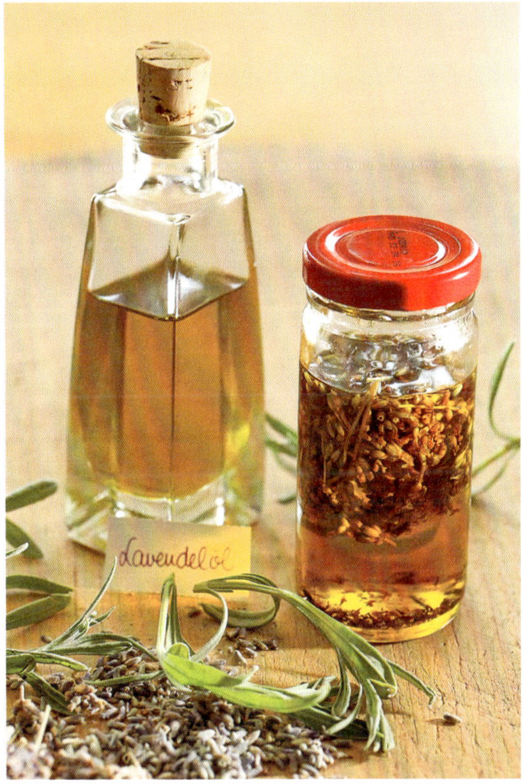


## Lavendelessig

**Herstellung**
10 frische Blütenrispen oder 2 EL getrocknete Blüten mit 500 ml Weißweinessig in ein Schraubglas geben und verschließen. Lichtabgewandt 2 Wochen ziehen lassen. Einmal täglich umrühren. Abseihen und abfüllen. Dunkel aufbewahrt etwa 1 Jahr haltbar.

**Anwendung**
Essig bewahrt das Lavendelaroma besonders gut. Er kann in der Küche verwendet werden oder für die Hautpflege, dann wird er mit Wasser im Verhältnis 1:2 oder 1:3 verdünnt. Die Mischung ist im Kühlschrank 4 Wochen haltbar. Für diese Anwendungen kann man auch Lavendeltee nehmen.

- In einen Zerstäuber füllen und bei Sonnenbrand oder Insektenstichen die betroffenen Hautpartien mehrmals täglich besprühen.
- Als Gesichtswasser, „Eau de Toilette" oder Körperwaschung wirkt der Essig erfrischend, antiseptisch, leicht entfettend und desodorierend.

## Lavendelöl

**Herstellung**
Frische oder getrocknete Lavendelblüten in einem Schraubglas mit Öl (Oliven-, Distel- oder Mandelöl) übergießen, sodass sie 2 Fingerbreit bedeckt sind. Verschließen und lichtabgewandt ziehen lassen, dabei täglich umrühren. Wer frische Blüten nimmt, legt den Deckel in der ersten Woche nur auf oder spannt Gaze über das Glas, damit etwaiges Wasser verdunsten kann. Nach 4 Wochen abseihen und abfüllen. Kühl aufbewahrt etwa 1 Jahr haltbar.

**Anwendung**
- als Massageöl
- als Badeöl (4–5 EL pro Bad) bei trockener, empfindlicher Haut oder Neurodermitis

Versetzt mit 4 oder 5 Tropfen ätherischem Lavendelöl auf 4 bis 5 EL Öl:
- zur Förderung der Wundheilung
- bei Muskelverspannung
- bei rheumatischen Beschwerden
- bei Kopfschmerzen

Fotos: Heinz Duttmann

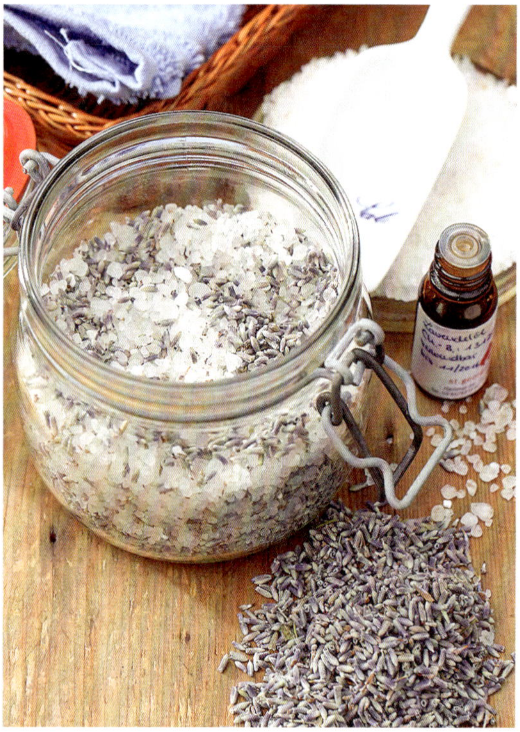

## Badesalz mit Lavendel

**Zutaten**
250 g naturreines Totes-Meer-Salz
8 Tropfen ätherisches Lavendelöl
5 EL getrocknete, geschnittene Lavendelblüten
2 EL Jojobaöl (ersatzweise Olivenöl) als Emulgator

**Herstellung**
In einem Gefäß gut mischen und verschlossen einige Tage durchziehen lassen. Für ein Vollbad 250 g Lavendelsalz in 1 Liter heißem Wasser auflösen. Durch ein feines Sieb ins Badewasser gießen, um die Blüten aufzufangen. Meersalz enthält Mineralstoffe, es wirkt feuchtigkeitsbindend und juckreizlindernd. Jojobaöl bildet einen Schutzmantel und bindet Feuchtigkeit.

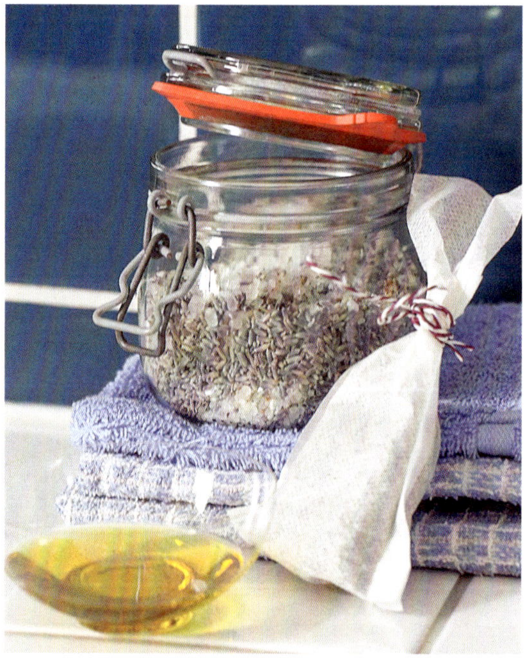

## Lavendelblütenbad

**Herstellung**
Für 1 Vollbad etwa 30 g frische oder getrocknete Blüten mit 500 ml heißem Wasser übergießen und abgedeckt 15 Minuten ziehen lassen. Abseihen und den Sud ins heiße Badewasser geben. Oder man füllt die Blüten in einen Waschhandschuh, bindet ihn zu und lässt das heiße Badewasser darüberlaufen. 1 Becher Sahne, Milch oder Kokosmilch im Wasser pflegen die Haut zusätzlich.

## Badeöl mit Lavendel

**Herstellung**
Für ein Vollbad 3 EL selbst gemachtes Lavendelöl oder 6 bis 8 Tropfen ätherisches Lavendelöl in eine Tasse Milch, Sahne, Kokosmilch oder 2 EL Honig einrühren und dann dem Badewasser beifügen. Öle sind nicht wasser-, aber fettlöslich.

**Anwendung**
15 bis 20 Minuten bei maximal 38 Grad baden. Danach dem Körper 30 Minuten Ruhe gönnen, um die Wirkung zu verstärken.
• bei Stress und Anspannung • bei funktionellen Kreislaufbeschwerden • bei muskulären Problemen

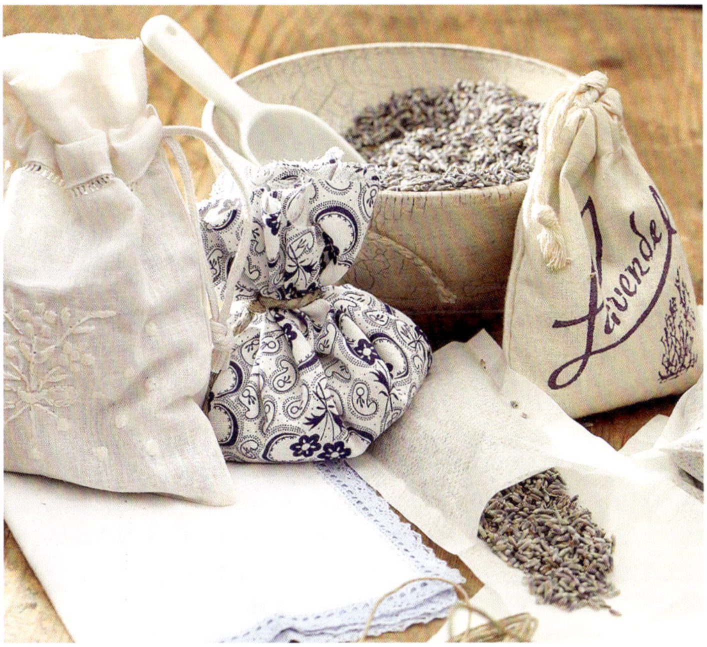


## Lavendelsäckchen

Für Lavendelsäckchen oder -kissen verwendet man getrocknete Blüten und luftdurchlässige Baumwoll- oder Leinenstoffe. Das Säckchen gelegentlich drücken, um ätherische Öle freizusetzen. Mit 1 oder 2 Tropfen ätherischem Lavendelöl kann der Duft „aufgefrischt" werden. Die Wirkung hält bis zu 1 Jahr an, dann sollten die Blüten erneuert werden.

Ein Duftsäckchen oder ein Sträußchen über dem Bett ist eine sanfte Anwendungsform für Babys und Kinder. Lavendel kann dazu auch gut mit Hopfen oder Melisse gemischt werden. Selbst gemachte Duftsäckchen aus schönen Stoffen sind ein willkommenes Mitbringsel. Praktisch sind Papier-Teefilter, die anschließend entsorgt werden.

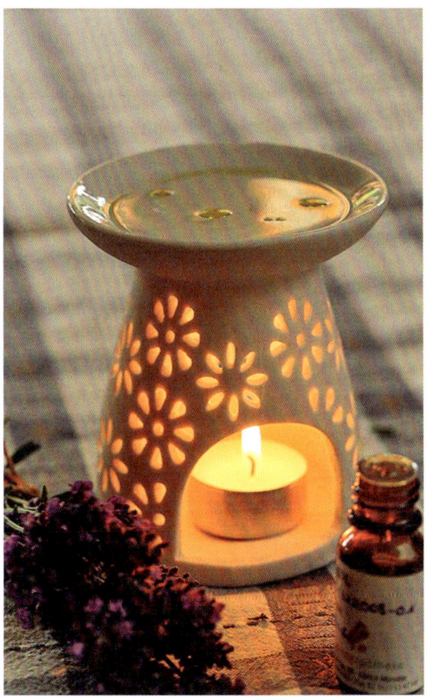

## Für die Duftlampe

Zur Raumbeduftung 1 bis 2 Tropfen ätherisches Lavendelöl mit etwas Wasser in einer Duftlampe verdampfen lassen.

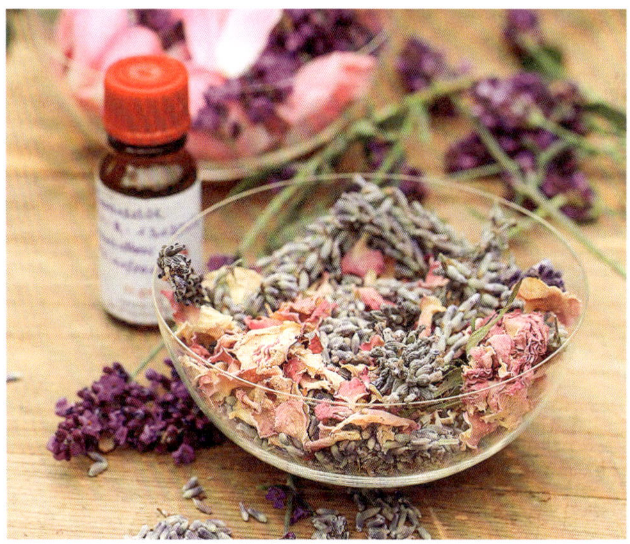

## Duftpotpourri Lavendel – Rose

In einem Schälchen frische oder getrocknete Blüten von Lavendel und Rose mischen. Das Potpourri duftet auf dem Tisch oder im Regal einige Wochen. Die Lavendelblüten immer wieder mal zwischen den Fingern reiben. Sind die ätherischen Öle „verduftet", die Blüten aber noch ansehnlich, lässt sich der Duft neu beleben, indem man sie ein- bis zweimal pro Woche mit 1 bis 2 Tropfen ätherischem Öl beträufelt.

Fotos: Heinz Duttmann

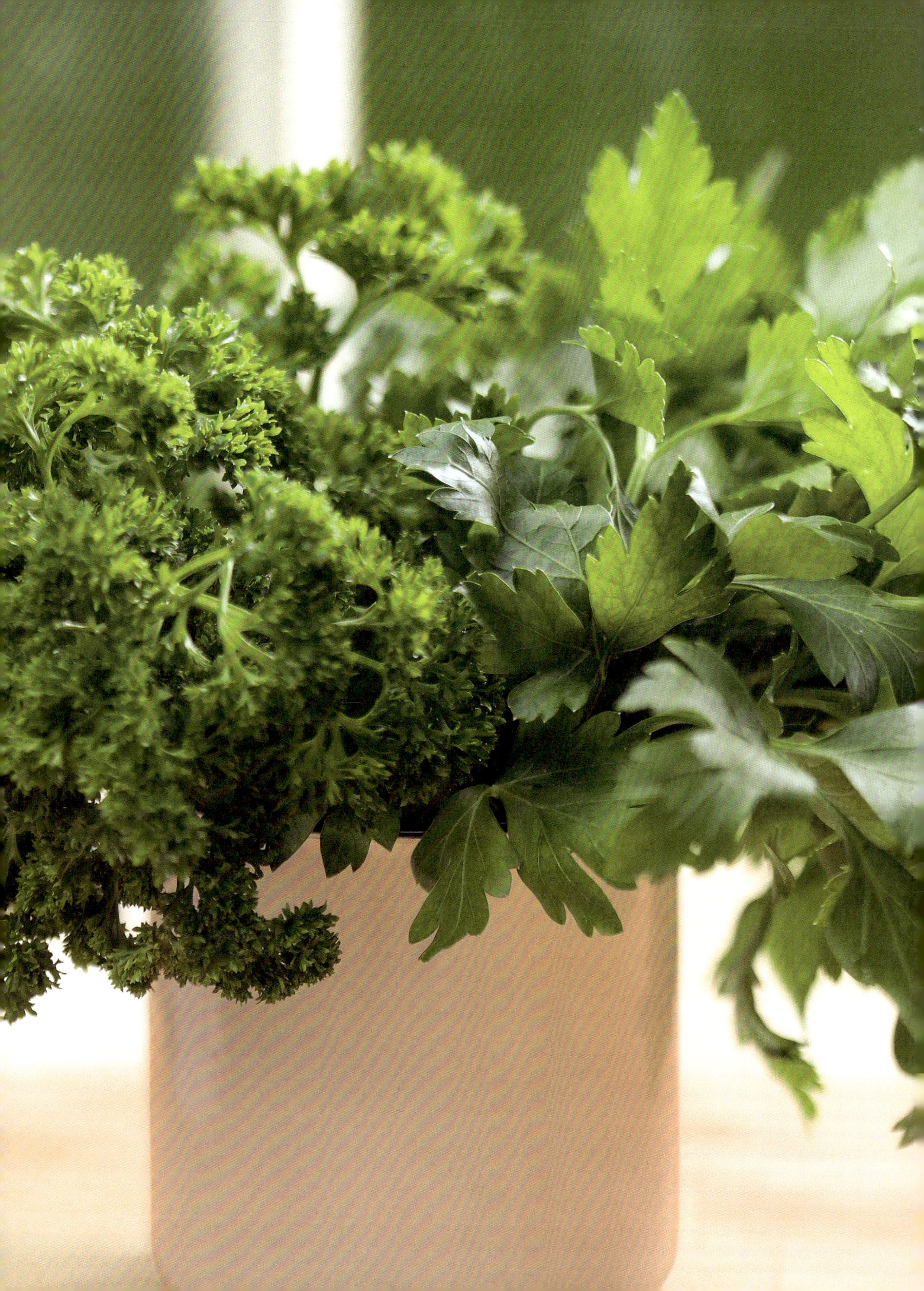

# Petersilie

Das aromatische Küchenkraut hat einiges für die Gesundheit zu bieten. Petersilie verleiht frische Energie, wirkt entwässernd und verdauungsfördernd.

Foto: Heinz Duttmann

Bereits die Heilkundigen der Antike und die Klostermedizin des Mittelalters nutzten die Petersilie – weniger als Gewürz, sondern vor allem als Heilkraut mit harntreibender Wirkung.

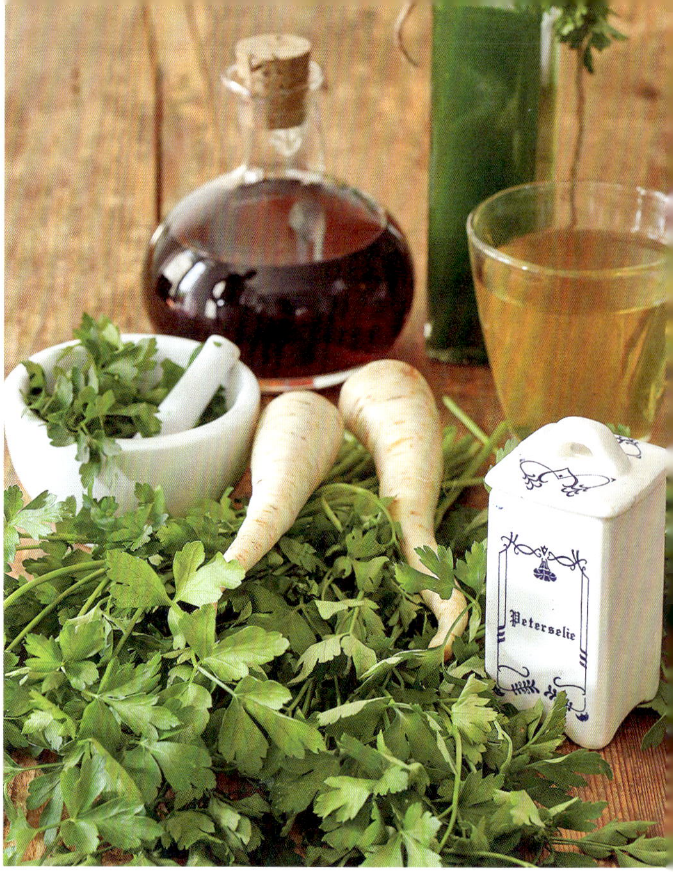


Die Petersilie ist hierzulande das wohl bekannteste Würzkraut. Im Kräuterbeet oder auf der Fensterbank stehen die fein-aromatischen Blätter fast das ganze Jahr frisch zur Verfügung. Bereits die alten Römer und Griechen schätzten die Gewürzpflanze. Während man vor 2000 Jahren Petersilie zudem als Heilpflanze gegen zahlreiche Beschwerden einsetzte, ist dieses Wissen um ihre gesundheitliche Wirkung zwischenzeitlich beinahe verloren gegangen.

## MIT ÄTHERISCHEM ÖL ...

In Petersilie steckt viel ätherisches Öl: im Kraut bis 1,2 Prozent, in der Wurzel bis 0,7 Prozent. Dessen Hauptbestandteile sind Myristicin und Apiol. Die ätherischen Öle bestimmen im Wesentlichen das fein-würzige Aroma, fördern die Magen- und Gallensaftsekretion und wirken antibakteriell. Petersilie unterstützt so die Verdauung und beugt Blähungen vor. Phtalide, ebenfalls im ätherischen Öl enthalten, haben zusätzlich entgiftende Wirkung.

## ... UND VITALSTOFFEN

Mit etwa 160 Milligramm pro 100 Gramm enthält Petersilie viel Vitamin C. Das ebenfalls reichlich vorhandene Eisen (etwa 3,6 mg pro 100 g) wird in Kombination mit Vitamin C besonders gut vom Körper aufgenommen. Petersilie fördert damit die Blutbildung und hilft, Ablagerungen aus den Blutgefäßen zu lösen. Daneben enthält das Kraut zahlreiche weitere Mineralstoffe wie Zink, Kalzium und Magnesium sowie Vitamine wie A, B und E. Diese Vitalstoffe haben belebende, durchblutungsfördernde Effekte für den ganzen Organismus. Regelmäßig verzehrt können die vielen enthaltenen Antioxidantien – wie Vitamin C, Provitamin A (Beta-Carotin), ätherische Öle und Flavonoide – Sauerstoffradikale abfangen, also zur Zellregeneration und Entgiftung beitragen.

## REICHLICH CHLOROPHYLL

Bemerkenswert ist zudem der hohe Gehalt des Pflanzenfarbstoffs Chlorophyll in dem grasgrünen Kraut. Chlorophyll kann Gerüche neutralisieren: Beispielsweise hilft es, bei Knoblauchgeruch ein paar frische Blättchen Petersilie zu kauen.

## Wissenswertes für die heilkundliche Anwendung

- Für die Rezepte Glatte Petersilie verwenden.
- Es sollte maximal 1 kleines Bund Petersilie täglich verzehrt werden.
- Nach der Blüte sollte Petersilie nicht mehr geerntet werden.
- Die enthaltenen Furocumarine (auch Furanocumarine) können in höherer Dosierung eine erhöhte Empfindlichkeit gegenüber UV-Strahlung hervorrufen.
- Schwangere und Menschen mit Nierenproblemen sollten Petersilie und alle Zubereitungen zurückhaltend nutzen.
- Bei eingeschränkter Herz- und Nierentätigkeit sowie Ödemen zuvor Rücksprache mit dem Arzt halten.
- Petersiliensamen und ätherisches Petersilienöl wegen des hohen Apiolgehaltes nicht verwenden.

Petersilie kann auch kosmetisch eingesetzt werden, zum Beispiel als Sud für die Haut- und Haarpflege.

### AUF HERZ UND NIEREN

In allen Pflanzenteilen stecken wertvolle Inhaltsstoffe. Frisch, aber auch getrocknet können Blätter, Stängel und Wurzel zu Heilzwecken genutzt werden. Petersilienkraut und -wurzel haben eine anerkannte medizinische Anwendung: Sie unterstützen das Durchspülen bei Erkrankungen der ableitenden Harnwege und können Nierengrieß vorbeugen und behandeln. Der entwässernde, stark harntreibende Effekt entsteht durch den hohen Kaliumgehalt, unterstützt durch Flavonoide.
Petersilie schwemmt unerwünschte Stoffwechselprodukte und Bakterien aus und kann Gicht, Nieren- und Blasensteinen vorbeugen. Das Entwässern kann helfen, den Blutdruck zu senken und das Herz zu entlasten. Von Hildegard von Bingen stammt ein Elixier zur Herzstärkung auf der Basis von Petersilie, Wein und Honig (Petersilienwein, siehe Rezepte S. 153). Sie nannte es „eine Wohltat für Herz und Kreislauf".

### ERNTE BIS ZUR BLÜTEZEIT

Wer Petersilie erntet, sollte äußere Stängel unten am Stiel abzupfen und das nachwachsende Grün in der Mitte, das sogenannte Herz, stehen lassen, damit die Pflanze weiterwachsen kann. Nach dem Waschen und Trocknen lassen sich die Blätter gut einfrieren. Beim Trocknen büßen sie an Aroma ein. Im zweiten Sommer nach der Aussaat bildet die zweijährige Petersilie Blüten in Form lang gestielter, flacher Dolden. Hier wird ihre Verwandtschaft mit anderen Kräutern aus der Familie der Doldenblütler *Apiaceae*, wie Dill, Kerbel oder Kümmel, deutlich. In den grünlichgelben Blüten entsteht nun unter anderem der in größeren Mengen giftige ätherische Öl-Bestandteil Apiol. Da er sich in der ganzen Pflanze verteilt, sollte man sie jetzt nicht mehr nutzen. Nach der Blüte geht die Pflanze ein.



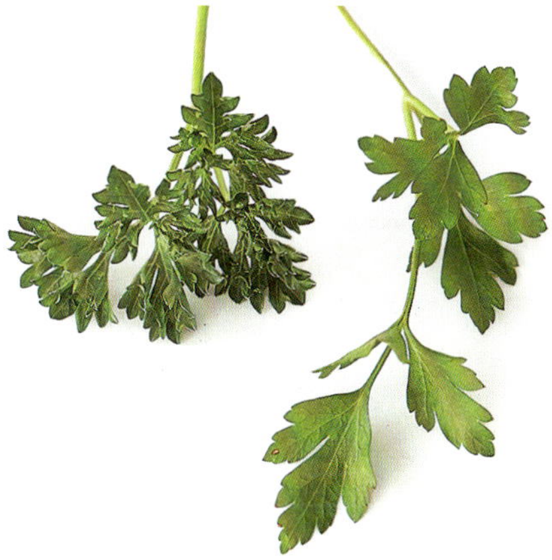

**Glatte Petersilie (rechts) ist wirksamer und gilt als aromatischer. Krause Petersilie dient oft der Dekoration von Speisen. Sie wurde im Mittelalter gezüchtet, um eine Verwechselung mit der giftigen Hundspetersilie zu vermeiden.**

## Kraut und Rüben

Petersilie *Petroselinum crispum* stammt ursprünglich aus dem Mittelmeerraum. Sie hat einen charakteristischen Geschmack und ist Bestandteil fast aller Rezepte für die Grüne Soße oder für die Gründonnerstagssuppe. Man unterscheidet die Glatte bzw. Glattblättrige und die Krause bzw. Krausblättrige Petersilie. Letztere züchteten Mönche im Mittelalter, um Verwechselungen mit der giftigen Hundspetersilie zu vermeiden.
Eine Unterart ist die Wurzelpetersilie bzw. Petersilienwurzel. Deren gelblich-weiße Pfahlwurzeln werden als süßliches Gemüse oder Suppenwürze genutzt.
Bei allen Arten sind sowohl die Wurzeln als auch das Blattgrün essbar und als Heilmittel zu verwenden. Glatte Petersilie enthält mehr Wirkstoffe und ist kräftiger im Geschmack als krause Sorten. Die Petersilienwurzel *Radix Petroselini* gilt als stark harntreibend. Sie hat weniger Vitamine als das Kraut, insbesondere weniger Vitamin C.
Im Garten bevorzugt Petersilie einen feuchten Boden mit vielen Nährstoffen. Petersilie kann das ganze Jahr geerntet werden. Damit ihr im Sommer nicht zu heiß wird, ist ein Standort im Halbschatten sinnvoll. Wer sie im Kasten anbaut, kann diesen im Winter an einen sonnigen und geschützten Ort stellen. Im Beet schützt ein Vlies vor niedrigen Temperaturen. Länger als ein Jahr sollte Petersilie nicht auf einem Standort bleiben.

# Die Rezepte

## Petersilientee

**Herstellung**
Für 1 Tasse Tee 2 TL fein geschnittene Glatte Petersilie mit 250 ml siedendem Wasser übergießen. 5 bis 10 Minuten abgedeckt ziehen lassen. Abseihen. Täglich 2 bis 3 Tassen trinken.

**Hinweis:** Siedendes Wasser verwenden, bei sprudelnd kochendem verdampft ein Teil der ätherischen Öle.

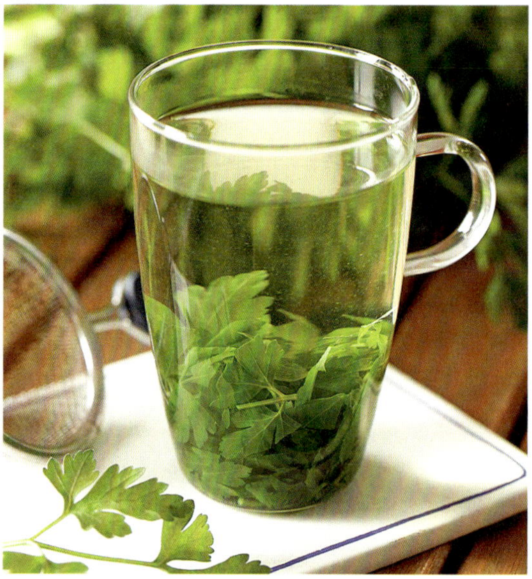

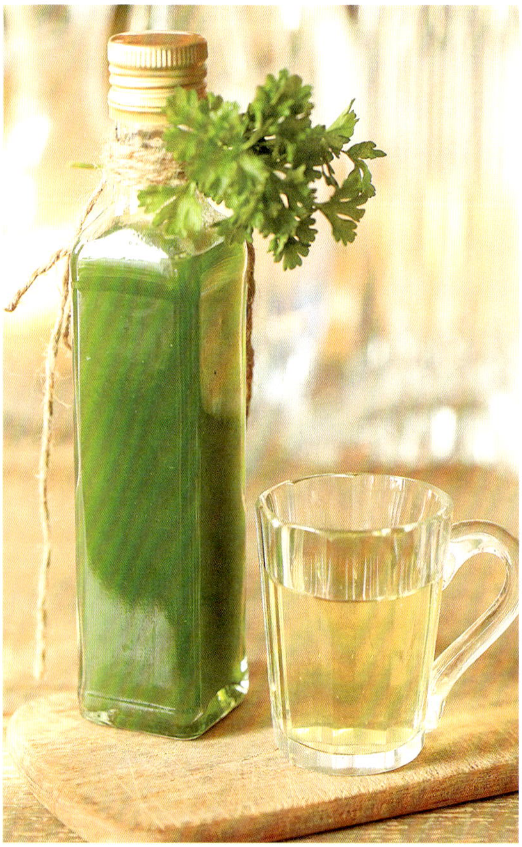

## Petersilien-Frischsaft

**Herstellung**
Ein halbes Bund Glatte, gewaschene Petersilie mit etwa 70 ml Wasser pürieren. Etwas stehen lassen, noch mal kurz durchmixen und dann durch ein feines Sieb abseihen. Saft in eine heiß ausgespülte Flasche füllen. Im Kühlschrank aufbewahren. Vor Gebrauch schütteln. Alle zwei Tage frisch zubereiten, da sich die Wirkstoffe recht schnell abbauen.
**Dosierung:** Täglich 2- bis 3-mal vor den Mahlzeiten je 10 ml Saft (1 EL) mit 50 ml Flüssigkeit verdünnt trinken.

**Anwendung**
Siehe unten; außerdem:
- bei niedrigem Eisenspiegel (z. B. bei starker Menstruation)

**Anwendung von Tee und Saft**
• verleiht frische Energie • bei Erschöpfung und in der Rekonvaleszenz • fördert die Blutbildung • zur Durchspülung bei Blasen- und Harnwegsproblemen • zur Vorbeugung und Behandlung von Nierengrieß (wichtig: dazu mindestens 2 Liter Wasser pro Tag trinken) • zur Entwässerung • zur Appetitanregung • zur Verdauungsförderung und bei Blähungen • bei Rheuma und Gicht • bei Hauterkrankungen

## Herzstärkender Petersilienwein

**Zutaten**
ca. 10 Stängel Glatte Petersilie
1 kleine Petersilienwurzel
1 Liter Rotwein
2 EL (Wein-)Essig
80–150 g Honig

**Herstellung**
Kraut und Wurzel waschen und grob hacken. Mit Wein und Essig in einem Topf 5 Minuten zugedeckt köcheln lassen. Abkühlen lassen. Durch ein feines Sieb abseihen. Den Honig unterrühren. In eine heiß ausgespülte Flasche füllen. Im Kühlschrank 30 Tage haltbar.

**Anwendung**
3-mal täglich 1 Likörglas (ca. 25 ml) nach den Mahlzeiten; kurmäßige Anwendung bis zu 6 Wochen, 2- bis 3-mal pro Jahr:
- bei Herz-Kreislauf-Beschwerden
- bei Herzschwäche und Altersherz
- bei Alltagsstress
- bei Wetterfühligkeit
- bei Müdigkeit
- zur Entwässerung
- zur allgemeinen Kräftigung

❖ TIPPS ZUM WEINREZEPT ❖

- *Nach Geschmack kann auch Weißwein verwendet werden. Rotwein enthält allerdings mehr Resveratrol, was positiv auf Gefäße und Herz wirkt.*
- *Zugedeckt geköchelt bleiben die ätherischen Öle besser enthalten. Offen geköchelt verdunstet mehr Alkohol.*
- *Mit Weißdorntinktur (Rezept S. 86) kann die Herzwirkung verstärkt werden: 20 Tropfen auf ein Likörglas sorgen für eine stärkere Durchblutung des Herzmuskels, Verbesserung der Schlagkraft und damit Herzstärkung.*

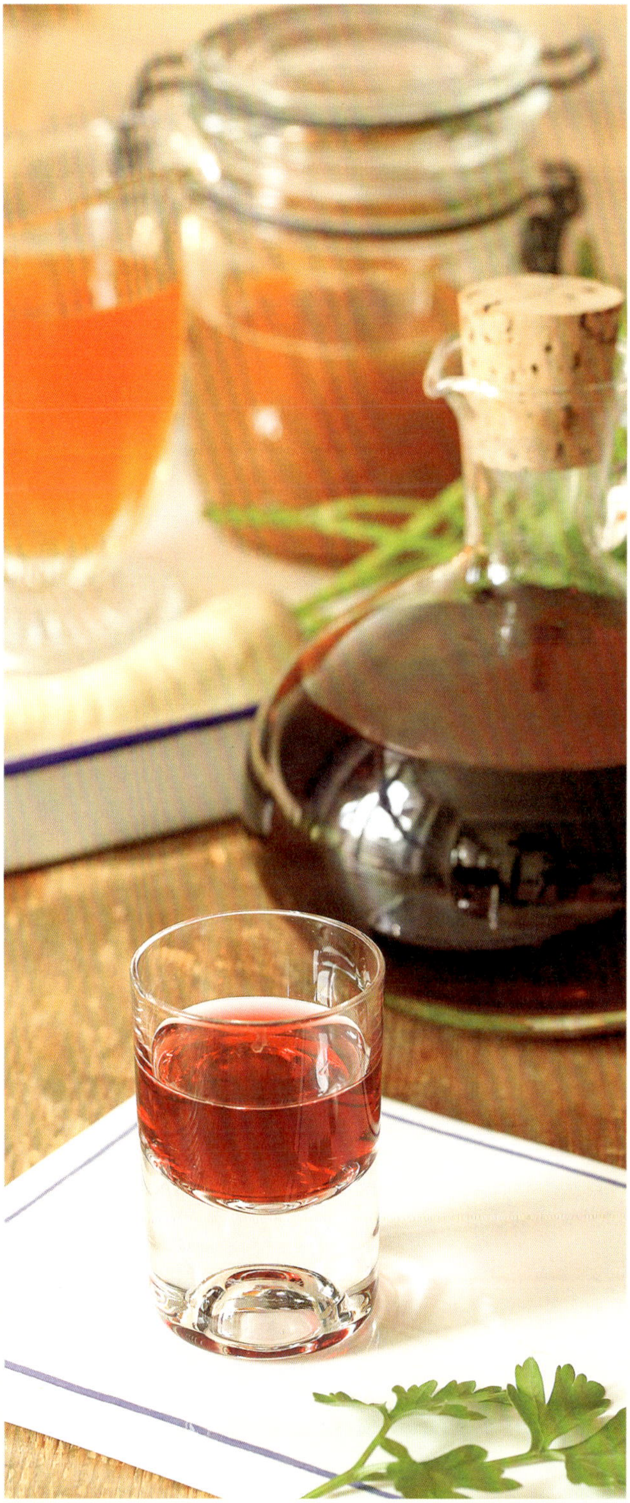

Fotos: Heinz Duttmann

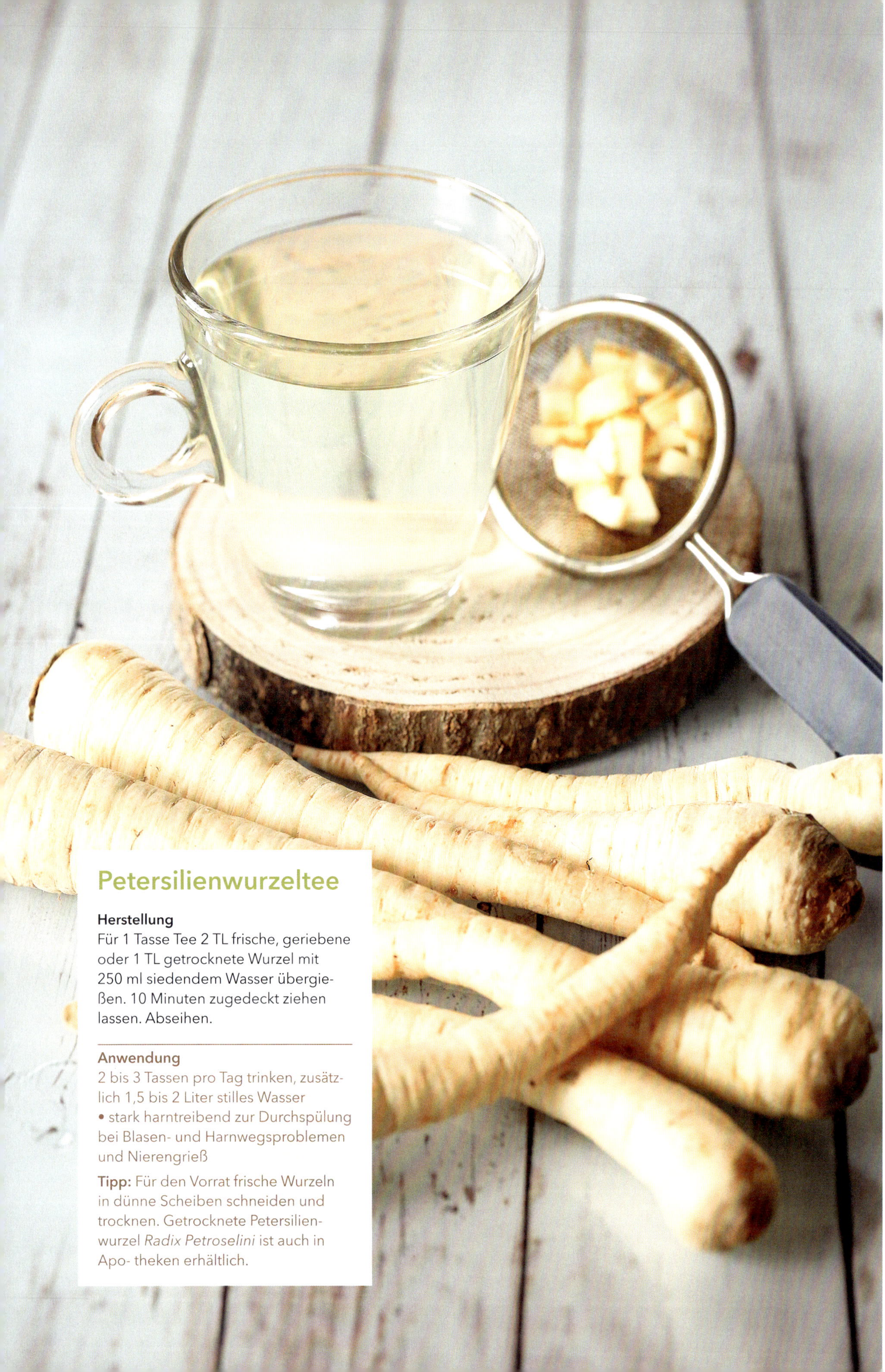

## Petersilienwurzeltee

**Herstellung**
Für 1 Tasse Tee 2 TL frische, geriebene oder 1 TL getrocknete Wurzel mit 250 ml siedendem Wasser übergießen. 10 Minuten zugedeckt ziehen lassen. Abseihen.

**Anwendung**
2 bis 3 Tassen pro Tag trinken, zusätzlich 1,5 bis 2 Liter stilles Wasser
• stark harntreibend zur Durchspülung bei Blasen- und Harnwegsproblemen und Nierengrieß

**Tipp:** Für den Vorrat frische Wurzeln in dünne Scheiben schneiden und trocknen. Getrocknete Petersilienwurzel *Radix Petroselini* ist auch in Apo- theken erhältlich.

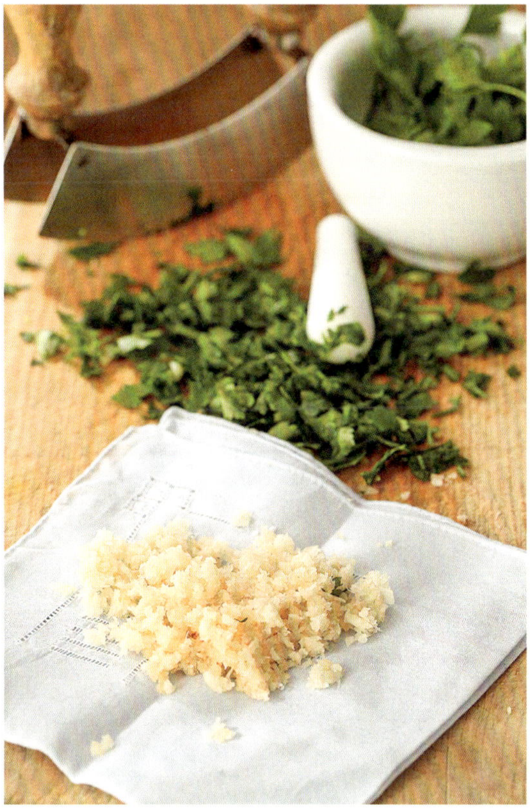

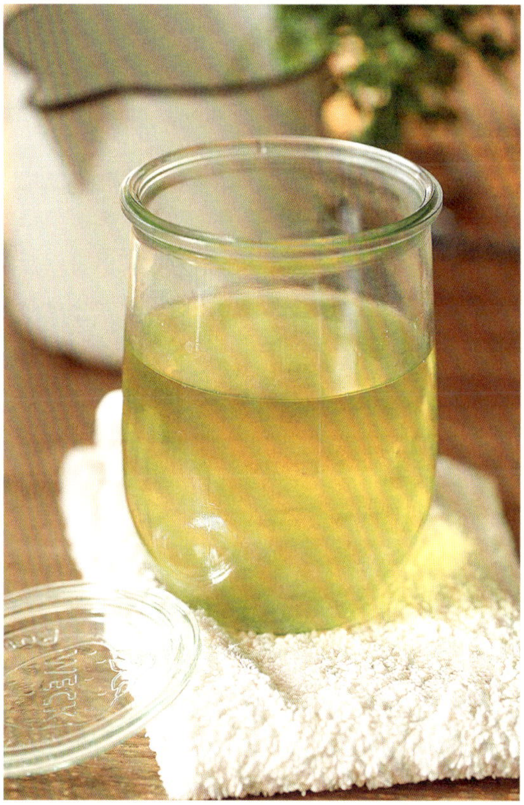

## Auflage mit Petersilienbrei

**Herstellung**
Einige Stängel Petersilie mörsern oder mit dem Nudelholz andrücken. Alternativ ein Stück frische Petersilienwurzel raspeln. Den Pflanzenbrei auf die betroffene Stelle auftragen. Mit einem dünnen Baumwoll- oder Papiertaschentuch abdecken und fixieren. Etwa 1 Stunde einwirken lassen.

**Anwendung**
- bei Sonnenbrand und leichten Brandwunden
- bei Insektenstichen
- bei Milchstau von Stillenden
- bei Blutergüssen

## Starker Petersiliensud

**Herstellung**
1 Bund Glatte Petersilie waschen, grob schneiden und in etwa 500 ml Wasser abgedeckt 15 Minuten sanft köcheln lassen. Abseihen. Abkühlen lassen. Der Sud ist im Kühlschrank 2 bis 3 Tage haltbar.

**Anwendung**
- bei Sonnenbrand und Insektenstichen als Auflage
- bei Mundgeruch als Spülung
- bei Schuppen und zur Haarstärkung als Spülung
- bei trockener oder unreiner Haut als Körperwaschung oder Gesichtswasser

Fotos: Heinz Duttmann

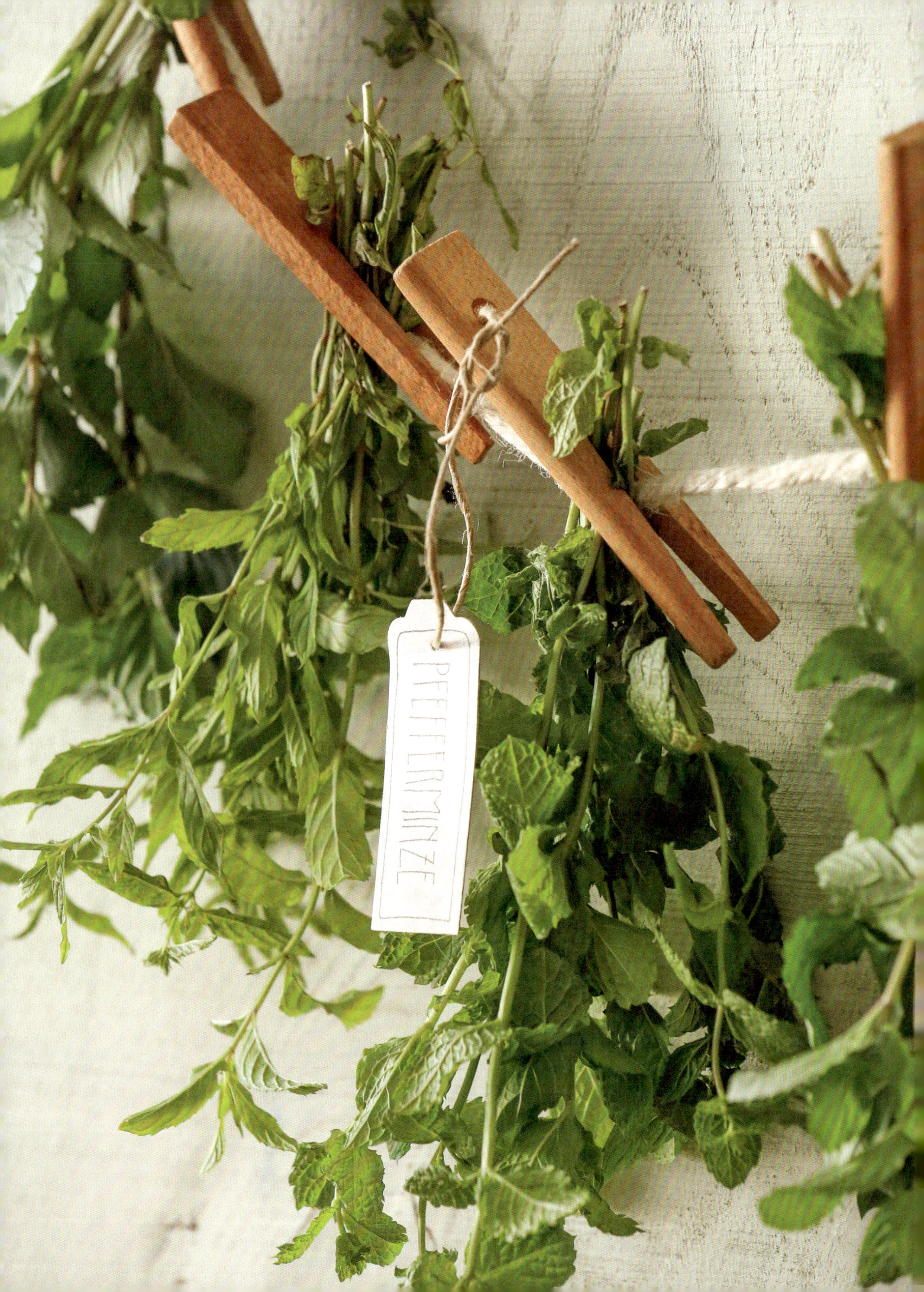
PFEFFERMINZE

# Pfefferminze

Ihr besonderes Aroma macht die Pfefferminze so beliebt. Als Hausmittel ist sie uns seit Kindertagen vertraut.

Foto: Heinz Duttmann

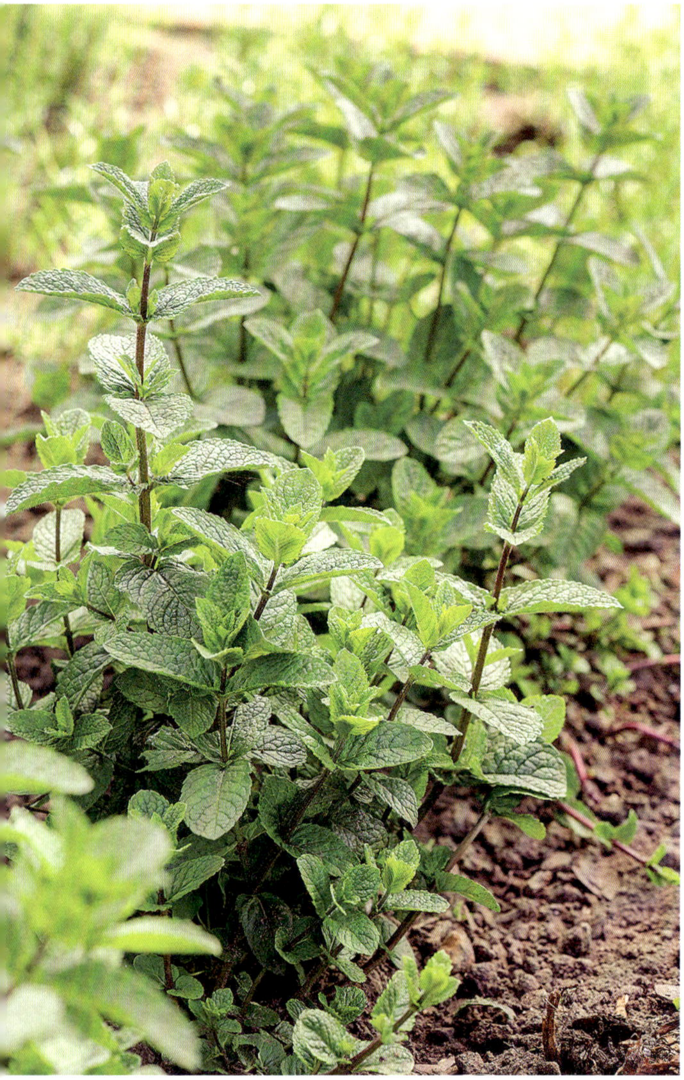

Pfefferminze lässt sich gut im eigenen Garten anbauen. Am besten gedeiht sie im Halbschatten.

„Das Kraut hat Pfeffer!", muss der Botaniker John Ray gedacht haben, als er 1696 eine ihm unbekannte Minzart entdeckte und die Blättchen probierte. Aufgrund des scharfen Geschmacks gab er ihr den Namen „Peppermint". Die Pfefferminze entstand als natürliche, zufällige Kreuzung verschiedener Minzen in einem englischen Arzneigarten (siehe S. 160). Ab etwa 1750 wurde die Pfefferminzsorte 'Mitcham' in Mitcham bei London kultiviert. 'Mitchams' sehr frischer und leicht scharfer Geschmack wird auch heute noch geschätzt. Ihr Aroma steckt beispielsweise in der Minzfüllung feiner englischer Schokoladentäfelchen.

## MIT MENTHOL …

Die Pfefferminze enthält vor allem ätherische Öle, dazu Flavonoide und Bitterstoffe. Der Anteil des ätherischen Öls (bis zu 5 Prozent) ist wesentlich höher als bei anderen Minzarten. Es besteht hauptsächlich aus den Substanzen Menthol (35 bis 50 Prozent), Menthylacetat, Menthon und Menthofuran. Menthol ist der Hauptwirkstoff des Heilkrauts. Menthol verleiht der Pflanze auch den charakteristischen Geruch und Geschmack: Sie duftet aromatisch frisch und kampferartig, der Geschmack ist leicht pfeffrig-brennend.

## … VIELSEITIG HEILSAM

Die Pfefferminzsorte *Mentha x piperita* 'Mitcham' ist heute die offizielle Apothekerminze. Heilkundlich verwendet werden die frischen oder getrockneten Blätter *Menthae piperitae folium* und das aus ihnen durch Wasserdampfdestillation gewonnene ätherische Öl *Oleum menthae piperitae* (siehe Infotext rechts).
Äußerlich aufgetragen, wirkt Pfefferminze kühlend, desinfizierend und schmerzstillend. Das Menthol erzeugt ein belebendes Kältegefühl auf der Haut, was die Schmerzfasern unempfindlicher macht. Innerlich regt Pfefferminze die Verdauung und Bildung von Gallenflüssigkeit an. Pfefferminze ist ein anerkanntes Arzneimittel bei Krämpfen im Magen und Darm sowie der Gallenblase. Hier wird eine krampflösende Wirkung von Menthol auf die Calciumkanäle vermutet; so wird die Muskelaktivität gesteuert und entspannt.

## PFLANZEN UND ERNTEN

Pfefferminze ist kein Wildkraut, sondern wird in Kulturen angebaut. Im Gartenbeet ist die frostharte Staude sehr wüchsig, und auch auf der Fensterbank gedeiht sie gut. Als Hybrid ist

## Die Pfefferminze ist eine wichtige Heilpflanze für Magen und Darm, sie hilft aber auch bei Erkältung.

Pfefferminze nicht aus Samen zu ziehen, sondern kann nur durch Ausläufer und Stecklinge vermehrt werden. Wenn sie nicht verpflanzt wird, verwildert die mehrjährige krautige Pflanze und verliert mit der Zeit an Geschmack bzw. Schärfe. Geerntet wird, wenn die Knospenbildung beginnt – je nach Witterung, Standort und Sorte ab Juni. Dann haben die Blätter den höchsten Gehalt an ätherischen Ölen. Optimal ist die Pfefferminzernte am späten Vormittag, wenn der Tau abgetrocknet ist. Die Stiele schneidet man eine Handbreit über dem Boden ab. Die Pflanzen treiben noch mal aus, sodass eine zweite Ernte im September möglich ist.
Um die Inhaltsstoffe im trockenen Kraut zu bewahren, zupft man die Blätter einzeln ab und trocknet sie locker auf einem Baumwolltuch ausgebreitet. Oder man hängt kleine Bündel eine Woche luftig im Schatten auf. Das Bund bewahrt man möglichst als Ganzes und rebelt die Blätter erst bei Bedarf für einen Tee ab. Im Schraubglas luftdicht verschlossen und dunkel gestellt, bleibt das starke Aroma lange erhalten.

❖ HINWEISE ❖

*Echte Pfefferminze (Mentha x piperita) ist wegen des Menthols erst für Kinder ab 6 Jahren geeignet. Pfefferminztee ist für Kinder ab 2 Jahren in Maßen erlaubt. Besser geeignet als Echte Pfefferminze sind für Kindertees Minzen ohne Menthol: krause Minze (Mentha spicata) und Wasserminze (M. aquatica), Apfelminze (M. rotundifolia) oder Ananasminze (M. suaveolens).*

### Ätherisches Pfefferminzöl

100 Prozent reines ätherisches Pfefferminzöl ist in Apotheken und Reformhäusern erhältlich. Das Öl soll nicht unverdünnt, nicht bei Kindern unter sechs Jahren und nicht bei Asthma angewendet werden.

**Hilft bei Kopfschmerzen**
Bei Spannungskopfschmerz auf Stirn und Schläfen eingerieben, dringen die Wirkstoffe zu den Schmerzpunkten vor. Botenstoffe zwischen Schmerzrezeptoren und Nerven werden in ihrer Aktivität gehemmt. Hinzu kommen ein muskelentspannender Effekt und die kühlende, durchblutungsfördernde Wirkung. Die Wirkung bei Kopfschmerz ist vergleichbar mit der von Paracetamol. Bei Erkältungen löst Menthol festsitzenden Schleim aus den Bronchien und befreit die Atemwege: 2 Tropfen Pfefferminzöl in eine Schüssel mit heißem Wasser geben. Den Kopf über die Schüssel beugen und unter einem Handtuch den wohlriechenden Dampf inhalieren.
Bei Sportverletzungen kühlend, durchblutungsfördernd und schmerzlindernd wirken Umschläge oder Waschungen mit dem stark verdünnten Öl (5 bis 10 Tropfen auf 1 Liter Wasser). Für eine Massage ist ein Anteil von 3 bis 5 Prozent Pfefferminzöl zu empfehlen, verdünnt in Pflanzenöl.

**Japanisches Heilpflanzenöl**
Ähnliche Einsatzgebiete wie Pfefferminzöl hat das „Japanische Heilpflanzenöl", oft auch „Minzöl" genannt. Es wird aus bestimmten japanischen Ackerminzarten gewonnen. *Mentha arvensis var. piperascens* ist noch wesentlich mentholhaltiger als die Pfefferminze. Der Mentholgehalt des Öls von bis zu 90 Prozent wird durch verschiedene Verfahren gesenkt. Minzöl ist nicht naturbelassen.

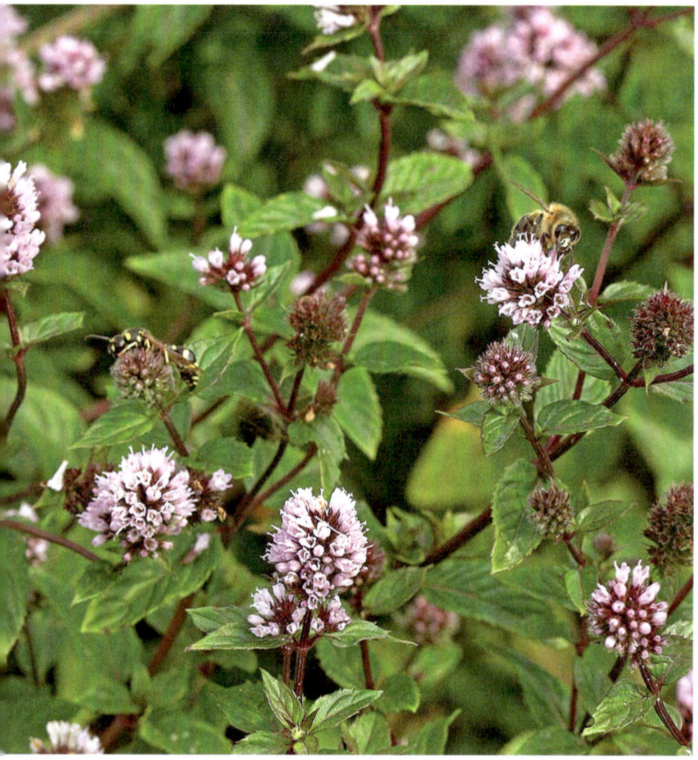

**Die Echte Pfefferminze hat glatte Blätter und rot überlaufene Stängel.**

## ENGLISCHE WURZELN

Die Echte Pfefferminze *Mentha x piperita* oder Englische Pfefferminze 'Mitcham' ist ein „triple bastard": eine natürliche Kreuzung von Wasser-, Grüner Minze und Rossminze. Die Sorte 'Mitcham' ist die „Mutter" aller Pfefferminzen. Etwa 15 Pfefferminzsorten werden heute kultiviert. 'Mitchams' dunkelgrüne Blätter sind glatt, spitz-oval geformt mit leicht gesägten Rändern. Der Stängel ist vierkantig. Von Juli bis September erscheinen rosa- oder lilafarbene Lippenblüten, die in endständigen Ähren stehen. Die Gattung der Minzen *Mentha* umfasst fast 30 Arten. Im alltäglichen Sprachgebrauch werden fälschlicherweise oft auch andere Minzen „Pfefferminze" genannt.

## WASSERMINZE

Die „Eltern" der Pfefferminze wachsen bei uns in der freien Natur: Die Bach- oder Wasserminze *Mentha aquatica* kommt häufig vor, am Ufer von Flüssen und Teichen, in Gräben und auf Feuchtwiesen. Ihre endständigen, fast kugeligen Blütenköpfchen verströmen einen intensiven Duft. Wasserminze enthält viel ätherisches Öl, darunter jedoch kein Menthol. Die Blätter schmecken deshalb nicht scharf. Wegen ihrer Milde ist sie als magenfreundlicher Haustee und als Kindertee geeignet. Nur wenn sie auf trockenem Boden kultiviert wird, bekommt sie ein schärferes Aroma. Heilkundlich hat sie die gleichen, aber schwächere Wirkungen als die Pfefferminze.

## GRÜNE MINZE

Die Grüne Minze *Mentha spicata* heißt auch Ährenminze oder Krause Minze. Weit weniger bekannt als die Pfefferminze ist sie dennoch „in aller Munde". Ihren englischen Namen „Spearmint" bringt man mit einem Kaugummi in Verbindung, das seit den 50er-Jahren in den USA mit ihrem Öl hergestellt wird. Grüne Minze wird auch zum Aromatisieren von Zahnpasten und Süßigkeiten verwendet. Die stark gekräuselten Blätter schmecken mild und süßlich und eignen sich als Teepflanze wie als Küchenkraut. Ihr ätherisches Öl ist mentholfrei. Es enthält bis zu 80 Prozent Carvon. Carvon ist das ätherische Öl, das in großen Mengen im Kümmel enthalten ist, der für seine entkrampfenden Effekte auf den Verdauungsapparat bekannt ist. Auch die Grüne Minze empfiehlt sich deshalb bei Verdauungsbeschwerden und Appetitlosigkeit.

## ROSSMINZE

Die am feuchten Standort wachsende Rossminze *Mentha longifolia* hat das Menthol in die Pfefferminze eingebracht. Daneben enthält sie jedoch Pulegon, einen in größerer Menge giftigen Stoff. Früher wurde auch Rossminze heilkundlich genutzt. Kennzeichnend sind ihre für Minzen relativ langen (bis zu 8 cm), leicht filzigen Blätter. Die spitzen, gezähnten Blätter ähneln denen der Grünen Minze etwas. Rossminze riecht jedoch nach Petroleum, und auch der Geschmack ist unangenehm.

# Die Rezepte

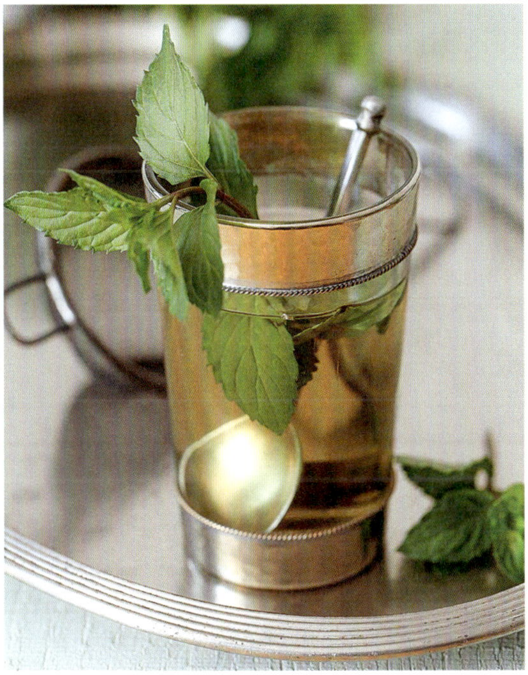

## Pfefferminztee

**Herstellung**
2 EL frische, grob zerkleinerte Blätter (oder 2 TL getrocknete) mit 250 ml siedendem Wasser übergießen. 10 Minuten abgedeckt ziehen lassen. Abseihen.

---

**Anwendung**
Über den Tag verteilt 3 Tassen trinken:
- bei Magen-Darm-Beschwerden wie Krämpfen, Blähungen, Völlegefühl, Übelkeit
- bei leichtem Magen-Darm-Infekt
- zur Appetitanregung (nur für 2 Wochen)
- wirkt leicht beruhigend
- abgekühlt als Spülung oder zum Gurgeln bei Mundschleimhautentzündung und begleitend bei Halsentzündung und Pilzbefall im Mundbereich

**Hinweis:** Pfefferminztee ist ein beliebter „Alltagstee". Jedoch soll er nicht im Dauergebrauch, nicht vor dem Schlafengehen und in der Schwangerschaft nur wenig getrunken werden. Durch das Menthol steigt mit der Zeit die Säureproduktion des Magens, gleichzeitig kann der kühlende Effekt Verdauungsvorgänge behindern. Den Tee deshalb nicht bei Sodbrennen, Entzündungen der Magenschleimhaut und bei Gallensteinen trinken.

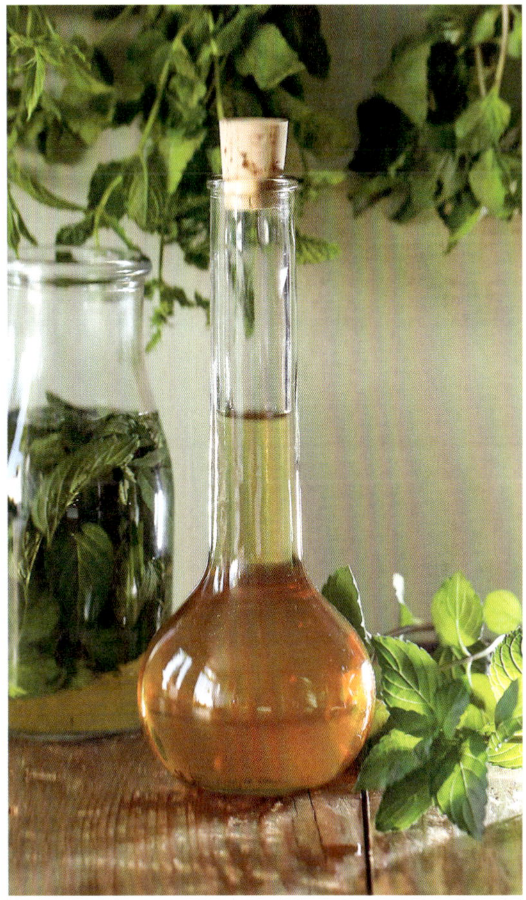

## Pfefferminzlikör

*Nach einem üppigen Essen fördert ein Glas Likör die Verdauung.*

**Herstellung**
In einem großen Schraubglas 2 Handvoll frische, grob geschnittene Blätter mit 500 ml Doppelkorn übergießen. Gut verschließen. Lichtabgewandt 10 Tage ziehen lassen. Hin und wieder umrühren. Zur Herstellung des Likörs 500 ml Wasser mit 250 g Zucker aufkochen und etwa 15 Minuten zum Sirup einköcheln. Erkalten lassen. Den Pfefferminzansatz durch ein feines Sieb abseihen. Die Blätter mit einem Löffel gut ausdrücken. Den kalten Zuckersirup zugeben, mischen und in eine Flasche füllen.
Der Alkoholgehalt liegt bei etwa 25 Prozent. Dunkel aufbewahrt etwa 1 Jahr haltbar.

Fotos: blickwinkel/F. Hecker, Heinz Duttmann (2)

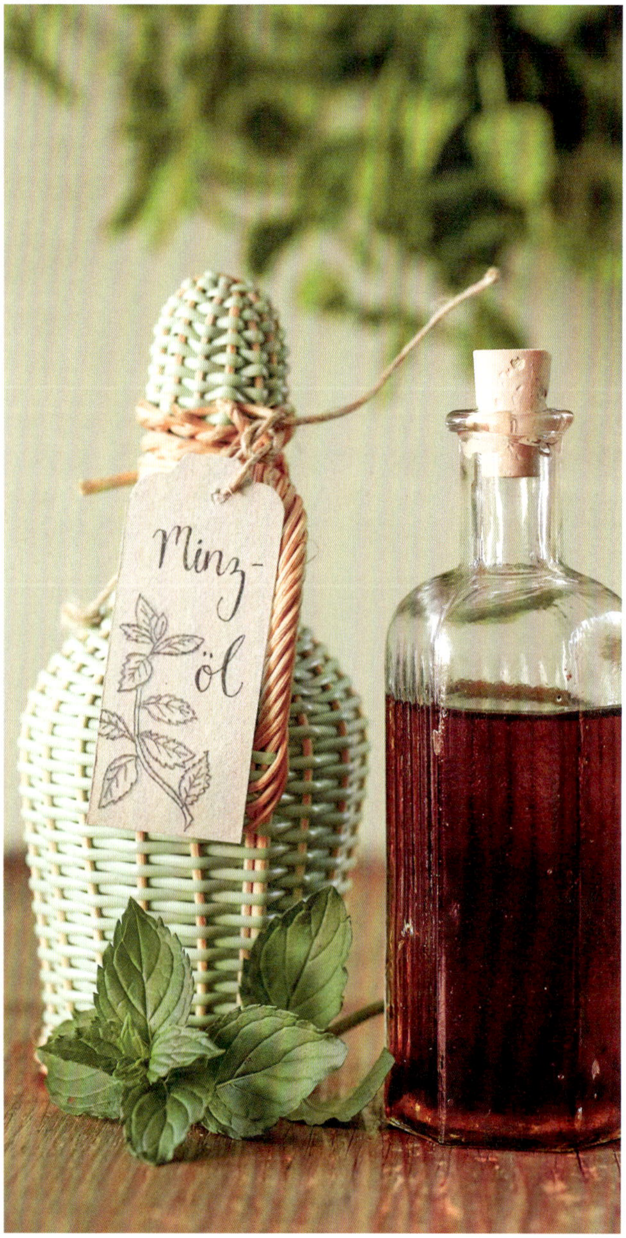


## Milder Minzölauszug

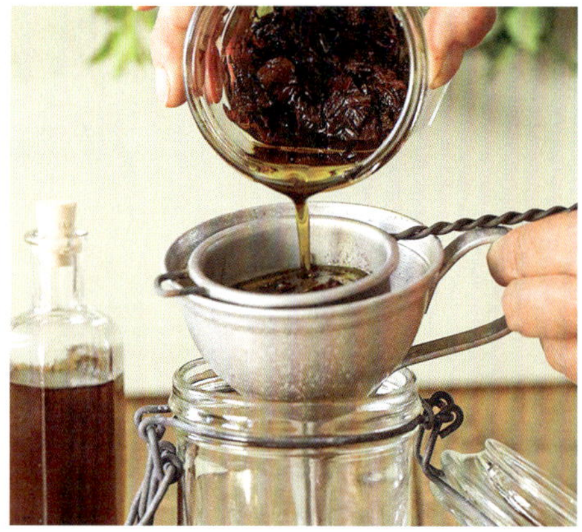

**Abseihen – gut abtropfen lassen – und dann die Blätter mit einem Löffel kräftig ausdrücken.**

**Herstellung**
2 Handvoll frische Pfefferminzblätter fein hacken. In einem Schraubglas mit 200 ml Olivenöl übergießen; alle Pflanzenteile sollen mindestens 2 Fingerbreit bedeckt sein. In der ersten Woche den Deckel nur auflegen oder das Glas mit Gaze abdecken. Lichtabgewandt 3 Wochen ziehen lassen. Regelmäßig umrühren. Durch ein feines Sieb abseihen, dabei gut auspressen. Das Öl in eine Flasche füllen. Kühl gelagert etwa 1 Jahr haltbar.

**Anwendung**
- als Massageöl entspannend, kühlend und erfrischend
- bei Muskel- und Nervenbeschwerden oder Rheuma durchblutungsfördernd, krampflösend, schmerzlindernd
- bei gereizter Haut beruhigend, juckreizstillend und leicht antiseptisch

## Badezusatz

Für ein Vollbad 2 EL Pfefferminzöl mit 1 EL Sahne, Milch oder Kokosmilch verquirlen. Sie dienen als Emulgator, damit sich das Öl mit dem Wasser verbinden kann. Ins etwa 38 Grad warme Wasser geben und 10 bis 15 Minuten baden.

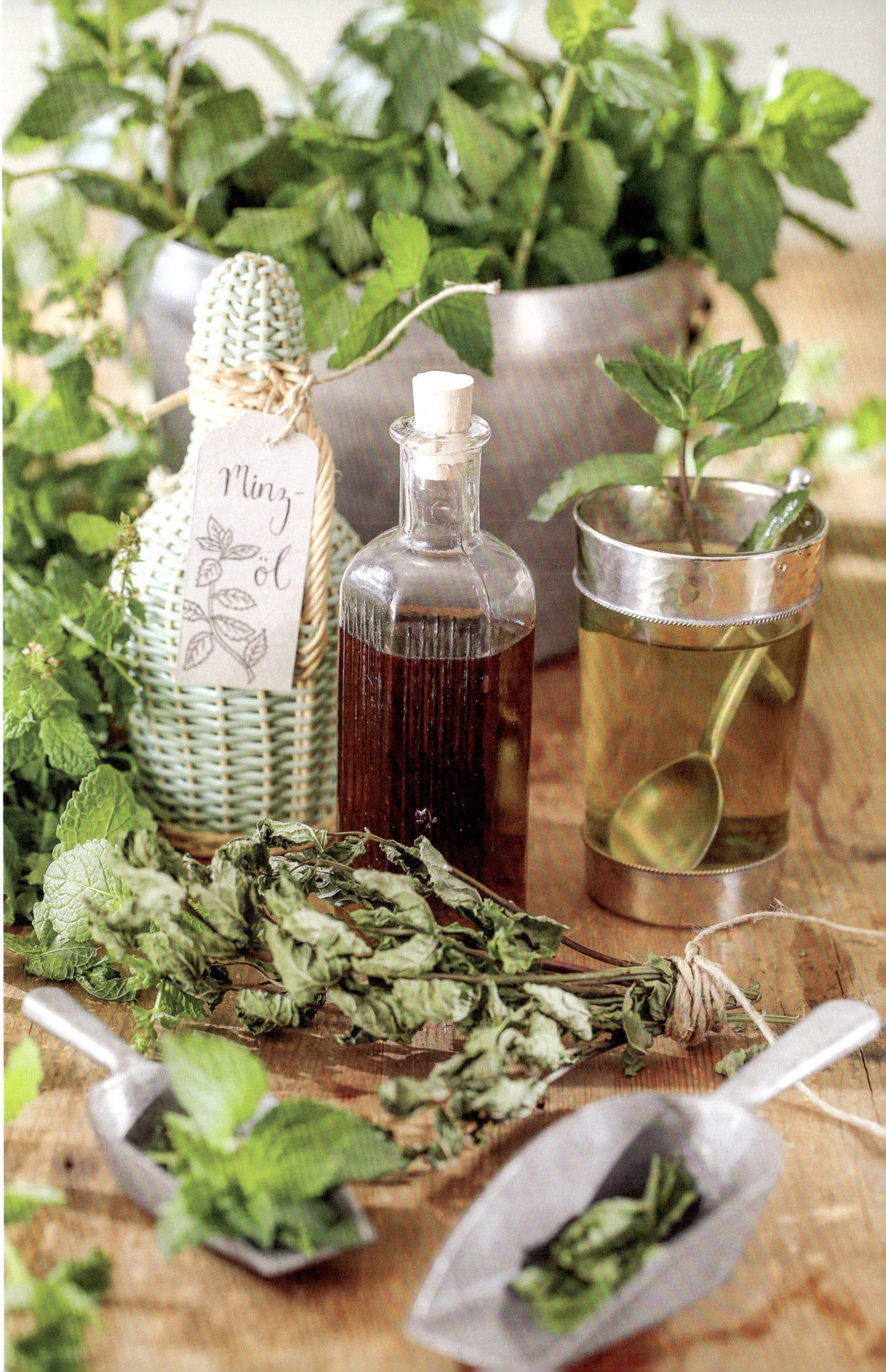


Fotos: Heinz Duttmann

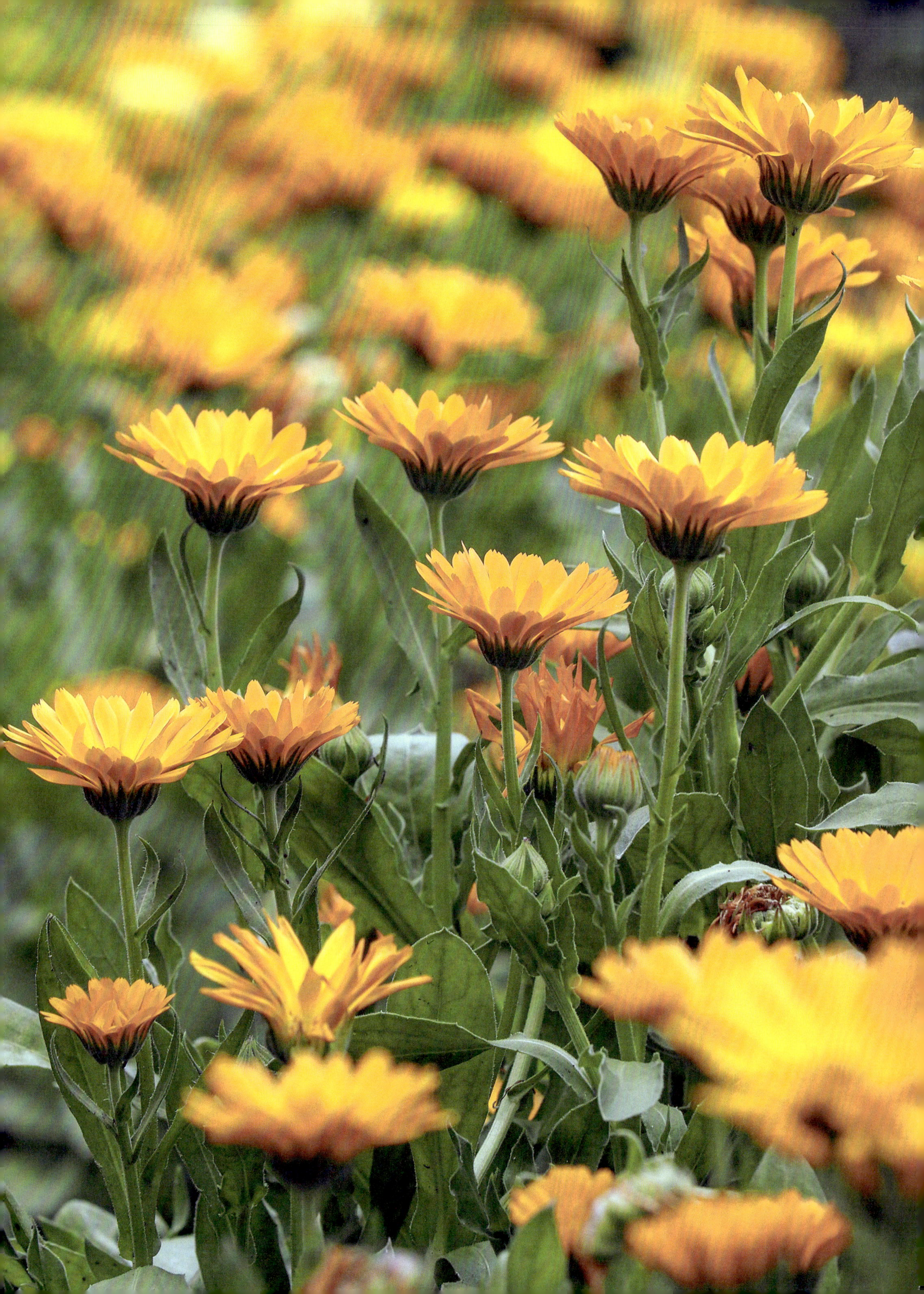

# Ringelblume

Ringelblumen setzen leuchtende Akzente im Garten. Bei Hautproblemen sind sie zuverlässige Heilpflanzen.

Foto: Adobe Stock/ Pixelmixel

## „Ich setze Ringelblumentinktur zum Desinfizieren und Heilen von kleinen Verletzungen ein."

Ellen Huber

Vorbereitungen für einen Ölauszug

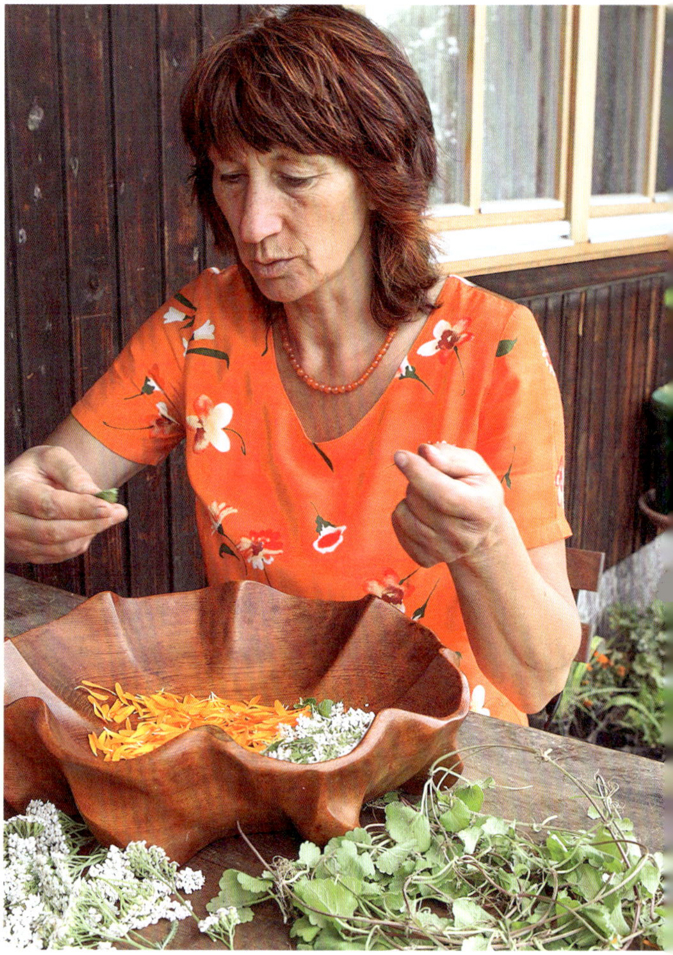

Seit jeher wird die Ringelblume *Calendula officinalis* als Heilpflanze geschätzt. Ihre Verwendung ist vielfältig. Die Ringelblume ist die Heilpflanze für die Haut. Schon Hildegard von Bingen kannte sie als Wundheilmittel. Ringelblumenöl oder -salbe pflegen empfindliche, raue oder rissige Haut.

Man kann die Ringelblume für nahezu alle Arten von Hautverletzungen und -entzündungen einsetzen, ebenso für leichte Brandwunden, schlecht heilende Wunden, Sonnenbrand und Ekzeme. Die enthaltenen Flavonoide und Saponine wirken entzündungs- und ödemhemmend, zusammen mit den ätherischen Ölen auch antibakteriell. Carotinoide und Schleimstoffe fördern die Neubildung von Gewebe. Innerlich angewandt, als Tee oder Tinktur, hilft die Ringelblume mit ihrer krampflösenden Wirkung bei Verdauungs- und Menstruationsbeschwerden. Zudem ist die Ringelblume eine essbare Heilpflanze: Sowohl die leicht behaarten Blätter als auch die mild-aromatischen Blüten können Salate und andere Speisen verfeinern.

## Ringelblumen im Garten

Die Ringelblume blüht von Mai bis Oktober in unseren Gärten. Ihre Blüten sind orange, hell- oder dunkelgelb. An Standort und Pflege stellt die Ringelblume keine hohen Ansprüche. Sie gedeiht auf sandigen bis lehmigen Böden, am besten in vollsonniger Lage. Lediglich Staunässe mag sie nicht.

Leicht sät sich die einjährige Pflanze an Ort und Stelle selbst im Garten aus. Dazu muss man im Herbst nur einige Blumen stehen lassen. Die Aussaat im Frühjahr kann direkt ins Beet erfolgen. Am besten sät man großflächig bzw. in Gruppen, sodass sich die 30 bis 60 Zentimeter hohen Pflanzen später gegenseitig stützen können. Dazu werden die Samen von April bis Mai im Beet ausgestreut und nur leicht mit Erde bedeckt.

Die Pfahlwurzeln der Ringelblume lockern die Erde und sorgen so für eine Bodenverbesserung. Zudem ist sie Nektarlieferant für Bienen, Hummeln und Schmetterlinge.

# Die Rezepte

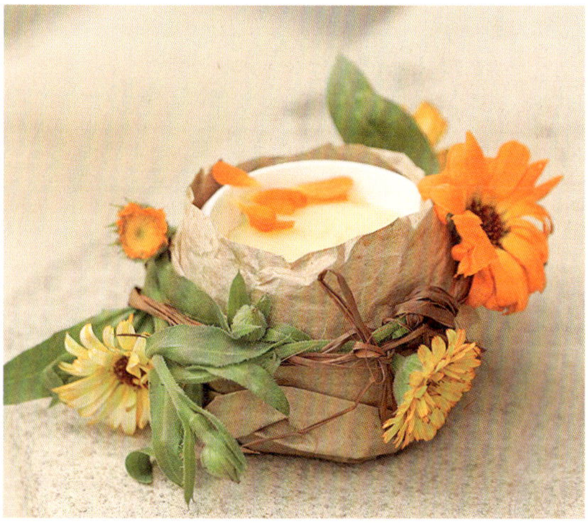

## Ringelblumensalbe

**Zutaten**
1 Handvoll Zungenblüten der Ringelblume
(frisch 50 g, getrocknet 25 g)
250 ml kalt gepresstes Olivenöl
20–40 g gereinigtes Bienenwachs (vom Imker oder aus der Apotheke)

**Herstellung**
Die frischen, unbehandelten Blüten klein zupfen oder schneiden. Mit dem Öl in einem Topf zum leichten Sieden bringen. Vorsicht: Das Öl darf nicht so heiß werden, dass die Blüten verbrennen!
Die Mischung etwa 20 Minuten sieden lassen, dabei ständig umrühren. Anschließend durch ein feines Sieb, das mit einem sauberen Baumwolltuch ausgelegt ist, in einen Topf abseihen. So gelangen keine Pflanzenteile ins Öl und das aufgefangene Pflanzenmaterial lässt sich gut auspressen. Alternativ kann man eine Lage eines Papiertaschentuchs oder einen Teefilter verwenden.
Nun das Wachs zum Ringelblumenöl geben und schmelzen lassen, eventuell dazu nochmals leicht erhitzen. Alles gut verrühren, damit sich keine Inhaltsstoffe am Boden absetzen. Die noch flüssige Salbe in kleinen Portionen in saubere Tiegel oder kleine Gläser abfüllen und abkühlen lassen. Sobald die Salbe trüb und fest ist, kann der Deckel geschlossen werden. Im Kühlschrank etwa 1 Jahr haltbar.

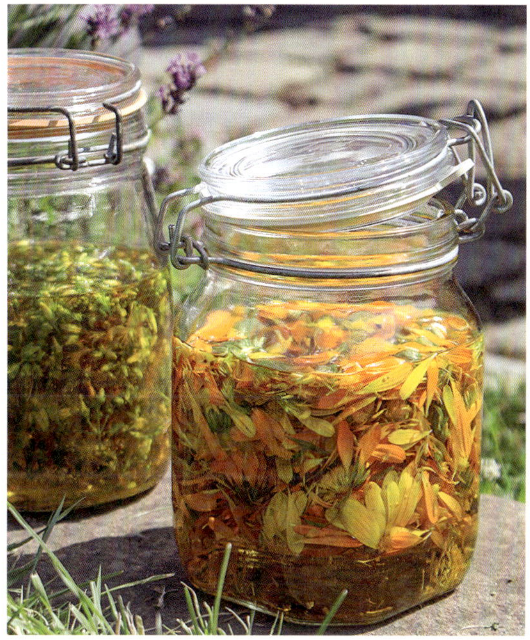

## Ringelblumenöl

**Zutaten**
2 Handvoll frische Zungenblüten der Ringelblume
200 ml kalt gepresstes Olivenöl

**Herstellung**
Die frischen, unbehandelten Blüten klein zupfen oder schneiden. In ein Schraubglas geben und mit dem Öl auffüllen, sodass alle Pflanzenteile mindestens 2 Fingerbreit bedeckt sind. Mit Gaze bedecken bzw. den Deckel auflegen, aber nicht zuschrauben, sonst bildet sich Kondenswasser, was Schimmel verursachen könnte. 1 bis 2 Wochen lichtabgewandt ziehen lassen, dabei alle 2 Tage umrühren. Durch ein feines Sieb abseihen und abfüllen. Kühl gelagert etwa 1 Jahr haltbar.

---

**Anwendung von Öl und Salbe**
Als Wund- und Heilsalbe bzw. -öl:
- bei verschiedenen Hautkrankheiten
- bei Krampfadern
- bei Blutergüssen, Prellungen, Quetschungen und Zerrungen

Fotos: Gerhard Nixdorf, Heinz Duttmann, Johannes Schauer

## Heilpflanzen für die Haut

Gartenarbeit geht nicht spurlos an den Händen vorüber. Zum Ausgleich schenkt uns die Natur Pflanzen für eine pflegende Salbe: Ringelblumen, Gänseblümchen, Gundermann, Schafgarbe und Holunder. Für eine einfache Salbe genügen zwei Pflanzen, dazu Öle, Wollfett und Bienenwachs.

- Spezialisten für Desinfektion und Wundheilung sind der früh blühende Gundermann und die Ringelblumen.
- Das Gänseblümchen bietet sich von Frühjahr bis Herbst als wirksames Mittel bei schlecht heilenden Wunden und blauen Flecken an.
- Holunderblüten und -blätter lindern Hautentzündungen und Insektenstiche.
- Die Blüten der Schafgarbe wirken antibakteriell, wundheilend, entzündungshemmend, krampflösend und blutstillend.

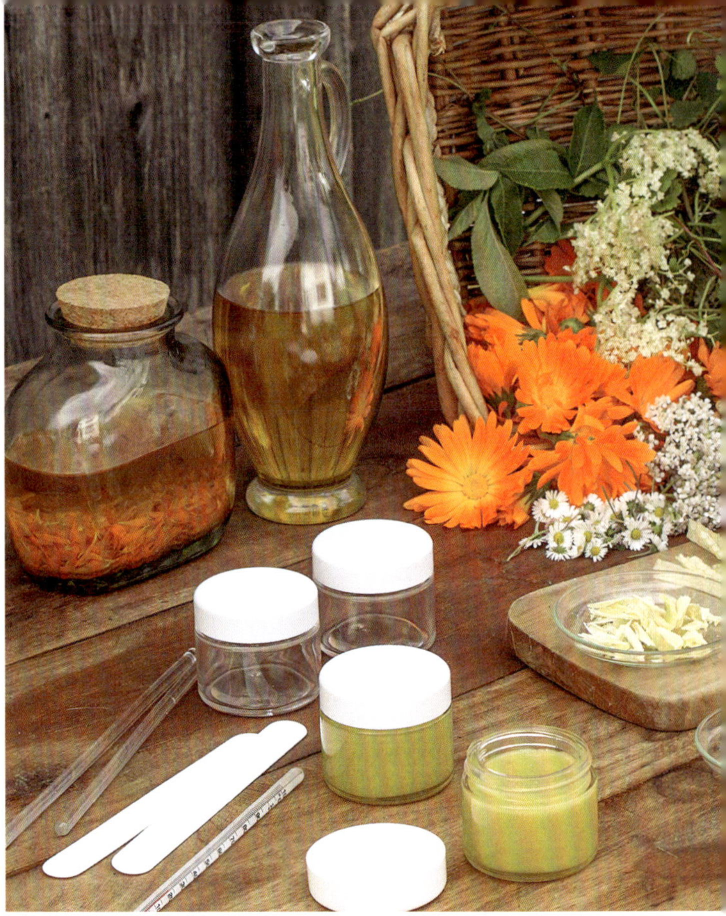

## Salbe für Gärtnerhände

**Zutaten**
2 Handvoll gemischte frische Pflanzen (Ringelblumen, Gänseblümchen, Gundermann, Schafgarbe, Holunder)
150 ml Ringelblumenöl
150 ml natives Olivenöl extra
20 g ungebleichtes Bienenwachs *(Cera flava)*
20 g reines Wollfett (Wollwachs *Adeps lanae*)

**Herstellung**
Für die Salbe zupft man Gänseblümchen- und Schafgarbenblüten, Blätter vom Gundermann und frische oder getrocknete Holunderblüten. Von den Ringelblumen werden nur die Zungenblüten verwendet, nicht die Blütenböden. Hier könnten versteckte „Hinterlassenschaften" von Insekten zu allergischen Reaktionen führen. Je feiner die Pflanzen zerkleinert werden, desto besser lösen sich die Wirkstoffe im Öl.
Zwei Handvoll der Pflanzen kommen in einen Topf aus Edelstahl oder besser Steingut oder Emaille. 300 ml Ölmischung zugeben: Diese besteht je zur Hälfte aus Olivenöl und einem Ölauszug aus Ringelblumenblüten (aus der Apotheke oder zuvor selbst hergestellt, siehe Rezept S. 167).
Der Topf mit der Ölmischung und dem bunten Pflanzenmix wird auf dem Herd vorsichtig erhitzt. Mit einem Glasthermometer (aus dem Labor- oder Kosmetikbedarf) im Auge behalten, dass die Temperatur nicht über 70 Grad steigt, sonst werden die meisten Wirkstoffe zerstört. Mindestens 30 Minuten müssen die Pflanzenteile in dem warmen Öl ziehen. Um mehr Wirkstoffe auszuziehen, kann man sie über Nacht darin baden lassen. Dann alles durch ein feines Sieb gießen. Nach dem ersten Durchseihen eine Lage eines Papiertaschentuchs ins Sieb legen. Der Ölauszug wird noch einmal gefiltert, um Schwebstoffe zu entfernen, die ihn verkeimen könnten. Jetzt sollten von den 300 ml Öl noch etwa 200 ml übrig sein. Rund 100 ml wurden von den Pflanzen und dem Filter aufgesogen. Abmessen, damit die Menge mit dem Rezept übereinstimmt.
Je 20 g Wollfett und Bienenwachs ins Öl geben, auf 65 bis 70 Grad erhitzen und mit einem Glasstab rühren, bis alles geschmolzen ist. Den Stab vorher mit Alkohol (60 bis 70 Prozent) oder Isopropanol (aus der Apotheke) desinfizieren. Für eine hygienische Salbenherstellung sind Glasstäbe aus dem Labor- oder Kosmetikbedarf am besten geeignet. Ein Löffel aus Edelstahl kann auch verwendet werden, Holzlöffel jedoch nicht. Nun mit dem Stab ein, zwei Tropfen der Salbe auf einen Teller geben und erkalten lassen, um die Konsistenz zu prüfen. Bienenwachs hält das Öl fest zusammen. Damit es aber nicht zu hart wird, kommt Wollfett dazu. So wird die Salbe streichfähiger. Ist das erkaltete Öl auf dem Teller zu flüssig, noch etwas Wachs zufügen. Ist es zu fest, geben ein paar Tropfen Olivenöl Geschmeidigkeit.

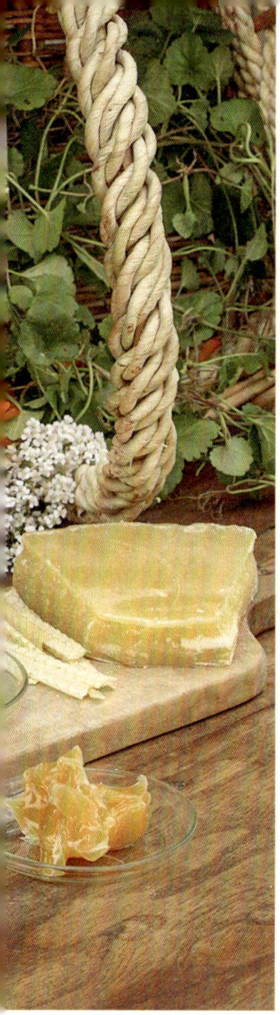

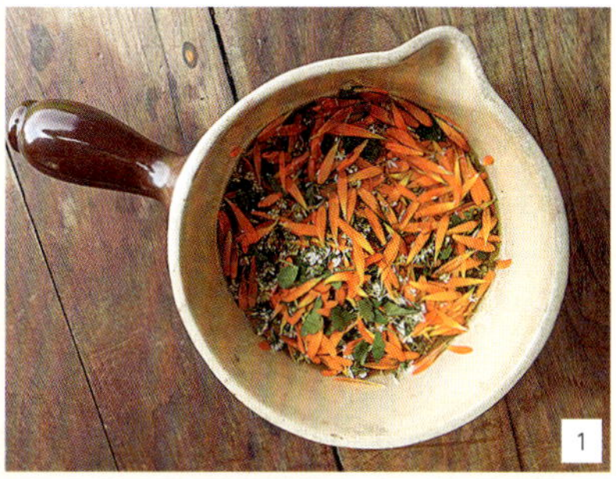


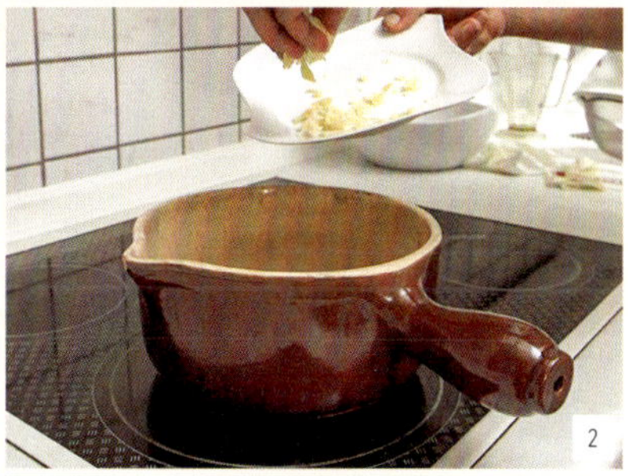


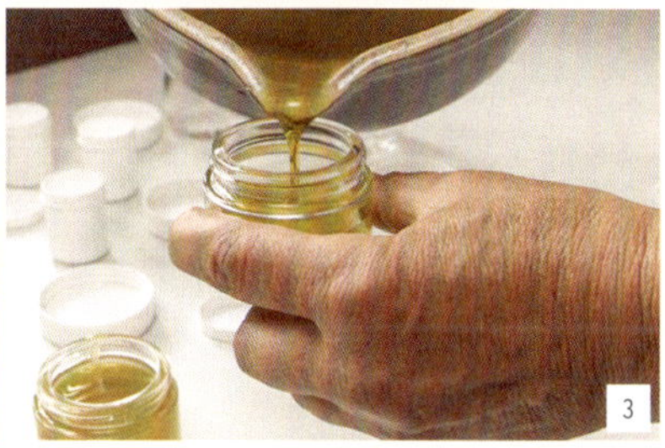


Um Keime zu entfernen, die leeren Tiegel und Deckel mit heißem Wasser ausspülen oder mit Küchenpapier auswischen, das vorher in 60 bis 70prozentigen Alkohol getupft wurde. Die Döschen möglichst bis an den Rand mit der warmen Salbe füllen. Abkühlen lassen, erst dann verschließen.
Im Kühlschrank etwa 1 Jahr haltbar.

## Tipps zur Salbe

• Soll die Salbe duften, vor dem Abfüllen zwölf Tropfen reines ätherisches Lavendelöl oder sechs Tropfen Geraniumöl dazugeben.
• Für Hände und Füße: Für das Gesicht ist eine Salbe in der Regel zu fett. Aber neben den Händen freuen sich auch raue Füße über den Balsam.
• In einem dekorativen Tiegel oder Glas ist die selbst gemachte Salbe ein schönes Mitbringsel für Gärtner und andere Freunde.

Fotos: Gerhard Nixdorf (4), Heinz Duttmann

# Kräuterfußbad

Nach einem langen Tag auf den Beinen oder nach einer Wanderung brauchen die Füße Pflege. Ein Fußbad bringt Erfrischung oder Entspannung. Je nachdem, welche Pflanzen man mischt, erzielt man verschiedene Wirkungen:
• Die Wirkstoffe der Ringelblume *Calendula officinalis* machen die Haut geschmeidig und widerstandsfähig. Die Blüten sorgen mit ihrer frischen Farbe für gute Laune.
• Die Pfefferminze *Mentha x piperita* kühlt und erfrischt bei heißen Füßen.
• Rosmarin *Rosmarinus officinalis* und die Blätter der Birke *Betula pendula* helfen durch ihre deso-
dorierende Wirkung bei Schweißfüßen.
• Rosmarin regt zudem den Kreislauf an und vertreibt Müdigkeit und Erschöpfung.
• Der Geruch von Duftrosenblüten *Rosa spezies* sorgt für Entspannung. Ihre Inhaltsstoffe beschleunigen die Wundheilung.

**Herstellung**
Für das Fußbad eine große Handvoll Blätter und Blüten klein zupfen – Birke, Ringelblume, Rosmarin, Pfefferminze oder Rose. Mit 1 Liter heißem, nicht mehr kochendem Wasser übergießen und abgedeckt 10 Minuten ziehen lassen. Dann alles in ein für das Fußbad ausreichend großes Gefäß geben und mit kühlerem Wasser auffüllen, bis das Bad eine fürs eigene Empfinden angenehme Temperatur hat. Dann heißt es, sich ein ruhiges Plätzchen suchen, um die Füße und die Seele baumeln zu lassen.

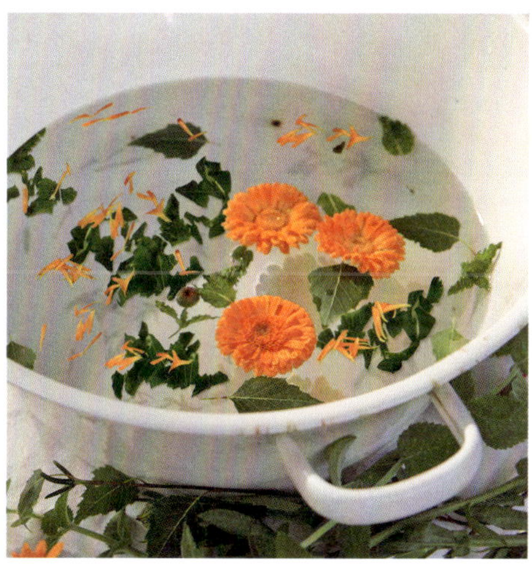

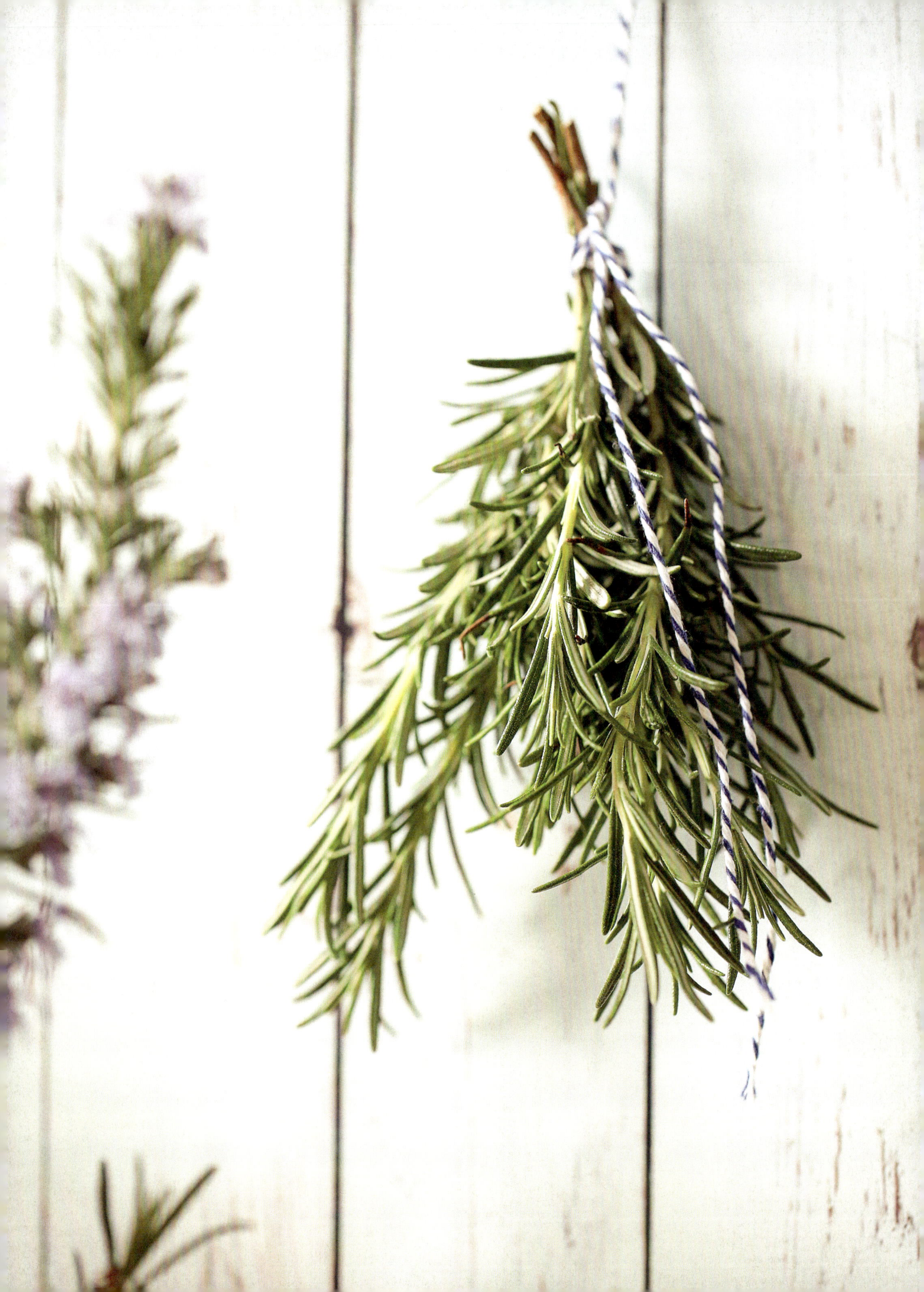

# Rosmarin

Das duftende Heilkraut aktiviert den Kreislauf, fördert die Konzentration und die Durchblutung.

Foto: Heinz Duttmann

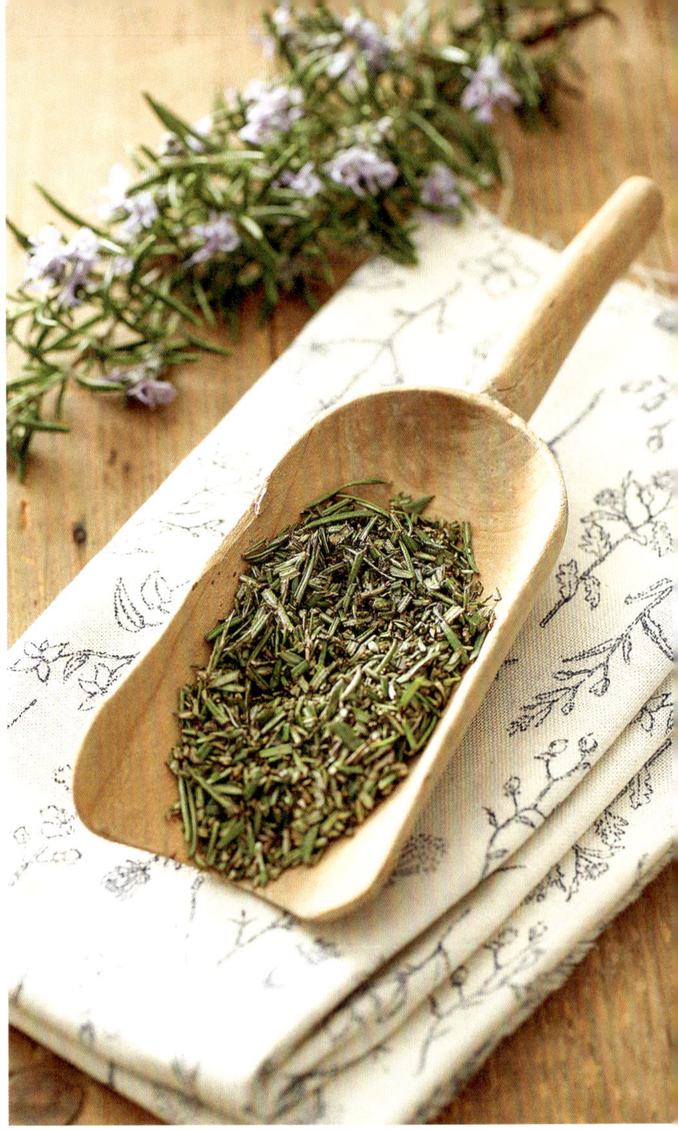

**Das Kraut kann frisch oder getrocknet, innerlich und äußerlich verwendet werden.**

Ein intensiver Wohlgeruch umgibt den Rosmarin – würzig, harzig, kräftig. Sowohl die nadeligen Blätter als auch die himmelblauen Blüten verströmen den Duft heißer Sommertage. Das Würzkraut ist in der Küche vielseitig verwendbar und als Heilpflanze wissenschaftlich erforscht.

## MEERTAU ODER BRAUTKRAUT

„Tau des Meeres" heißt die am Mittelmeer heimische Pflanze, wenn man den Namen Rosmarin aus dem Lateinischen ableitet: „ros" = Tau und „marinus" = zum Meer gehörig. Landläufig wurde Rosmarin bei uns früher auch als „Weihrauchkraut" bezeichnet. Mit seinen ätherischen Ölen verwendete man ihn oft anstelle des teuren Weihrauchs für Räucherungen. Als immergrüner Strauch war er von jeher ein Symbol für immerwährende Liebe und Treue. Das „Brautkraut" war traditionell Teil des Brautstraußes oder Brautkranzes.

## WIRKSTOFFREICH

*Rosmarinus officinalis* ist eine anerkannte Heilpflanze. Wirksam ist das Kraut vor allem durch den hohen Anteil ätherischen Öls in den Blättern (bis zu 2,5 Prozent). Ätherisches Rosmarinöl *Oleum rosmarini* enthält unter anderem den durchblutungsfördernden Inhaltsstoff Campher und als Hauptkomponente (45 Prozent) den ebenfalls campherartig riechenden Stoff Cineol. Cineol wird auch Eucalyptol genannt, weil er in Eukalyptus reichlich vorkommt. Er wirkt stark durchblutungsfördernd, schleimlösend, entzündungshemmend und antibakteriell. Daneben gehören Flavonoide, Bitter- und Gerbstoffe wie Rosmarinsäure zu den wertvollen Inhaltsstoffen.

## FÜR EINEN WACHEN GEIST

Schon Hippokrates, der berühmte Arzt des Altertums, wusste um die durchblutungsfördernde Wirkung. Studierende sollen damals Rosmarinkränze um den Kopf getragen haben, um Konzentration und Gedächtnis zu stärken. Inzwischen wurde in Studien nachgewiesen: Rosmarin verbessert die Durchblutung der Kapillargefäße, was die Hirnfunktion anregt. Die enthaltenen Carnosol- und Rosmarinsäuren sind wichtige Antioxidantien, die die Nervenzellen gesund erhalten sollen. Als „Wachmacher" am Morgen macht eine Tasse Rosmarintee den Kopf klar und den Geist munter.

## ANREGEND UND STÄRKEND

Wissenschaftlich nachgewiesen wurde auch die innerliche Wirkung bei Verdauungsstörungen. Als Tee, Wein oder tropfenweise als Tinktur aktiviert Rosmarin die Magensaft- und Gallensekretion. Damit beugt er bereits als Gewürz im Essen Blähungen und Völlegefühl vor und regt den Appetit an. Durchblutungsfördernd und wärmend kräftigt er das Herz-Kreislauf- und das Nervensystem. Rosmarin hilft vor allem bei

niedrigem Blutdruck und wirkt aufbauend bei Erschöpfung oder in der Genesungszeit nach einer Grippe.
Äußerlich angewandt, lockert Rosmarin verspannte Muskulatur, wirkt lindernd bei Schmerzen und Muskelkater sowie bei Rheuma und Gicht. Zur Wahl stehen hier Badezusätze oder Einreibungen bzw. Auflagen mit Öl, Salbe oder Rosmarintinktur, auch „Rosmarinspiritus" genannt.
Ein konzentrierter Teeaufguss kann ebenfalls äußerlich verwendet werden. Dazu 1 Esslöffel getrocknete oder 2 Esslöffel frische, fein geschnittene Blätter mit etwa 40 ml siedendem Wasser aufbrühen und 15 Minuten ziehen lassen.
Kosmetisch ist Rosmarin ebenfalls zu verwenden: Ein Bad wirkt desodorierend, Hautöl gewebekräftigend. Als Haarwasser soll er die Hautdurchblutung und damit das Haarwachstum fördern.

Im Garten mag das mediterrane Kraut einen sonnigen, geschützten Platz und sandigen, durchlässigen Boden.

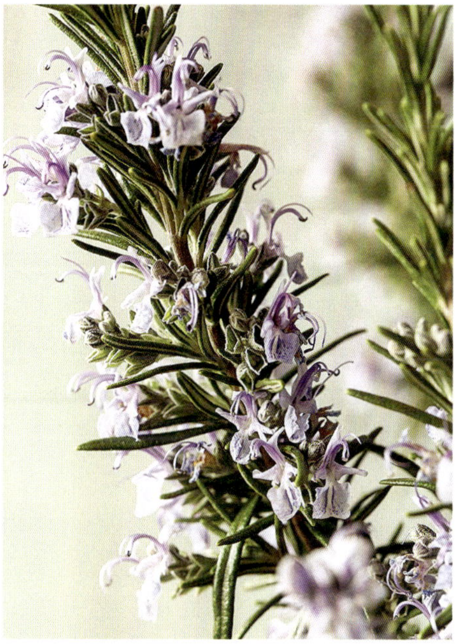

## Aus dem Süden

Der mehrjährige Halbstrauch kann in seiner Heimat bis etwa 1,5 Meter groß werden. Bei uns gedeiht Rosmarin im Garten oder Topf an einem sonnigen, trockenen Standort. Man kann ihn auch als Topfpflanze im Haus halten. Inzwischen gibt es winterharte Züchtungen.
Rosmarin erinnert im Wuchs an heimische Koniferen, und auch die schmal-lanzettlichen, ledrigen Blätter ähneln Tannennadeln. Typisch ist deren nach innen leicht eingerollter Rand, was die Pflanze vor Austrocknung schützt. Die Blattoberseite ist dunkelgrün und glänzend, die Unterseite hell und filzig behaart. Zwischen den Blättern sitzen die blassblauen bis blauvioletten Blüten des Lippenblütlers, oft schon im März und bis in den September.
Die Zweige können ganzjährig geschnitten oder einzelne Blätter abgezupft werden. Die meisten Wirkstoffe enthalten junge Triebspitzen zu Blühbeginn; am besten erntet man sie an einem trockenen, sonnigen Vormittag.

# Die Rezepte

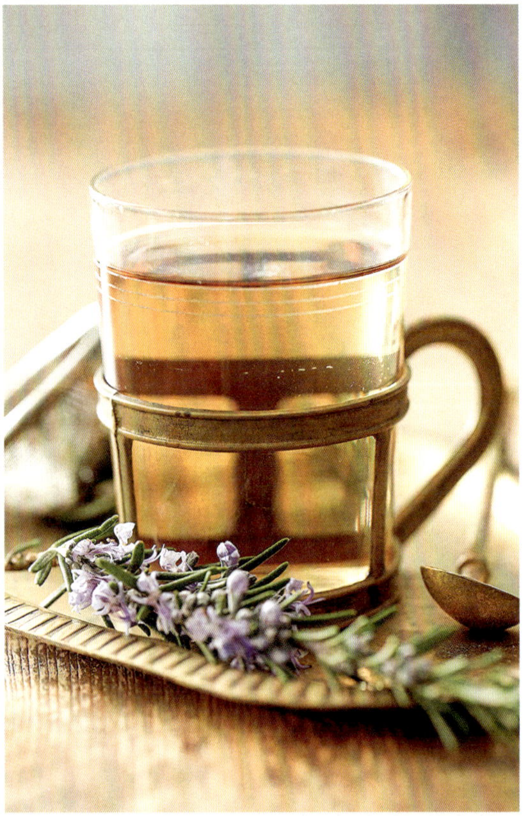

## Rosmarintee

**Herstellung**
1 TL (ca. 2 g) fein geschnittene Rosmarinblätter (frisch oder getrocknet) mit etwa 150 ml heißem Wasser übergießen. Abgedeckt für 8 Minuten ziehen lassen. Abseihen.

**Anwendung**
3- bis 4-mal täglich 1 Tasse Tee frisch zubereiten und zwischen den Mahlzeiten trinken:
- kreislaufanregend
- verdauungsfördernd

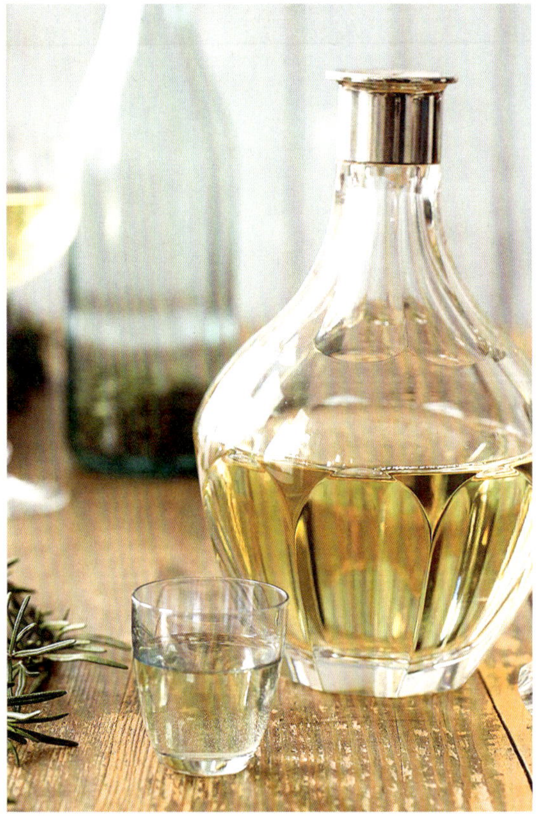

## Rosmarinwein

**Herstellung**
6 gehäufte EL frische, fein geschnittene Rosmarinblätter in ein großes Glas geben. Mit 750 ml Weißwein auffüllen und verschließen. 2 bis 3 Wochen an einen warmen, aber nicht sonnigen Platz stellen. Abseihen. Im Kühlschrank etwa 30 Tage haltbar.

**Anwendung**
- bei niedrigem Blutdruck oder Schwächezustand: täglich 1 bis 2 Schnapsgläschen
- zur Verdauungsanregung: 1 EL etwa 30 Minuten vor der Mahlzeit

❖ HINWEISE ❖

*Mit seiner anregenden Wirkung soll Rosmarin nicht abends verwendet werden. Wegen der Durchblutungsförderung innerlich nicht bei hohem Blutdruck, während der Schwangerschaft und bei starker Menstruation. Das ätherische Öl ist nicht für Schwangere, Babys und Kleinkinder geeignet.*

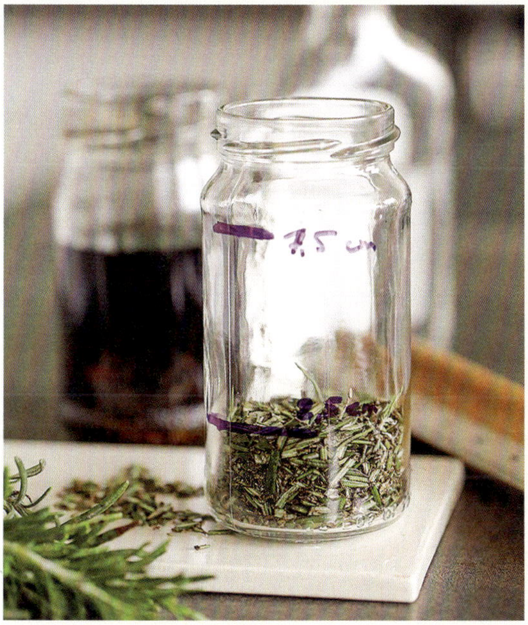

## Rosmarintinktur

**Herstellung**
Frische Rosmarinblätter fein schneiden und in ein Schraubglas füllen. Die doppelte Menge Doppelkorn (60 bis 70prozentiger Alkohol aus der Apotheke zieht die Inhaltsstoffe besser aus, ist aber deutlich teurer) aufgießen. Dazu mit einem Lineal die Rosmarinhöhe messen (z. B. 2,5 cm). Höhe verdoppeln und mit Fettstift eine Markierung am Glas anbringen (hier bei 7,5 cm). Bis dahin mit Alkohol aufgießen, verschließen. 3 Wochen lichtabgewandt ziehen lassen. Anfangs alle 2 Tage, später einmal pro Woche umrühren. Abseihen und in Tropffläschchen füllen. Dunkel aufbewahrt etwa 1 Jahr haltbar.

**Anwendung innerlich**
2- bis 3-mal täglich 7 bis 15 Tropfen (anfangs 7 Tropfen, falls nötig, auf 15 steigern) in Wasser oder Tee
- bei niedrigem Blutdruck
- bei Schwächezuständen
- zur Verdauungsanregung

**Anwendung äußerlich**
- verdünnt (1 Teil Tinktur, 3 Teile Rosmarintee) als Einreibung bei Muskel- und Gelenkbeschwerden; wenn die Haut stark austrocknet, mit Rosmarinöl nachbehandeln
- als Basis für Haarwasser oder Badesalz (s. S. 176 f.)

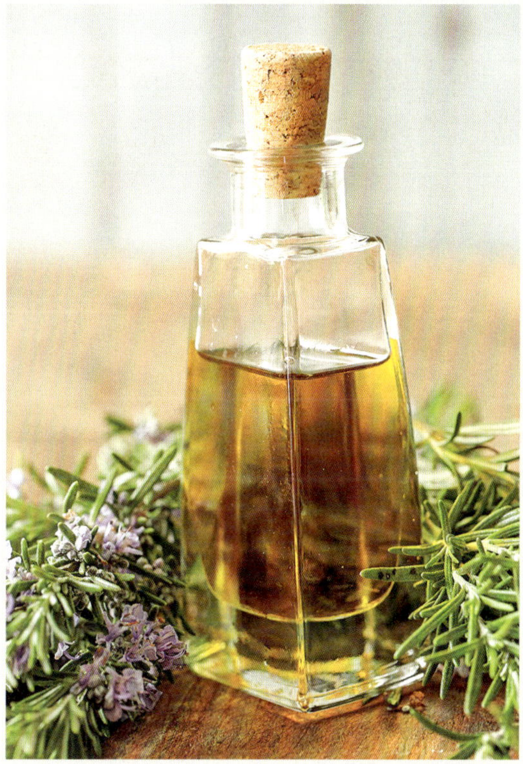

## Massageöl

**Zutaten**
5 EL frische, fein geschnittene Rosmarinblätter
200 ml Jojoba-, Oliven- oder Mandelöl
40 Tropfen ätherisches Rosmarinöl

**Herstellung**
Rosmarin in ein Schraubglas geben und Öl hinzufügen. Die Pflanzenteile sollten mindestens 2 Fingerbreit bedeckt sein. Lichtabgewandt etwa 3 Wochen ziehen lassen, dabei täglich umrühren. Um Schimmelbildung zu verhindern, in der ersten Woche den Deckel nur auflegen oder das Glas mit Gaze abdecken. Abseihen und abfüllen. Kühl aufbewahrt etwa 1 Jahr haltbar.

**Anwendung**
- bei Erschöpfung und Kreislaufschwäche belebend
- bei Muskelschmerzen und Verspannungen durchblutungsfördernd
- als hautstraffendes Körperöl

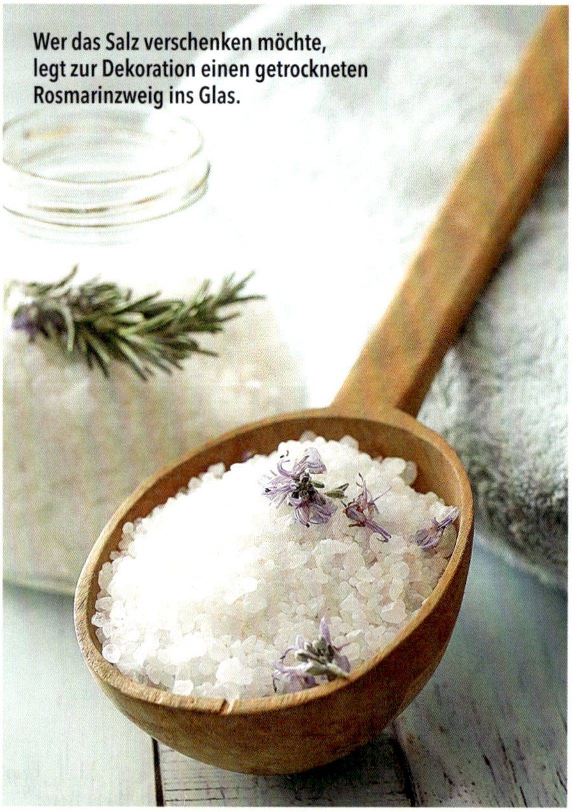
Wer das Salz verschenken möchte, legt zur Dekoration einen getrockneten Rosmarinzweig ins Glas.

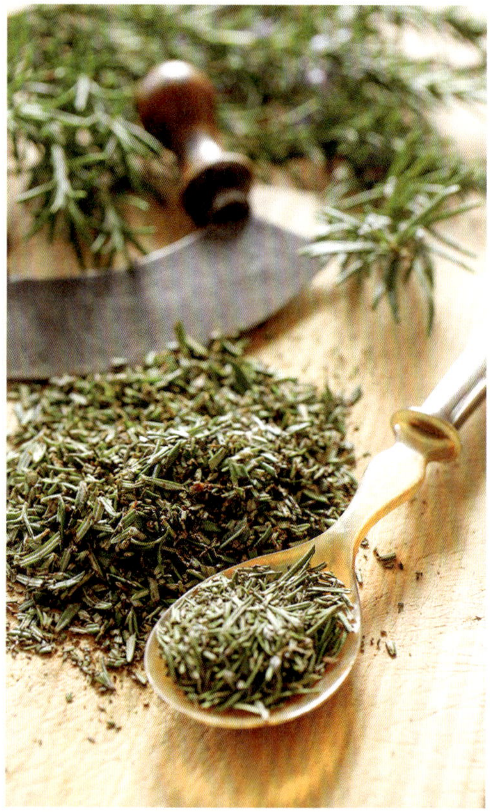

## Rosmarinbadesalz

**Zutaten für 3 Bäder**
500 g grobes Meersalz oder Totes-Meer-Badesalz
2 EL Rosmarintinktur
20 Tropfen ätherisches Rosmarinöl

**Herstellung**
Etwa die Hälfte des Salzes in ein Schraubglas schichten. Auf 1 knappen EL Tinktur 10 Tropfen ätherisches Rosmarinöl tropfen und vorsichtig mischen. Die Mischung möglichst gleichmäßig auf das Salz tropfen lassen und sofort umrühren. Die zweite Hälfte Salz einstreuen und ebenso verfahren.

**Anwendung**
- kreislaufanregend, belebend, durchblutungsfördernd
- bei Muskelverspannung und Gelenkbeschwerden
- als Fußbad bei kalten Füßen (etwa 2 EL)
- als Peelingsalz unter der Dusche, um morgens den Kreislauf anzuregen oder nach dem Sport die Muskeln zu lockern; anschließend mit Rosmarin-Massageöl einreiben

## Badezusatz mit Rosmarin

Für 1 Bad etwa 50 g geschnittene Rosmarinblätter in 1 Liter Wasser bis zum Sieden erhitzen. Vom Herd nehmen, 30 Minuten zugedeckt ziehen lassen. Abseihen und den Sud zum Vollbad geben.

**Anwendung**
1-mal täglich etwa 20 Minuten baden (nicht abends)
- bei Kreislaufschwäche
- bei rheumatischen Beschwerden und Gicht
- wundheilungsfördernd und desinfizierend bei schlecht heilenden Wunden

## Rosmarin pflegt die Kopfhaut und kräftigt die Haare.

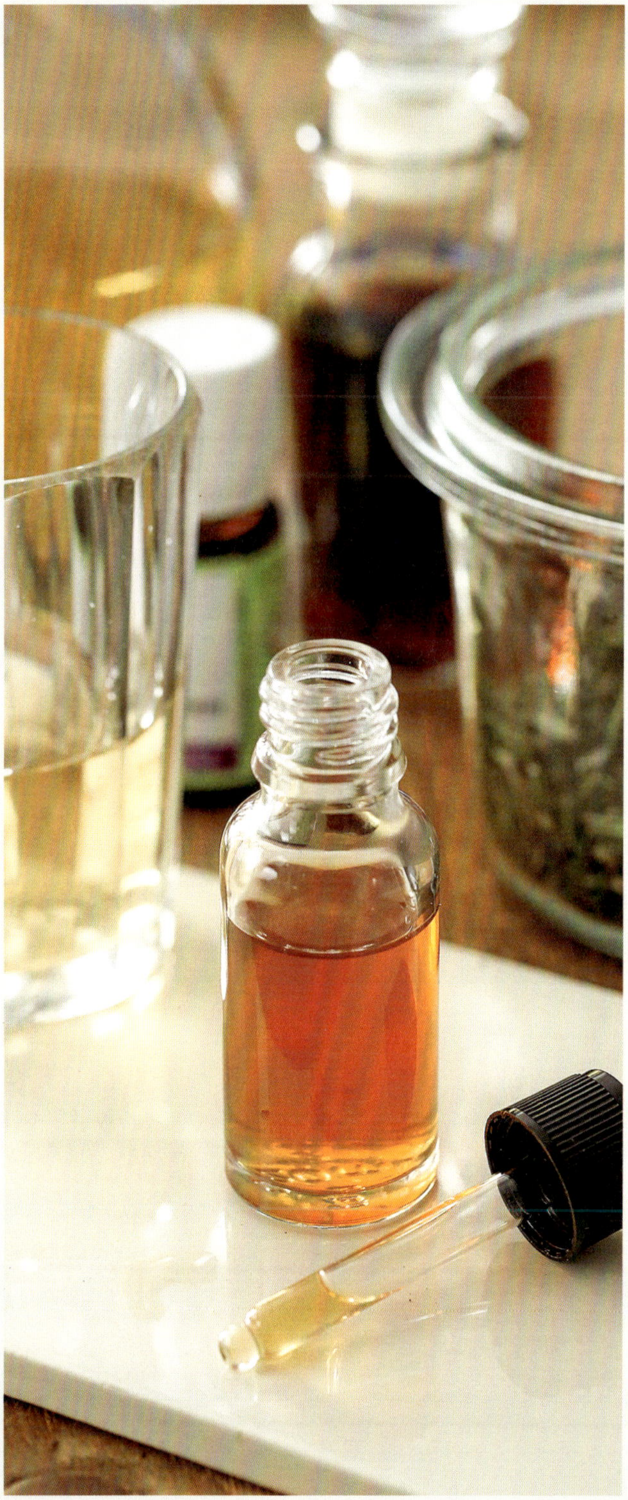

## Kräftigendes Haarwasser

**Zutaten für etwa 150 ml**
100 ml Apfelessig
4 EL frische (oder 2 EL getrocknete), fein geschnittene Rosmarinblätter
30 ml stark konzentrierter Rosmarintee (1 EL Rosmarinblätter auf 40 ml Wasser)
20 ml Rosmarintinktur
evtl. 15 Tropfen reines ätherisches Rosmarinöl (um die Wirkung zu intensivieren)

**Herstellung**
Den Essig aufkochen, Rosmarin zugeben. Vom Herd nehmen und abgedeckt 30 Minuten ziehen lassen. Durch ein feines Sieb abseihen. Abkühlen lassen. Tee und Tinktur gut untermischen. In eine Flasche füllen. Ätherisches Öl zugeben. Verschließen und im Kühlschrank aufbewahren. Das Haarwasser wird immer für 2 bis 3 Wochen frisch hergestellt.

**Anwendung**
Das Haarwasser portionsweise in Tropfflaschen umfüllen, so kann es gezielt auf den Kopf gegeben werden. Vorher die Flasche gut schütteln. Etwa die Menge von 1 EL täglich in die Kopfhaut einmassieren. Über Nacht können die Wirkstoffe gut einziehen, und der leichte Essiggeruch verfliegt bis zum Morgen.
• fördert die Durchblutung der Kopfhaut und damit auch das Haarwachstum
• vermindert Schuppenbildung, Hauttrockenheit und Juckreiz

Fotos: Heinz Duttmann

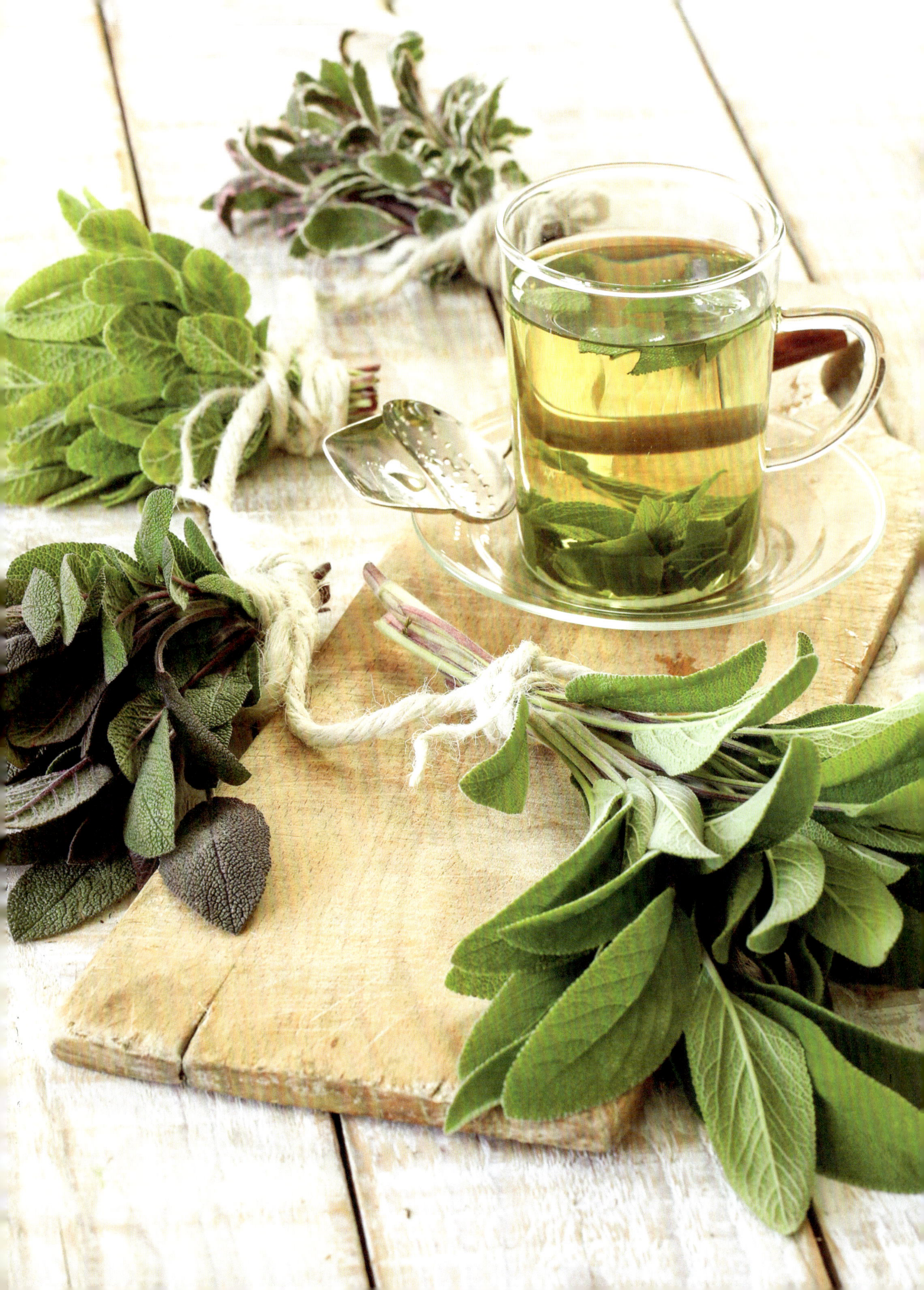

# Salbei

Salbei hilft bei Husten und Heiserkeit und bei starkem Schwitzen.

Foto: Heinz Duttmann

Etwa 800 Arten gehören zur Gattung Salvia. Die Farbpalette reicht von unterschiedlichen Grüntönen über gräulich bis violett.

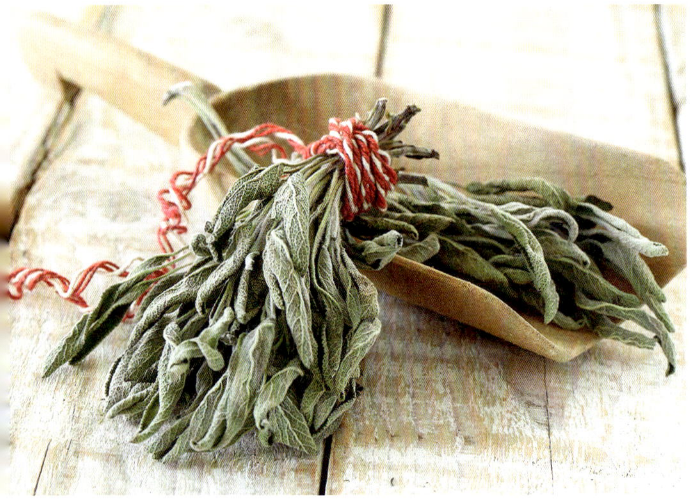

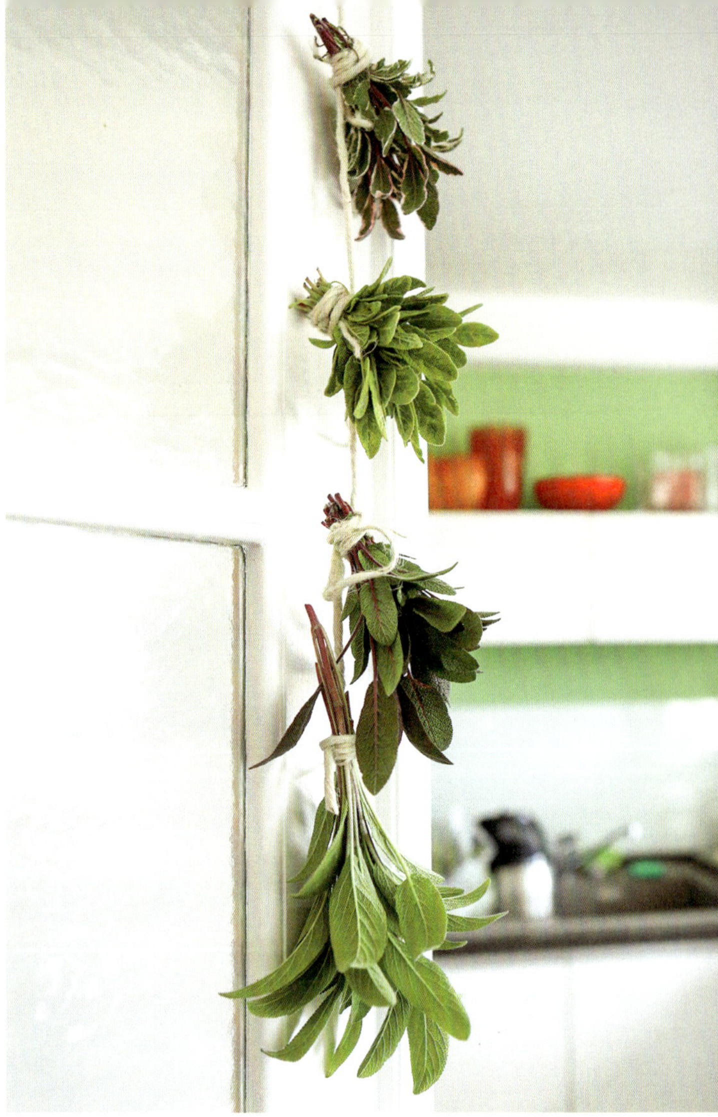

Arzneilich wirksam sind die Blätter des Echten Salbeis mit ihren vielen ätherischen Ölen.

Samtig weich und zugleich fest sind die filzig behaarten Blätter des Echten Salbeis, dabei elegant im Wuchs, schmal zulaufend und mehrere Zentimeter lang. Ihre feinnetzige Blattstruktur erinnert ein wenig an die Haut eines Dickhäuters. Besonders ist auch das intensive herbwürzige Aroma des verdauungsfördernden Küchenkrauts. Kampferähnlich und mit leichter Bitternote ist Salbei als Gewürz nicht nach jedermanns Geschmack – unumstritten jedoch ist sein Nutzen in der Heilkunde.

## EIN VIELSEITIGER HELFER

Der Gattungsname des Echten Salbeis *Salvia officinalis* weist auf seine gehobene Stellung in der Heilkunde und sein großes Wirkstoffspektrum: Salbei soll die Menschen „heilen" oder gar „retten" können (lat. salvare), sie „wohlbehalten" und „gesund" machen (lat. salvus). Nur sehr heilkräftige Pflanzen bekamen den Namenszusatz „officinalis" – „für medizinische Zwecke geeignet".

Im Altertum erhoffte man sich von der aromatischen Pflanze Hilfe bei fast allen Leiden. Ärzte, Heilkundler und Botaniker des Mittelalters forschten und heilten mit Salbei. Heute ist er wissenschaftlich anerkannt und es gibt heilkräftige Produkte wie Salbei-Extrakte, -Tees und -Halsbonbons. Dafür – und auch für unsere Rezepte – wird der Echte Salbei verwendet; andere Arten haben schwächere Wirkungen. Salbei wirkt entzündungshemmend, desinfizierend und beruhigend auf die Schleimhäute. Hauptkomponenten der Wirksamkeit sind ätherische Öle (etwa 2,5 Prozent), darunter viel Thujon und etwas Campher, die sein Aroma bestimmen. Dazu kommen 2 bis 6 Prozent Gerbstoffe, überwiegend Rosmarinsäure, die

„Hast du Salbei im Garten, müssen die Ärzte warten“ – das wussten die Menschen bereits im Mittelalter.

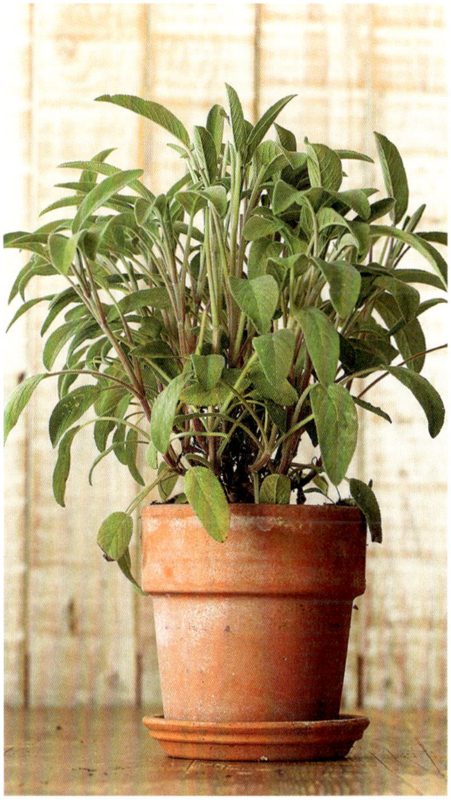

Entzündungsprozesse lindern und Keime hemmen. Bitterstoffe wie Salvin wirken antibakteriell und anregend auf die Verdauungssäfte. Sie bestimmen auch den etwas bitteren Geschmack. Wegen der leicht giftigen Thujone sollte Salbei nicht in großen Mengen aufgenommen werden. Schwangere und Stillende sollten Salbei nicht nutzen.

### ZWEIMAL IST ERNTEZEIT

Die Blätter können vor oder nach der Blütezeit geerntet werden. Kurz vor der Blüte ist ihr Aromagehalt auf dem höchsten Stand. Kurz nach der Blüte werden die letzten Triebe geschnitten, idealerweise während einer heißen, trockenen Wetterphase am späten Vormittag. Die Blätter werden am Bund getrocknet und erst vor der Verwendung gerebelt. Frische Salbeiblätter lassen sich auch einfrieren.

## Heilpflanze und Gewürz

Der aus dem Mittelmeerraum stammende Echte Salbei *Salvia officinalis* wurde als Heil- und Gewürzpflanze fester Bestandteil von Kloster- und Bauerngärten. Er gedeiht ebenso gut in Töpfen wie im Garten, bevorzugt geschützte, sonnige Plätzchen und eher trockene Erde. Auch bei Schnee und Minusgraden kann er mit seinen wollig behaarten Blättern bestehen.

Das Überwintern des immergrünen mehrjährigen Krautes lohnt, denn mit dem zweiten Jahr gewinnen seine Blätter an Geschmack und Würze. Bis etwa 50 Zentimeter hoch wachsend, verholzt der Halbstrauch nach und nach im unteren Bereich, während die Stängel im oberen Abschnitt krautig weich bleiben.

Zwischen Mai und Juli leuchten seine blau-violetten Lippenblüten in den Gärten. Die ährenartig angeordneten Blütenstände sind nektarreich und eine besonders gute Bienenweide. Sie haben wenig Heilwirkung, eignen sich aber als essbare Dekoration in Sommersalaten.

Fotos: Heinz Duttmann

# Die Rezepte

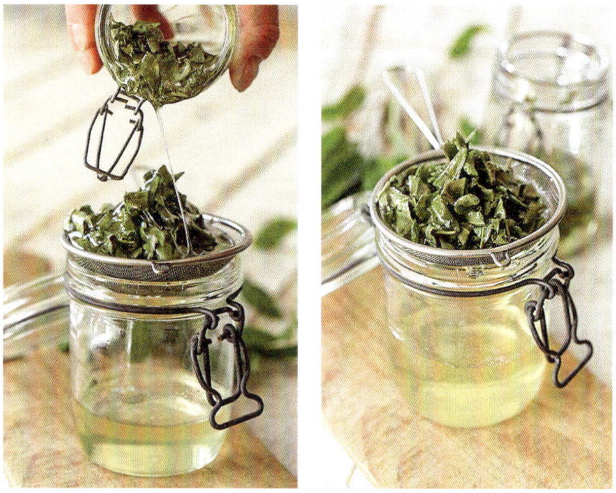

Der milde, klare Akazienhonig eignet sich dank seiner flüssigen Konsistenz gut für unser Rezept.

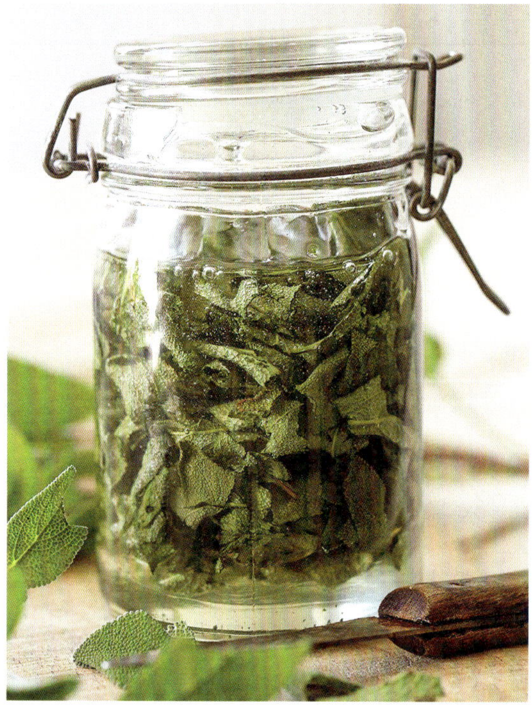

## Tipps zum Hustenhonig

- Die Blätter sollen frisch sein. Feuchtigkeit kann zu Schimmelbildung führen. Falls sie gewaschen werden, sorgfältig trocken tupfen und an der Luft nachtrocknen lassen.
- Beim Honig auf gute Imkerqualität achten. Wichtig ist es, eine flüssige Sorte zu wählen, um die Blätter später gut abfiltern zu können. Akazienhonig verstärkt bei einer Erkältung die Heilkraft des Salbeis. Auch Klee- und Wald- oder Tannenhonig bleiben flüssig.
- Bei einer Erkältung wird oft heißer Tee oder heiße Milch bzw. Pflanzendrink mit Honig empfohlen. Das Getränk sollte aber nur mäßig warm sein, bereits 40 Grad oder starke Sonne können wertvolle Enzyme im Honig zerstören. Das Glas beim Ziehenlassen deshalb nicht in die Sonne stellen.
- Die abgefilterten Blätter kann man kulinarisch verwenden, z. B. in Butter angebraten oder in einer Salbei-Honig-Balsamico-Marinade für kurz gebratenes Fleisch.

## Hustenhonig

**Herstellung**

Frische Salbeiblätter klein schneiden und in ein Schraubglas geben. Mit Akazienhonig auffüllen, sodass die Pflanzenteile 2 Fingerbreit bedeckt sind, und verschließen. Lichtabgewandt 2 bis 3 Wochen ziehen lassen, dabei täglich umrühren. Durch ein feines Teesieb abseihen und abfüllen. Dunkel gestellt etwa 1 Jahr haltbar.

**Anwendung**

5- bis 8-mal täglich 1 TL im Mund zergehen lassen:
- bei Husten und Halsschmerzen
- vorbeugend: zu Beginn der Erkältungssaison 1 oder 2 TL täglich lutschen

**Hinweis:** Dieser süße „Hustensaft" schmeckt auch Kindern gut. Die Süße des Honigs überlagert den leicht bitteren Salbeigeschmack. Für Kinder bis zum ersten Lebensjahr ist Honig jedoch nicht geeignet.

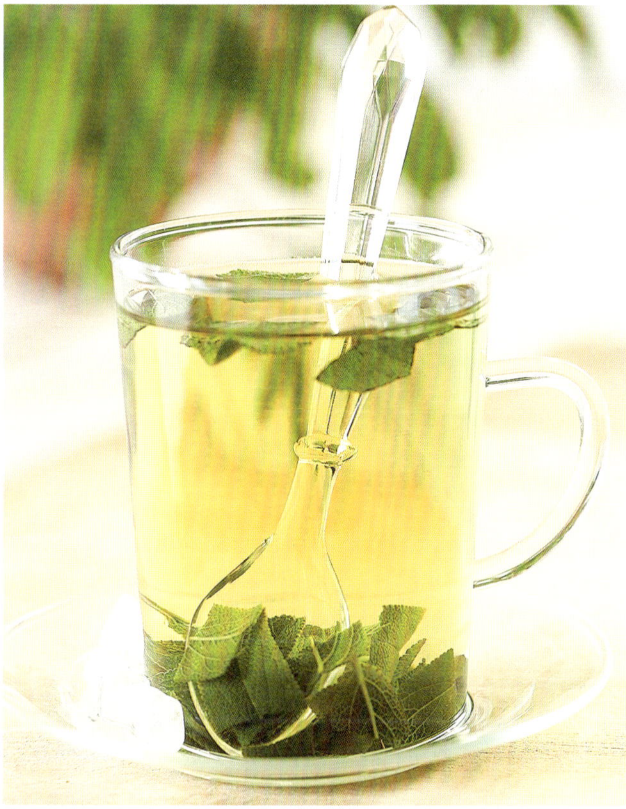

## Salbeitee

**Herstellung**
2 TL frische oder 1 TL getrocknete Salbeiblätter mit 250 ml heißem Wasser übergießen. 3 bis 5 Minuten abgedeckt ziehen lassen. Abseihen.

**Anwendung innerlich**
3-mal täglich 1 Tasse in kleinen Schlucken trinken bei:
- Husten, Heiserkeit und Halsschmerzen
- Entzündungen in Mund und Rachen
- Magen- und Darmproblemen
- Appetitlosigkeit
- Verdauungsbeschwerden
- starkem Schwitzen
- bei leichtem Diabetes Typ II
(Regulation des Blutzuckerspiegels)

**Anwendung äußerlich**
- für Waschungen oder Auflagen bei schlecht heilenden Wunden und starkem Schwitzen
- als Kompresse bei gereizten Augen (Aufguss zweimal durch Papierfilter abseihen)
- als Fußbad (starker Aufguss) bei Fußschweiß
- als Spülung bei fettigem Haar
- zur Reinigung und Pflege der Gesichtshaut (regulierend für den Fetthaushalt der Haut) – hier kann auch die Salbeimilch genutzt werden
- bei Entzündungen im Mund- und Rachenraum zum Spülen oder Gurgeln (abgekühlter Tee)

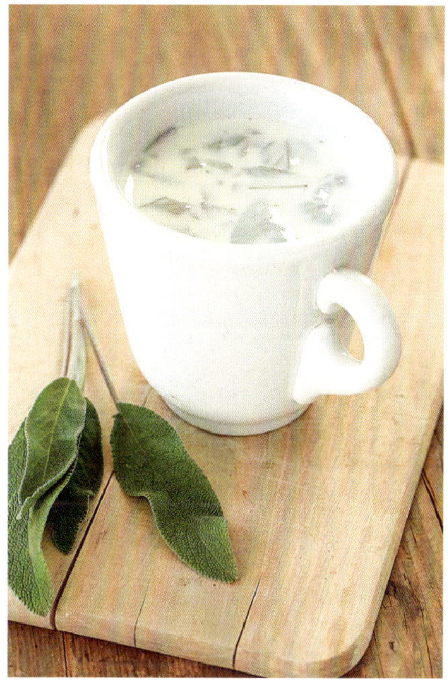

## Salbeimilch

**Herstellung**
2 TL frische oder 1 TL getrocknete Salbeiblätter in 250 ml Milch oder Pflanzendrink aufkochen. 3 Minuten abgedeckt ziehen lassen. Abseihen.

**Anwendung**
- bei Halsbeschwerden
- bei Einschlafproblemen

## Tipps für den Tee

- Bei Verdauungsproblemen lässt man den Tee länger (etwa 10 Min.) ziehen, um mehr Bitterstoffe freizusetzen.
- Bei Wechseljahresbeschwerden kalten Tee trinken, eventuell in Kombination mit Körperwaschungen, eventuell in Kombination mit Hopfen und Frauenmantel. Salbei wirkt leicht östrogenartig.

Fotos: Heinz Duttmann

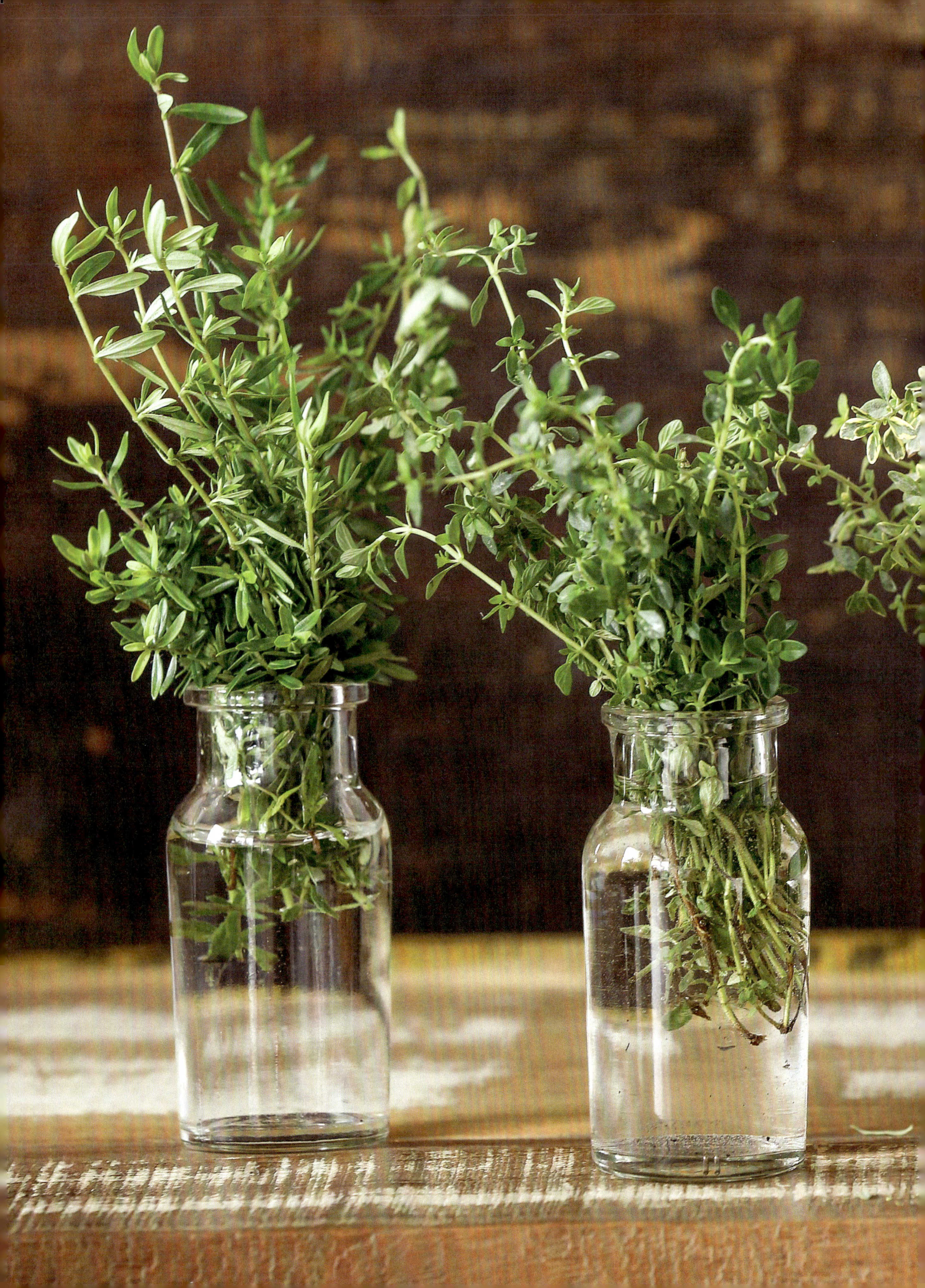

# Thymian

Mit seinen ätherischen Ölen hält Thymian Bakterien natürlich in Schach und hilft bei Erkrankungen der Atemwege.

Foto: Heinz Duttmann

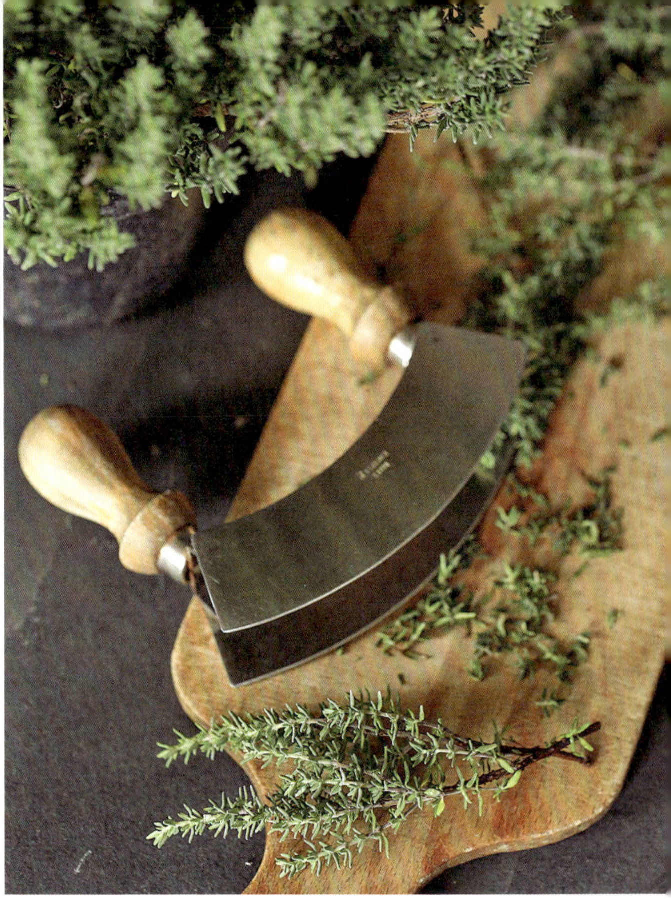

In den zarten Blättchen steckt viel Heilkraft. Das aromatische Kraut wird am besten geerntet, bevor sich die Blüten zeigen.

Der Duft des Südens umgibt den Thymian: fein würzig, mit einer leicht herben Note. Wenn man seine Blättchen zwischen den Fingern reibt, werden mit dem aromatischen Wohlgeruch auch Bilder geweckt – von lauen Sommerabenden auf der Terrasse oder dem Lieblingsessen aus Italien. Ebenso intensiv wie der Duft ist sein Geschmack. Als Würzkraut ist Thymian hierzulande seit Langem beliebt.

## DAS SOMMERKRAUT ERNTEN

Obgleich Thymian ursprünglich im Mittelmeerraum zu Hause ist, wächst er in unserem gemäßigten Klima gut. Die immergrüne Staude ist anspruchslos, bevorzugt jedoch einen sonnigen Platz im Garten oder im Topf auf der Fensterbank. Das Kraut lässt sich fast ganzjährig ernten. Sind die Triebe noch jung und weich, kann man sie komplett verwenden.

## SEIT DER ANTIKE

Thymian ist eine alte Arzneipflanze. Schon in der Antike setzten Ärzte wie Hippokrates und Dioskurides sie bei Erkrankungen der Atemwege ein. Im 11. Jahrhundert brachten Benediktiner-Mönche den Thymian über die Alpen in die Klostergärten Nordeuropas. Heute zählt der Echte Thymian *Thymus vulgaris L.*, inzwischen wissenschaftlich erforscht, zu den wertvollsten Heilpflanzen bei Atemwegserkrankungen.
Wer Thymian als Arznei nutzen möchte, sollte ihn kurz vor der Blütezeit, die in der Regel von Juni bis September dauert, ernten. Dann ist der Gehalt an ätherischen Ölen in den Blättchen am höchsten, zur Blütezeit ist die Konzentration in den Blüten höher. Man schneidet das Kraut an einem trockenen, sonnigen Vormittag. Ab mittags verdunsten die wertvollen Öle teilweise, vor allem bei starker Sonneneinstrahlung. Für den Vorrat trocknet man ganze Stiele und lagert sie luftdicht verschlossen, kühl und dunkel. Erst kurz vor der Verwendung rebelt man die Blättchen von den Stielen.

## MIT HEILSAMEN ÖLEN …

Die Hauptbestandteile der ätherischen Öle sind, je nach Chemotyp (CT), z. B. Thymol oder Linalool. Sie spielen eine wichtige Rolle bei der medizinischen Wirksamkeit des Thymians. Bei einer Erkältung hemmen sie das Wachstum von Keimen wie Bakterien und Viren im Körper. Zudem wirken sie gegen Pilze, sind schleimlösend, entzündungshemmend, krampflösend und antioxidativ. Sie regen die Flimmerhärchen in den Bronchien an, sodass das Sekret besser nach oben und dann nach außen transportiert werden kann. Weitere Inhaltsstoffe wie Flavonoide und Gerbstoffe unterstützen die Wirkung.
Die heilenden Effekte der ätherischen Öle können sich durch Wärme besonders gut entfalten: als Tee, Bad oder warme Auflage. Bei Heilpflanzen mit vielen ätherischen Ölen ist auch eine Zubereitung mit Milch sinnvoll, da sich Öle in Fett besser lösen als in Wasser. Insbesondere Kindern ab

❖ UNSER TIPP ❖

*Thymian macht deftige Fleischgerichte würziger und bekömmlicher.*

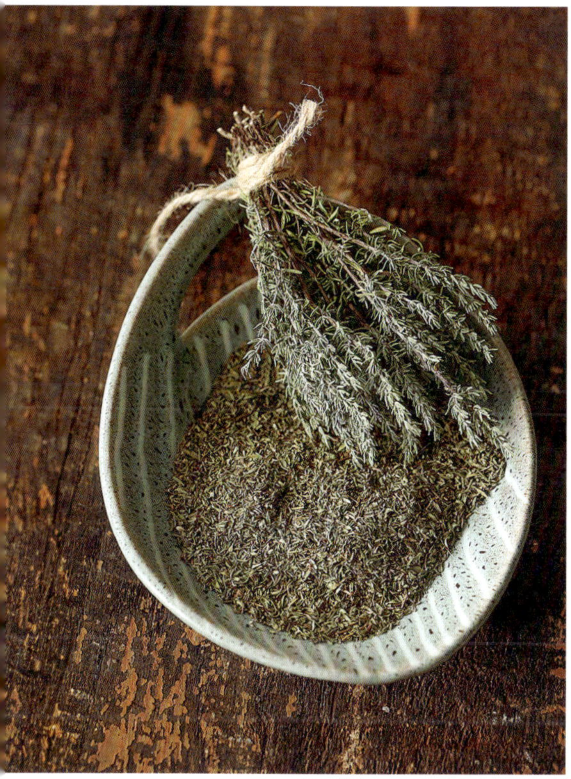

Getrockneter Thymian findet z. B. in Hustentee-mischungen Verwendung.

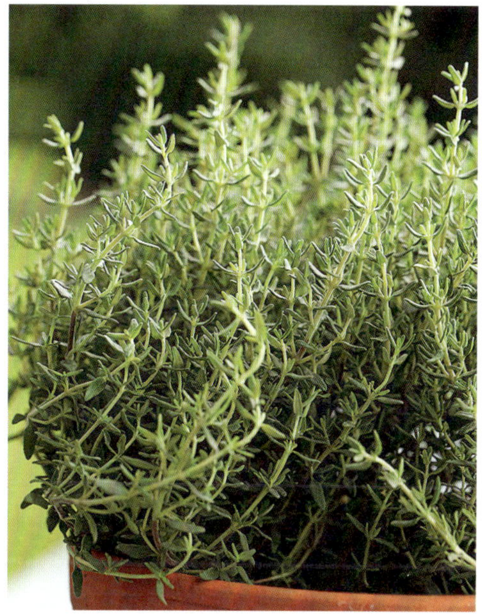

dem 2. Lebensjahr hilft eine warme Milch mit Honig. Dafür lässt man 0,5 TL Thymian (frisch oder getrocknet) 5 Minuten in 200 ml warmer Milch ziehen. Abseihen und die Thymianmilch mit Honig süßen.

### … STARK GEGEN HUSTEN

Thymian ist bei verschiedenen Atemwegserkrankungen einsetzbar, bei (Sommer-)Grippe, Bronchitis, Asthma und Keuchhusten. Er stärkt die Abwehrkräfte, lindert Husten und Halsschmerzen. Bakterielle, aber auch virale Auslöser eines trockenen Reizhustens kann er von Anfang an bekämpfen. Bei festsitzendem Husten lösen und verflüssigen ätherische Öle das Sekret im Rachen und in den Bronchien. Sie lockern die verkrampfte Bronchialmuskulatur, was den Husten zusätzlich beruhigt. Nach einigen Tagen wird der Husten lockerer, das Sekret dünnflüssiger. Thymian hat sich bei allen Arten von Husten bewährt – auch in Kombination mit weiteren Heilpflanzen.
Getrockneten Thymian gibt es im Kräuterhandel, in Reformhäusern und Bioläden. Thymian ist Bestandteil vieler Produkte: magenfreundlicher Kräuter- und Bitterliköre, Badezusätze, Mundwasser, Zahnpasta, Salben, Hustensaft und -pastillen.

## Mediterranes Kraut

Thymian *Thymus* ist in Mittel- und Südeuropa sowie im Kaukasus beheimatet. Neben Wärme und Sonne bevorzugt der ausdauernde, mehrjährige Halbstrauch einen steinigen, trockenen und kalkhaltigen Boden. Seine Zweige verholzen im unteren Bereich, zart und dünn sind die oval bis lanzettlichen Laubblätter. Der Blütenstand sitzt endständig am Stängel.
Die Gattung Thymian gehört zur Familie der Lippenblütler *Lamiaceae*. Es gibt etwa 200 Thymianarten, die sich im Aussehen und in der Zusammensetzung der Inhaltsstoffe unterscheiden. Heilkundlich verwendet wird der Echte Thymian *Thymus vulgaris L.*, auch Gemeiner oder Garten-Thymian genannt. Er enthält doppelt so viel ätherisches Öl (bis zu 2,5 Prozent) wie andere Arten.

**Weitere relevante Arten**

- Der mildere (Arznei-)Quendel *Thymus pule- gioides*, auch Feld-Thymian genannt, ist für Kinder besonders geeignet.
- Zitronen-Thymian *Thymus x citrodorus* ist mit seinem fruchtigen Aroma ein beliebtes Küchenkraut. Seine ätherischen Öle sind gut hautverträglich.
- Sand-Thymian *Thymus serpyllum* hilft ebenfalls bei Magen-Darm-Erkrankungen und Erkältung.

Fotos: Heinz Duttmann

# Die Rezepte

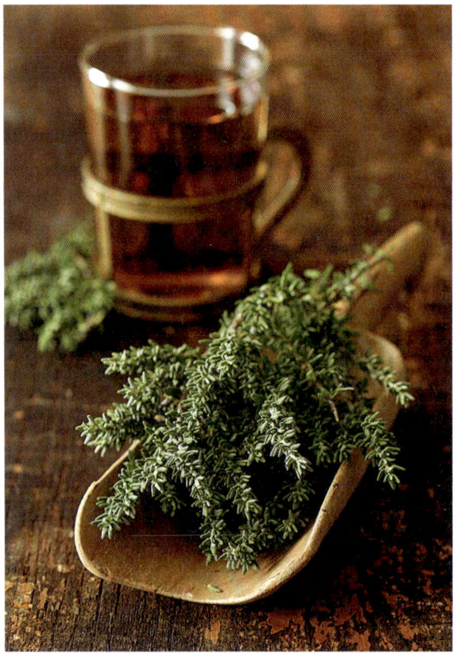

## Thymiantee

1 EL getrockneten (oder 2 EL frischen) Thymian mit 250 ml siedendem Wasser aufgießen. Abgedeckt 5 bis 10 Minuten ziehen lassen. Abseihen. Täglich 3 bis 4 Tassen trinken.

**Anwendung innerlich**

- bei Atemwegserkrankungen
- bei infektiösen Magen-Darm-Beschwerden und Blähungen
- zur Verdauungsanregung
- bei Menstruationsschmerzen
- bei Harnblaseninfekt

**Anwendung äußerlich**

Konzentrierter Thymiantee (doppelte Menge Thymian):

- als Mundspülung oder Gurgelmittel bei Atemwegserkrankungen, Entzündungen in Mund und Rachen, Mundgeruch
- als Erkältungsbad
- bei unreiner Haut als warme Kompresse, Gesichtswasser oder Dampfbad
- bei Schuppen oder fettigem Haar in die Kopfhaut einmassieren
- als Kompresse bei Beschwerden des Bewegungsapparates

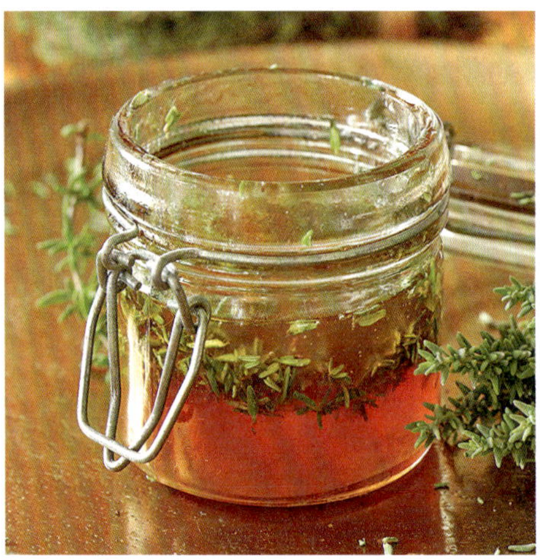

## Thymian-Honig

**Herstellung**

Frischen Thymian abrebeln, fein hacken. Im Glas mit flüssigem Honig (z. B. Lindenblütenhonig) bedecken. 2 Wochen lichtabgewandt ziehen lassen. Durch ein feines Sieb abseihen. Dunkel aufbewahrt etwa 1 Jahr haltbar.

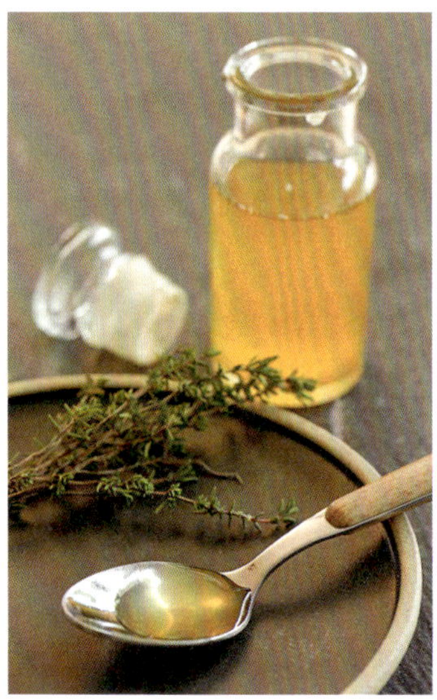

## Hustensirup

**Herstellung**

Für den Sirup wird ein starker Thymiantee mit Honig gemischt: 18 EL getrockneten Thymian mit 400 ml siedendem Wasser aufgießen. Bedeckt 30 Minuten ziehen lassen. Durch ein feines Sieb abseihen. Abkühlen lassen. Mit 100 g (Thymian-)Honig mischen. Die Menge reicht etwa 1 Woche. Im Kühlschrank lagern.

**Anwendung Honig und Sirup**

Bei Husten bis zu 5-mal täglich 1 TL im Mund zergehen lassen oder in einen handwarmen Hustentee (z. B. Thymian oder eine Hustentee-Mischung) geben.

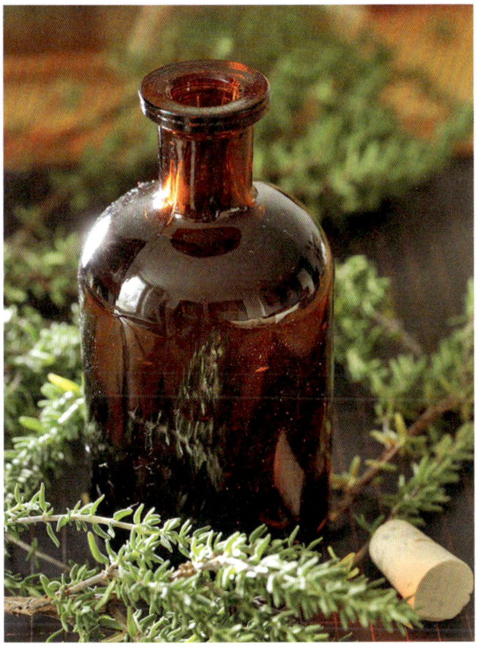

Bei Erkältungskrankheiten kann Thymiantinktur die Beschwerden lindern.

## Thymiantinktur

**Herstellung**
Frische Thymianblättchen abrebeln und fein schneiden. Ein Schraubglas locker bis oben füllen. Dann mit Doppelkorn (60 bis 70prozentiger Alkohol aus der Apotheke zieht die Inhaltsstoffe besser aus, ist aber auch deutlich teurer) auffüllen, sodass das Kraut vollständig bedeckt ist. Verschließen. 2 bis 3 Wochen lichtabgewandt ziehen lassen, dabei immer wieder umrühren. Durch ein feines Sieb abseihen. In Tropffläschchen füllen. Dunkel aufbewahrt etwa 1 Jahr haltbar.

**Anwendung innerlich**
2-mal täglich 15 Tropfen auf 1 EL Honig geben und im Mund zergehen lassen oder in lauwarmen Tee tropfen
- bei Husten

**Anwendung äußerlich**
Verdünnt mit Thymiantee (4 Teile Tee, 1 Teil Tinktur) für Auflagen oder Wickel
- bei Atemwegserkrankungen
- bei Muskel- und Gelenkschmerzen
- bei unreiner Haut als Gesichtswasser

## Ätherisches Öl

Ätherische Öle werden aus dem Echten Thymian *Thymus vulgaris L.* gewonnen. Für die Anwendung zu Hause – und auch für Kinder – ist die Variante **Thymian CT Linalool** geeignet. Das ätherische Öl ist trotz seiner Milde stark wirksam, vor allem im Hals-Nasen-Ohrenbereich. Empfehlenswert ist Thymian CT Linalool der Firmen Jophiel Aromaöle, Primavera oder Farfalla (Apotheke, Naturkostladen).

**Hinweis:** Das stark hautreizende Thymian CT Thymol sollte nur von Spezialisten in der Aromatherapie genutzt werden.

### BEI ATEMWEGSERKRANKUNGEN

- Als Inhalation: 2 Tropfen auf etwa 1,5 Liter heißes Wasser. Zweimal täglich 5 bis 7 Minuten inhalieren.
- Im Riechstift: 4 Tropfen in einen Riechstift geben und bei Bedarf daran riechen.

### ALS ÖLMISCHUNG

**Für Erwachsene:** 3 Tropfen Thymian CT Linalool + 3 Tropfen Orangenöl in 20 ml Mandel- oder Olivenöl geben
- bei Atemwegserkrankungen zur Einreibung von Brust oder Rücken
- bei Halsschmerzen als Wickel: den Hals rundherum mit der Ölmischung einreiben; ein Baumwolltuch locker umwickeln, darüber einen Schal legen
- zur Einreibung des Unterbauches, z. B. bei Blasenentzündung

**Für Kinder ab 3 Jahren:** 1 Tropfen Thymian CT Linalool + 1 Tropfen Orangenöl in 20 ml Mandelöl geben.
- bei Erkältung die Fußsohlen damit einreiben

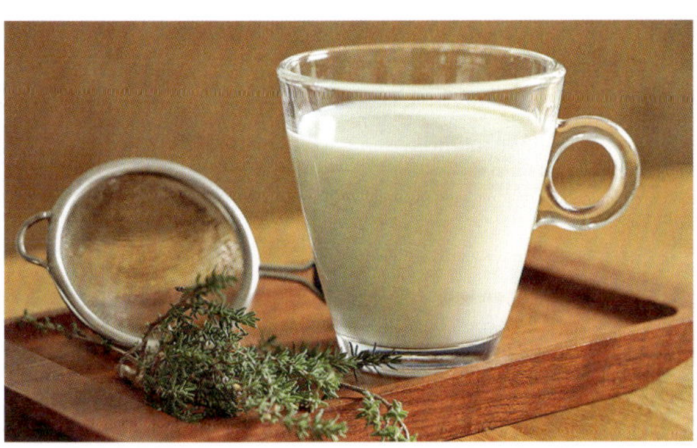

Fotos: Heinz Duttmann

## Thymianmilch bei Husten

**Herstellung und Anwendung**
200 ml Milch oder Pflanzendrink erhitzen, bis kurz vorm Kochen. Frischen oder getrockneten Thymian zugeben: für Erwachsene 1 EL, Kinder (erst ab 2 Jahren!) ¼ TL, ab 3 Jahren ½ TL. 5 Minuten ziehen lassen, abseihen. 2 bis 3 Tassen täglich trinken.

## Hustentee-Mischungen

**Verschiedene Arten von Husten**
Man unterscheidet grob den trockenen Reizhusten und „produktiven" Husten mit mehr oder weniger festsitzendem Schleim. Oder wird der Husten sogar krampfartig? Thymian hilft bei allen Hustenarten. In unseren vier Teemischungen unterstützen ihn weitere Heilpflanzen. Alle Zutaten gibt es in der Apotheke und im Kräuterladen.

**Zubereitung der Teemischungen**
Für 1 Tasse Tee 1 EL der Mischung mit 250 ml siedendem Wasser aufgießen. 8 bis 10 Minuten abgedeckt ziehen lassen. Abseihen. Täglich 3 bis 4 Tassen trinken.

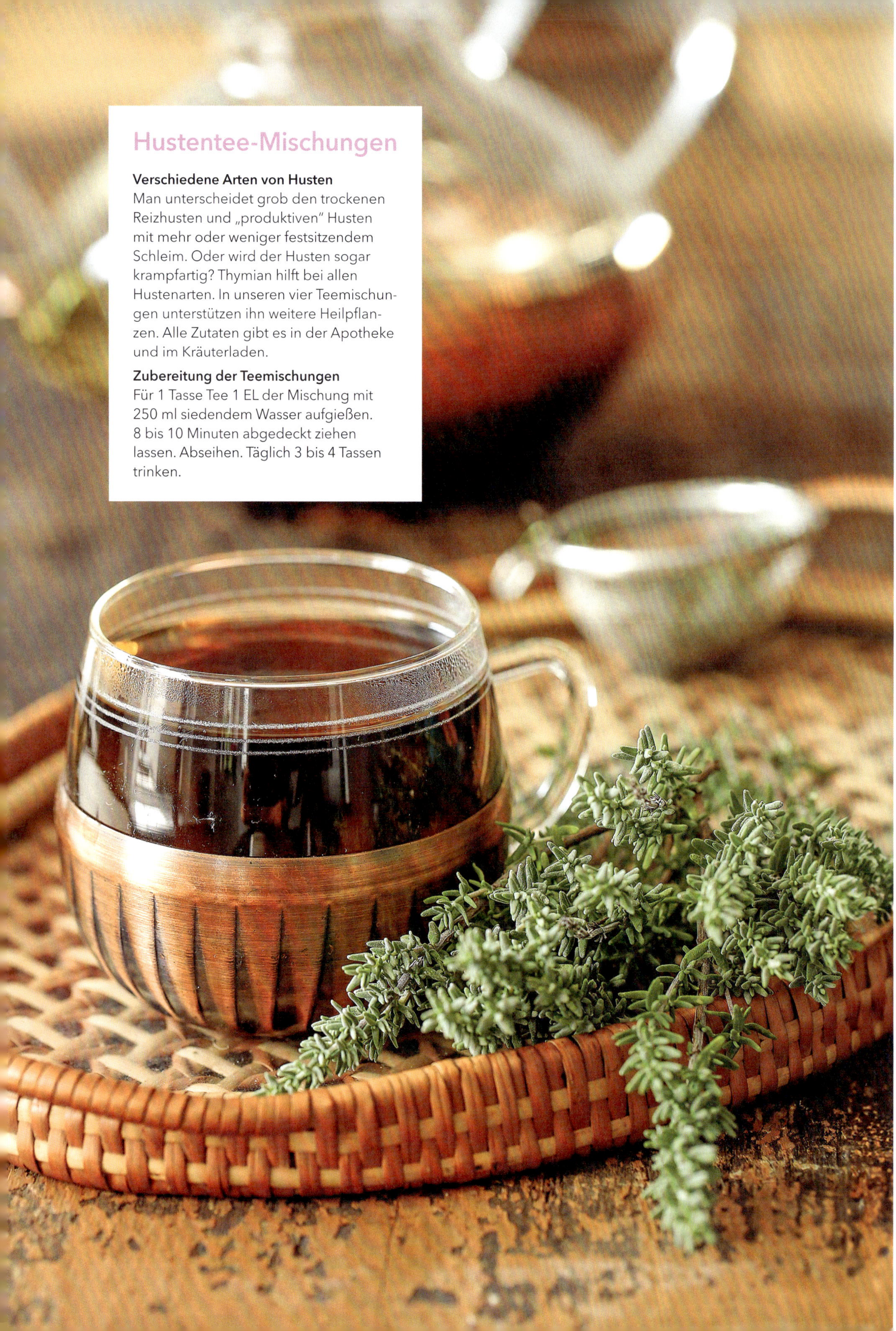

## Verschleimter Husten

**Zutaten**
20 g Thymian
20 g Anisfrüchte, gemörsert
10 g Süßholzwurzel

Anis steckt wie Thymian voller ätherischer Öle. Um die Ölkanäle aufzubrechen und die ätherischen Öle freizusetzen, sollten die Früchte erst kurz vor dem Aufbrühen gemörsert werden. Anis wirkt auswurffördernd, antibakteriell, antiviral und krampflösend. Die Süßholzwurzel mildert mit ihrer starken Süßkraft den intensiven Geschmack des Thymians. Sie wirkt schleimhautschützend, stark entzündungshemmend, antiviral, immunstärkend, schleim- und krampflösend. Ihre Saponine helfen, die anderen Inhaltsstoffe besser verfügbar zu machen. So wird die Wirksamkeit der Teemischung verstärkt. Süßholzwurzel sollte man nicht bei hohem Blutdruck verwenden.

## Husten mit festsitzendem Sekret

**Zutaten**
40 g Thymian
10 g Schlüsselblumenblüten

Bei Husten mit zähem, festsitzendem Schleim ist es wichtig, viel zu trinken, am besten lauwarmen Tee. Um das Abhusten zu unterstützen, kommt eine stärker saponinhaltige Pflanze zum Einsatz: die Echte Schlüsselblume. Ihre Wurzel wirkt stark schleimlösend, die Blüten haben eine schwächere Wirkung. Beide sind getrocknet erhältlich.
Als stärkere Tee-Variante (nicht bei empfindlichem Magen!): ¼ TL Wurzel mit 250 ml kaltem Wasser ansetzen, bis zum Sieden erhitzen. 1 TL Thymian zugeben. 5 Minuten ziehen lassen. Maximal 4 Tassen (= 1 TL Wurzel, 2 g) am Tag.

**Hinweis:** Die Schlüsselblume ist in freier Natur geschützt. Der hübsche Frühblüher lässt sich aber im Garten kultivieren.

## Krampfartiger Husten

**Zutaten**
15 g Thymian
25 g Anisfrüchte, gemörsert
10 g Echter Dost

Bei starkem Husten schwillt die Bronchialschleimhaut an und die Bronchialmuskulatur verkrampft, was zur Atemwegsverengung führen kann. Typisch sind pfeifende Atemgeräusche und leichte Atemnot. Dost wirkt wie Thymian und Anis krampflösend und beruhigend auf die Muskulatur, schleimlösend und antibiotisch. Die Anisfrüchte erst kurz vor dem Aufbrühen mörsern.

## Trockener Reizhusten

**Zutaten**
20 g Thymian
15 g Eibischwurzel
15 g Königskerzenblüten

Ein trockener Husten reizt die Schleimhaut. Linderung erreicht man mit schleimstoffhaltigen Teepflanzen. Deren Schleim bedeckt die Hals- und Rachenschleimhaut und lindert so den Hustenreiz. Vor allem bei nächtlichem Reizhusten ist dieser Tee empfehlenswert.
Die Eibischwurzel enthält etwa 30 Prozent Schleimstoffe. Sie ist deshalb eine wirksame „Waffe" bei starkem Reizhusten. Königskerzenblüten wirken mit Schleimstoffen, Saponinen, Iridoidglycosiden und Flavonoiden schleimhautschützend und reizlindernd, zudem schleimlösend, auswurffördernd, entzündungshemmend und antiviral.

**Hinweis:** Medikamente sollte man zwei Stunden vor oder nach schleimstoffhaltigen Teepflanzen einnehmen.

Foto: Heinz Duttmann

# Fachliche Begleitung

Von B wie Bärlauch bis W wie Weißdorn: Birgit Brokamp und Ellen Huber sind seit vielen Jahren in der Welt der Naturheilkunde unterwegs. Ihr Fachwissen und ihre Erfahrung sind in dieses Buch eingeflossen.

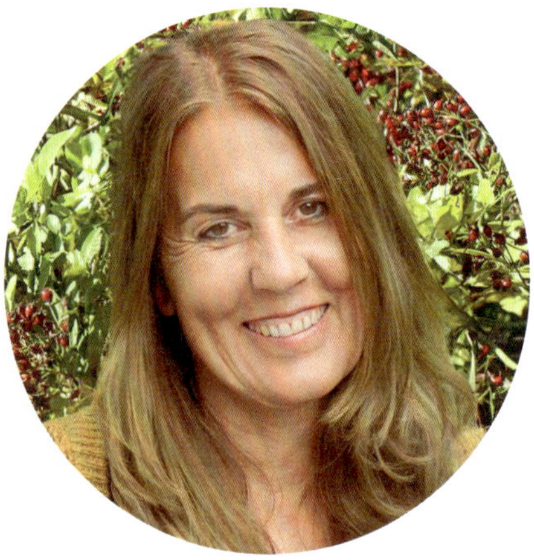

## Birgit Brokamp

Birgit Brokamp betreut als Redakteurin seit vielen Jahren die Reihe „Rezept aus der Natur" in der Zeitschrift Landlust. Sie ist Autorin der Heilpflanzen-Porträts und realisiert die Fotoshootings zu den Naturrezepten. Ihr Wissen zur Pflanzenheilkunde hat sie als Redakteurin in einem naturheilkundlichen Fachverlag erworben.

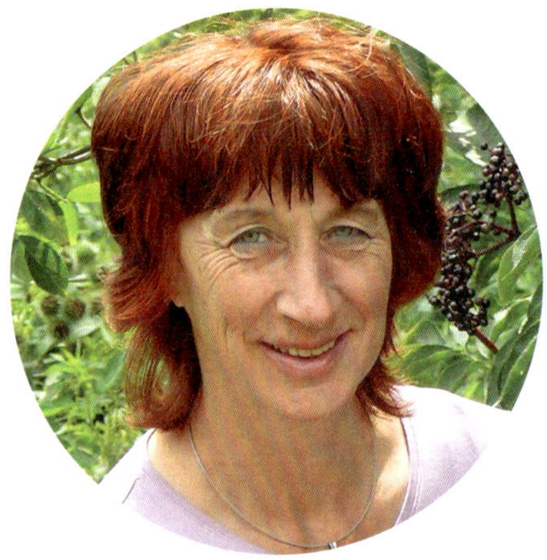

## Ellen Huber

Ellen Huber ist Heilpraktikerin und Diplom-Biologin mit Arbeitsschwerpunkt ökologische Botanik. Ihre Erfahrungen und ihre Liebe zu Arzneipflanzen gibt sie seit 25 Jahren in den Seminaren ihrer Heilpflanzenschule „Millefolia" in Hohenau im Bayerischen Wald weiter. Sie ist Buchautorin und schreibt für verschiedene Zeitschriften zu Heilkräuterthemen.

Fotos: Christian P. Brinkrolf, Privat

# Textnachweise

## WILDKRÄUTER

**Frühlingskräuter (Kur)**
Text: Birgit Brokamp

**Knoblauchsrauke**
Text: Birgit Brokamp
Rezepte und Fachberatung: Ursula und Johannes Schauer/Kräuterschule Wildwiese, Ellen Huber/Heilpflanzenschule Millefolia

**Bärlauch**
Text: Birgit Brokamp
Rezepte und Fachberatung:
Ursula und Johannes Schauer

**Gänseblümchen**
Text: Birgit Brokamp
Rezepte und Fachberatung: Ellen Huber

**Brennnessel**
Text: Birgit Brokamp
Rezepte und Fachberatung: Ellen Huber

**Taubnessel**
Text: Birgit Brokamp
Rezepte und Fachberatung: Ellen Huber

**Giersch**
Text: Birgit Brokamp
Rezepte und Fachberatung: Ellen Huber

**Löwenzahn**
Text: Birgit Brokamp
Rezepte und Fachberatung: Ellen Huber

**Vogelmiere**
Text: Birgit Brokamp
Rezepte und Fachberatung: Ellen Huber

## BAUMHEILKUNDE

**Baumblüten**
Text: Birgit Brokamp
Rezepte und Fachberatung: Ellen Huber

**Birke**
Text: Birgit Brokamp
Rezepte und Fachberatung:
Ursula und Johannes Schauer

**Fichtensprossen**
Text: Birgit Brokamp
Rezepte und Fachberatung: Ellen Huber

**Lindenblüten**
Text: Birgit Brokamp
Rezepte und Fachberatung: Ellen Huber

**Weißdorn**
Text: Birgit Brokamp
Rezepte und Fachberatung:
Ursula und Johannes Schauer

## VOM WEGESRAND

**Johanniskraut**
Text: Birgit Brokamp
Rezepte und Fachberatung:
Ursula und Johannes Schauer

**Kamille**
Text: Viola Manereck
Rezepte und Fachberatung:
Ursel Bühring, Ellen Huber

**Mädesüß**
Text: Brigit Brokamp
Rezepte und Fachberatung: Ellen Huber

**Rotklee**
Text: Birgit Brokamp
Rezepte und Fachberatung: Ellen Huber

**Schafgarbe**
Text: Birgit Brokamp
Rezepte und Fachberatung: Ellen Huber

**Spitzwegerich**
Text: Birgit Brokamp
Rezepte und Fachberatung: Ellen Huber

**Vom Blatt zum Tee**
Text: Birgit Brokamp
Rezepte und Fachberatung: Ellen Huber

## GARTENKRÄUTER

**Lavendel**
Text: Birgit Brokamp
Rezepte und Fachberatung:
Ursula und Johannes Schauer

**Petersilie**
Text: Birgit Brokamp
Rezepte und Fachberatung: Ellen Huber

**Pfefferminze**
Text: Birgit Brokamp
Rezepte und Fachberatung: Ellen Huber

**Ringelblume**
Text: Micaela Buchholz, Viola Manereck
Rezepte und Fachberatung: Ellen Huber

**Rosmarin**
Text: Birgit Brokamp
Rezepte und Fachberatung: Ellen Huber

**Salbei**
Text: Birgit Brokamp
Rezepte und Fachberatung: Ellen Huber

**Thymian**
Text: Birgit Brokamp
Rezepte und fachliche Beratung: Ellen Huber

# Beschwerden und Anwendungsgebiete


## A

Aphten 125, 134

Appetitlosigkeit 46, 49, 121, 160, 183

Arteriosklerose 20, 61, 86, 112

Arthrose/Arthritis 32, 43, 74, 107

Augenbeschwerden 114, 54, 183

## B

Bewegungsapparat 35, 52, 53, 55, 74, 109, 118

Blasenbeschwerden 67, 121, 151, 152, 154, 188, 189

Blutbildung 18, 28, 150, 152

Blutdruck 84, 86, 151, 173, 174, 175

Bluterguss 25, 62, 97, 155, 167, 168

Blutfett 19, 21, 86, 114, 115

Blutzucker 19, 47, 183

Bronchitis 74, 75, 126, 187

## D

Diabetes 134, 183

Durchblutung 20, 37, 69, 72, 74, 81, 84, 86, 92, 115, 119, 144, 150, 153, 159, 162, 172, 174ff.

Durchfall 79, 100, 112, 114f., 126, 134

## E

Entschlackung, Entwässerung 19f., 31, 36, 40, 43, 46, 67f., 151ff.

Entspannung 49, 62, 79, 81, 92, 102, 142, 144, 162, 169

Entzündungen 17, 19, 24, 28f., 32f., 35ff., 40f., 43, 48f., 53, 62, 66, 69, 72, 74, 78, 81, 92, 97, 100ff., 106ff., 112, 114f., 119, 121ff., 126ff., 134, 137, 142, 161,166, 168, 172, 180f., 183, 186, 188ff.,

Erkältung 17, 19, 25, 63, 72, 75, 78ff., 102, 106, 108f., 119, 126, 159, 182, 186ff.

## F

Fieber 61, 78, 106, 126

Frühjahrskur/-müdigkeit 12, 17f., 20, 25, 28, 30f, 40, 43, 46, 49, 52, 54, 67f., 74, 127f.

## G

Gallenbeschwerden 18, 46, 48f., 119, 121f., 150, 158, 172

Gelenkbeschwerden 40, 43, 49, 53f., 62, 69, 72, 74, 107, 112, 175f., 189

Gesichtspflege 37, 49, 67, 80, 114f., 123, 144f., 155, 183, 188f.

Gicht 30, 32, 40f., 43, 46, 53, 67, 75, 92, 108, 112, 114f., 126, 151f., 173, 176

Gliederschmerzen 106

Grippe 173, 187

Gürtelrose 97

## H

Haarpflege 20, 29, 32, 37, 67f., 80, 101, 114, 151, 155, 173, 175, 177, 183, 188

Hämorrhoiden 62, 102, 121, 123

Halsbeschwerden, Heiserkeit, Husten 24, 35ff., 52, 54, 62f., 74f., 78, 80, 112, 114, 126ff., 134, 161, 182f., 187ff.

Harnwege 17, 28, 31, 33, 40, 43, 46, 61, 63, 67, 119, 126, 134, 151f., 153, 188

Hauterkrankungen 17, 24f., 28, 30ff., 35ff., 46, 49, 52, 55, 61, 63, 67, 69, 81, 97, 101ff., 106, 108, 112, 114f., 119, 122f., 142, 145, 152, 158, 162, 166ff.

Hautpflege 49, 67, 69, 80f., 96f., 113, 114f., 122f., 128ff., 134, 137, 145f., 151, 155, 166ff., 175, 183, 188f.

Herz-Kreislauf-Beschwerden 20, 84ff., 101, 112, 114f., 146, 151, 153, 169, 172, 174ff.

Hexenschuss 32, 72, 97

## I

Immunsystem 12, 33, 46f., 49, 106, 109, 126ff., 191

Inhalieren 75, 80, 159, 189

Insektenstiche 17, 43, 97, 106, 114f., 126, 128f., 144f., 155, 168

## J

Juckreiz 17, 25, 35, 37, 43, 53, 55, 80, 106, 108, 114f., 126, 142, 146, 162, 177

## K

Keimhemmung 17, 46, 75, 81, 100f., 119, 126, 181, 186

Konzentration 172

Kopfhautpflege 32, 37, 68, 80, 101, 177, 188

Kopfschmerzen 106, 108f., 143, 145, 159

Krampfadern 62, 97, 121, 167

## L

Leber(entgiftung) 17f., 20, 31, 46, 49, 112, 119, 121, 126, 134

## M

Magen-Darm-Beschwerden 18f., 33, 46, 100, 118f., 121, 128f., 137, 161, 187f.
Magenschleimhautentzündung 35, 100, 102f., 127, 161
Mandelentzündung 17
Massage 49, 72, 97, 142, 145, 159, 162, 175f.
Menstruationsbeschwerden 35ff., 101f., 112, 114f., 119, 121, 134, 152, 166, 188
Milchstau bei Stillenden 155
Müdigkeit 25, 46, 52, 74, 153, 169
Muskel- und Gelenkschmerzen 25, 40, 43, 49, 53f., 62, 69, 72ff., 92, 97, 107, 112, 122, 145, 162, 173, 175f., 189

## N

Nagelbettentzündung 102
Narbenpflege 97
Nasenbluten 122
Nasennebenhöhlen/Nasenschleimhautentzündung 101, 103
Nervenbeschwerden 40, 61, 92, 97, 100f., 142, 159, 162, 172
Nervosität/Unruhe 79, 84, 94, 96, 101, 112, 142, 144
Neurodermitis 52, 55, 97, 102, 114f., 145
Nierenbeschwerden 30f., 40, 46, 67, 121f., 151f., 155

## O

Ödem 40, 166
Ohrenschmerzen 103

## P

Parodontitis 102
Pilzbefall (Mund) 102, 161
Prostatabeschwerden 29, 33

## R

Rachenentzündung 36f., 78, 112, 121, 126, 129, 134, 137, 183, 188, 191
Rheuma 28, 30, 32, 40, 43, 46, 53, 63, 67, 75, 92, 97, 106ff., 112, 114f., 143ff., 152, 162, 173, 176
Rückenschmerzen 72, 122

## S

Schlafförderung 62f., 79, 86f., 92, 94, 96, 102, 112, 142, 144, 183
Schleimhautentzündung 35ff., 78, 97, 100ff., 106, 112, 114, 119, 122, 126ff., 134, 137, 161, 180, 191
Schnupfen 36, 63, 78, 80, 101, 103
Schuppenflechte 52, 55, 114f.
Schwächezustand 174ff.
Schwitzen/Schweißfüße 72, 122, 169, 183
Sehnenscheidenentzündung 97
Sonnenbrand 37, 43, 80, 97, 123, 126, 128f., 145, 155, 166
Stimmungsaufhellung 92, 94, 96, 112
Stoffwechsel 12, 17, 24f., 28, 35, 40, 46, 49, 52, 63, 92, 119, 151
Stressabbau 92, 144, 146, 153

## V

Venenbeschwerden 62, 122f.
Verbrennungen 37, 52, 55, 92, 97, 130, 142, 155, 166
Verdauung 12, 17f., 20, 46, 48f., 61, 97, 100, 109, 119, 121, 143, 150, 152, 158, 160f., 166, 172, 174f., 180f., 183, 188
Verspannungen 145, 173, 175f
Verstauchung 25, 72
Verstopfung 61, 134
Völlegefühl 46, 48, 119, 121, 161, 172

## W

Wetterfühligkeit 96, 153
Wunden/Wundheilung 17, 24f., 35, 52, 55, 92, 96, 101f., 109, 114f., 118ff., 122f., 126, 128ff., 134, 137, 145, 166ff., 176, 183

## Z

Zahnfleischentzündung 17, 102, 114, 126, 134
Zellschutz/-regeneration 17, 28, 31, 35, 48, 62, 69, 81, 84, 134, 150, 172
Zerrung 72, 167

**Hinweise**
Wir geben die thematisch zu dem jeweiligen Stichwort passenden Seiten an. Das bedeutet, dass sich zum Beispiel unter dem Begriff Zellschutz auch die Formulierung „schützt die Zellen" findet oder bei Magenschleimhautentzündung die Formulierung „bei entzündeter Magenschleimhaut".

Die Informationen in diesem Buch wurden nach bestem Wissen und Gewissen zusammengestellt. Bitte beachten Sie, dass dieses Buch als Informationsquelle dient. Die vorgestellten Rezepte dienen dem Wohlbefinden und können unterstützend bei verschiedenen Beschwerden helfen. Sie ersetzen allerdings keinen Besuch beim Arzt oder Apotheker. Bei Heilpflanzen kann es zu Wechselwirkungen mit Arzneimitteln kommen, deshalb ist die Anwendung bei regelmäßiger Einnahme von Medikamenten nur in Absprache mit dem Arzt zu empfehlen.

Mit Liebe für Sie gemacht!

## WIR LIEFERN HERAUSRAGENDE QUALITÄT.

Landleben, Genuss, Natur: Hier sind wir zu Hause.

### MATERIAL, FORMAT, BINDUNG

Wir stehen für hochwertige Bücher mit individuellen Details.

### KNIPS!

Ein anregendes Layout und großformatige Bilder sind für uns unerlässlich.

### REGIONAL VERWURZELT

Kurze Transportwege sind uns wichtig – für die Umwelt und einen kleineren $CO_2$-Fußabdruck.

### FAMILIÄR

Unser Team kümmert sich mit Hingabe um jede Ihrer Anfragen.

### NATURVERBUNDEN

Wir bevorzugen FSC-zertifiziertes Papier.

### FEEDBACK

Wir nehmen uns Kritik zu Herzen und sehen Fehler als Chance.

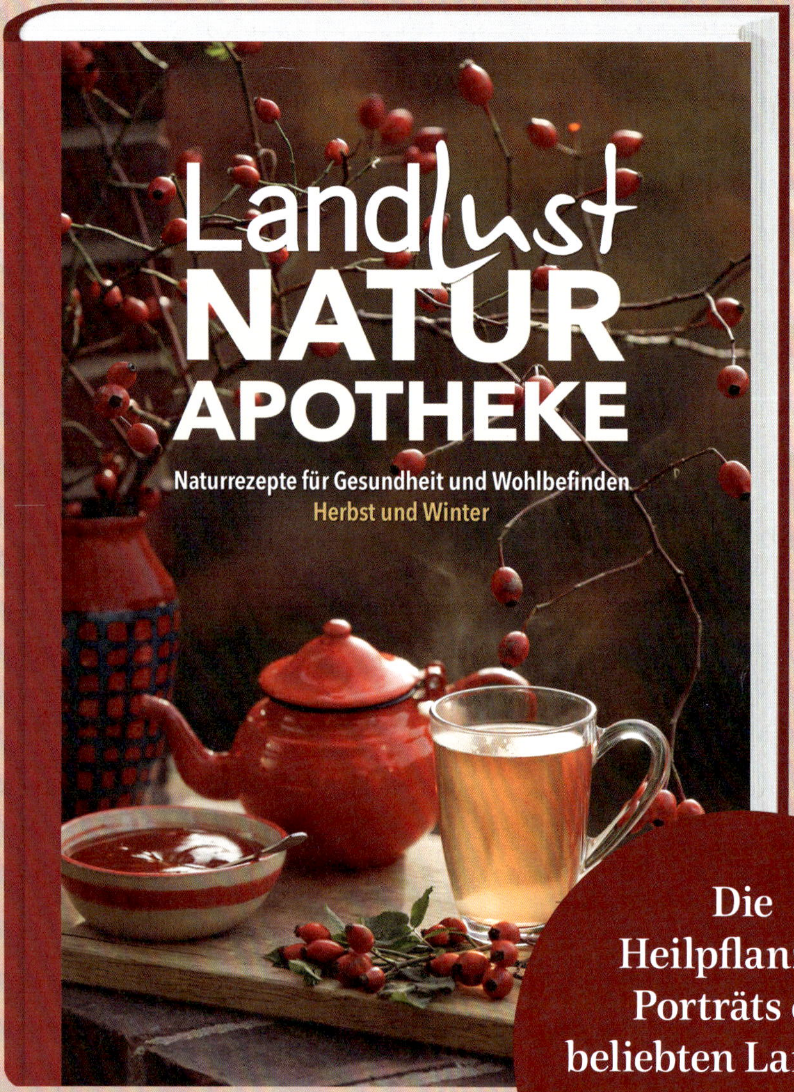


Die Heilpflanzen-Porträts der beliebten Landlust-Serie „Rezept aus der Natur“

**Naturapotheke Band 1: Herbst und Winter**

200 Seiten | 20 x 27 cm | Hardcover
ISBN 978-3-7843-5786-7

# Mit Heilpflanzen durch die kalte Jahreszeit

Band 1 unserer Naturapotheke widmet sich den Heilpflanzen für Herbst und Winter. Von A wie Aronia bis Z wie Zwiebel bietet das Buch Wissen und Heilrezepte für Gesundheit und Wohlbefinden: wohltuende Tees und Tinkturen bei Alltagsbeschwerden, wärmende Öle, entspannende Auflagen. Mit Tipps zum Sammeln, Verarbeiten und Anwenden der Heilpflanzen.

Fenchel lindert Magen-Darm-Beschwerden, Kastanien sind mit ihren besonderen Inhaltsstoffen Balsam für die Venen. Vitaminreiches Fruchtmus oder Saft kochen wir aus Holunderbeeren, Hagebutten oder Schlehen und stärken damit das Immunsystem. Die traditionellen Hausmittel Hafer oder Leinsamen helfen innerlich und äußerlich. Aus der Aromatherapie nutzen wir ätherische Öle zur Entspannung oder bei Erkältungsbeschwerden.

- **Heilpflanzen-Porträts mit Rezepten und ausführlichen Hinweisen zur Anwendung**
- **Von Hagebutte bis Wacholder: Wir stellen vor, was im Herbst und Winter das Immunsystem stärkt.**
- **Tipps zum Sammeln und Aufbewahren**
- **Was sich aus Heilpflanzen herstellen lässt: von Tee über Tinktur bis Salbe**

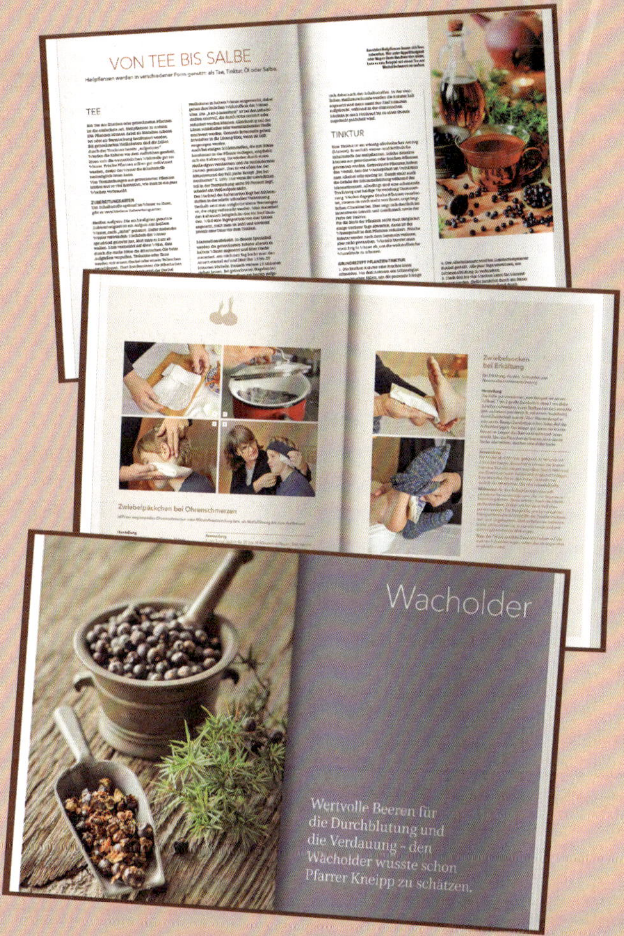


Landlust

# Impressum

Landlust® ist eine Marke der Deutschen Medien-Manufaktur GmbH & Co. KG, Münster



1. Auflage, Münster 2026

**Buchkonzeption und -umsetzung**
Anne Huntemann, Lena Siemann – LV.Buch
**Layout** Tanja Senghaas-Thomsen, Bettina Tiedemann, Tobias Höflich – MediaPro im Landwirtschaftsverlag
**Lektorat** Birgit Brokamp, Dorothea Raspe
**Schlussredaktion** Dorothea Raspe
**Bildnachweis Umschlag hinten:** AdobeStock/ Øyvind, Bernd Gölling, Heinz Duttmann (2)
**Illustrationen:** KI generiert/ Bettina Tiedemann

**Chefredaktion** Sinja Schütte
**Redaktion** Birgit Brokamp, Anne Huntemann
**Bildredaktion** Katrin Fülle, Carla Ravens
**Publishing** Frank Gloystein (Ltg.), Cornelia Altrock

**Herstellung** LV MediaPro
im Landwirtschaftsverlag GmbH,
Anja Luszek-Hoffmann (Ltg.), Ingo Feyka
**Druck** Grafisches Centrum Cuno GmbH, Calbe

Printed in Germany.
ISBN 978-3-7843-5796-6


Der Bildnachweis wird bei mehreren unterschiedlichen Urhebern, je Beitrag auf der Einzelseite und auf der Doppelseite, im Uhrzeigersinn aufgezählt.

## Ihr Kontakt zur Redaktion

Redaktion Landlust, Hülsebrockstraße 2–8, 48165 Münster, redaktion@landlust.de

**www.landlust.de**

FSC www.fsc.org MIX Papier | Fördert gute Waldnutzung FSC® C043106